Studien zur experimentellen und klinischen Psychologie, Band 2

Werner Kuhmann

Effekte und Mechanismen eines Langzeit - Biofeedback - Trainings zur Kontrolle der Variabilität der Herztätigkeit

Eine experimentelle Untersuchung

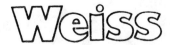

Von der Justus-Liebig-Universität Gießen,
Fachbereich 06, Psychologie 1983 als Dissertation angenommen.

CIP - Kurztitelaufnahme der Deutschen Bibliothek

Kuhmann, Werner:
Effekte und Mechanismen eines Langzeit-
Biofeedback-Trainings zur Kontrolle der
Variabilität der Herztätigkeit : Eine
experimentelle Untersuchung / Werner
Kuhmann. — München - Dreieich : E. Weiss,
1984.
  (Studien zur experimentellen und klinischen
  Psychologie ; Bd. 2)
  ISBN 3488753-050-0

© 1984 by E. Weiss Verlag,
Prinzenstraße 48, 8000 München
Veilchenstraße 2, 6072 Dreieich
Alle Rechte vorbehalten. Nachdruck
oder Vervielfältigung, sowie
Verbreitung auch auszugsweise,
in allen Formen verboten.
Printed in Germany
ISBN 3-88753-050-0

Danksagung

Diese Danksagung ist der erste und gleichzeitig auch letzte Teil der vorliegenden Arbeit. Im Rückblick über die gesamte Zeitspanne von der Planung bis zu diesen Zeilen stelle ich fest, daß ich bei dieser Arbeit in vielen Einzelfragen Hilfe und Unterstützung sowohl in sachlicher als auch in emotionaler Hinsicht erhalten habe. Dafür möchte ich mich an dieser Stelle bei allen bedanken, die mir geholfen haben. Folgende Personen will ich hervorheben:

Ich danke Herrn Prof. Dr. D. VAITL, der als Betreuer mich zu dem Thema dieser Arbeit angeregt und deren Fortgang begleitet hat.

Ich danke Frau Dipl.-Psych. Dr. Birgit EBERT-HAMPEL, mit der zusammen - unter Berücksichtigung zweier unterschiedlicher Fragestellungen - diese Studie gemeinsam geplant und durchgeführt wurde. Ihr Wissen und ihr Einsatz im therapeutischen Bereich der gemeinsamen Arbeit machte es möglich, diese Untersuchung so durchzuführen. Ich danke ihr für die gute sachliche und persönliche Zusammenarbeit.

Ich danke Herrn Dipl.-Psych. Hans-Jürgen KENKMANN für seine Arbeit und die vielen wertvollen technischen Tips und Hilfen. Alle versuchstechnischen Neuerungen dieser Untersuchung bauen auf der von ihm geleisteten Arbeit auf.

Ich danke Frau Roswitha KALLABIS für ihre Hilfe bei der Versuchssteuerung und der Strukturierung der angefallenen Daten. Ebenso gilt mein Dank Herrn Dipl.-Psych. D. LANGHEINRICH und Frau Prof. Dr. L. KEMMLER für die großzügige Unterstützung der Arbeit, und Herrn WUTH für seine Hilfe bei der Suche und Beseitigung von Fehlern der Versuchssteueranlage auch an Wochenenden.

Zu Dank verpflichtet bin ich der Studienstiftung des Deutschen Volkes für die Unterstützung durch ein Promotionsstipendium.

Ich danke Frau Christa KANSOG und Frau Bärbel SCHMITT für die Reinschrift dieser Arbeit und die Erstellung vieler Grafiken und Tabellen.

Inhaltsverzeichnis   Seite

I.1   Einleitung   1

I.2   Einführung in den Themenkreis   3

II.   Diskussion der Wirkparameter bei der Kontrolle
           physiologischer Funktionen mit Hilfe externen
           Biofeedbacks   11

II.1   Wirkparameter "Biofeedback-Prozedur"   15

           - Kontinuität des Feedback   21
           - Kontiguität des Feedback   23
           - Menge der Information und Signal-Rausch-
             Verhältnis   25
           - Modalität des Feedback   29
           - Kontingenz des Feedback   30

II.2   Wirkparameter "Instruktion"   33

II.3   Wirkparameter "Personenmerkmale"   37

           - Alter   38
           - Geschlecht   41
           - Rasse und Kultur   41
           - Intelligenz   41
           - Konstitution, biologische Leistungsfähigkeit   42
           - Ängstlichkeit, Neurotizismus, Aktivierungs-
             niveau   43
           - Wachheit, Müdigkeit, Gesundheitszustand   46
           - Vorerfahrung, Training, Gewöhnung an die
             Untersuchungssituation   48
           - Interesse am Versuch, Interpretation der
             Untersuchungssituation, Motivation zu Leistung   49

II.4   Die Psychophysiologie der Herztätigkeit und
           die Erfassung ihrer Variabilität   51

III.   Ableitung der Untersuchungsfragen   68

III.1   Grobskizzierung des Untersuchungsvorhabens   68

Seite

III.2	Hypothesen zum Effekt der experimentellen Bedingungen	79
IV.	Methode	83
IV.1	Stichprobe	83
IV.1.1	Auswahlkriterien und Durchführung	83
IV.1.2	Beschreibung der Stichprobe	87
IV.2	Versuchsplan	88
IV.2.1	Zahl und Struktur der Sitzungen	88
IV.2.2	Experimentelle Variationen des Feedback	93
IV.2.2.1	Kontingentes kontinuierliches Feedback (KF)	93
IV.2.2.2	Nicht-kontingentes kontinuierliches Feedback (NF)	94
IV.2.2.3	Kontingentes nicht-kontinuierliches Feedback (KFR)	103
IV.2.2.4	Nicht-kontingentes nicht-kontinuierliches Feedback (NFR)	106
IV.3	Instruktionen	107
IV.4	Variablen	113
IV.4.1	Variablen-Auswahl	113
IV.4.2	Versuchsaufbau, Meßinstrumente	117
IV.4.2.1	Räume und Geräte	117
IV.4.2.2	Versuchssteuerung	118
IV.4.2.3	Fragebögen	121
IV.5	Auswertung	124

Seite

V.	Ergebnisse	127
V.1	Beschreibung der physiologischen Primärdaten	129
V.1.1	Analyse von Trainingseffekten bei der Kontrolle der Herzfrequenz über die Sitzungen	129
V.1.1.1	Streuung der RR-Intervalle (Variable SRR)	129
V.1.1.2	Zyklische Variation der Herzschlagfolge (Variable XAMP)	132
V.1.1.3	Mittelwert der RR-Intervalle (Variable XRR)	135
V.1.1.4	Zusammenfassende Bewertung der Ergebnisse für die Variablen SRR, XAMP und XRR	138
V.1.1.5	Prüfung der Hypothesen zu den Kontrolleistungen unter den experimentellen Bedingungen	140
V.1.2	Analyse der physiologischen Primärdaten innerhalb der Sitzungen	150
V.1.2.1	Streuung der RR-Intervalle (Variable SRR)	151
V.1.2.2	Zyklische Variation der Herzschlagfolge (Variable XAMP)	156
V.1.2.3	Mittelwert der RR-Intervalle (Variable XRR)	158
V.1.2.4	Zusammenfassende Bewertung der Verläufe innerhalb der Sitzungen für die Variablen SRR, XAMP und XRR	160
V.2	Beschreibung von Prozeßparametern der Herztätigkeit und der Atmung	161
V.2.1	Effekte über die Sitzungen	164
V.2.1.1	Autokorrelationen der Zeitreihen der Parameter der Herztätigkeit (RR-Intervalle)	164
V.2.1.2	Autokorrelationen der Zeitreihen der Atemtätigkeit	173
V.2.1.3	Erstes Minimum der Kreuzkorrelationsfunktion von Atmung und Herztätigkeit	170
V.2.1.4	Zusammenfassende Bewertung der Zeitreihenparameter aus den Auto- und Kreuzkorrelationsfunktionen von Atmung und Herztätigkeit	173
V.2.2	Analyse der Prozeßparameter von Herztätigkeit und Atmung innerhalb der Sitzungen	177
V.2.2.1	Autokorrelationen der Zeitreihen der Herztätigkeit	178
V.2.2.2	Autokorrelationen der Zeitreihen der Atmung	180
V.2.2.3	Kreuzkorrelationen von Atmung und Herztätigkeit	182
V.2.2.4	Zusammenfassende Bewertung der Verläufe innerhalb der Sitzungen	184

Seite

V.3	Beschreibung der Kontrollstrategien beim Feedback-Training	188
V.3.1	Verwendungshäufigkeiten der verschiedenen Trainingsstrategien	191
V.3.1.1	Auf die Atmung bezogene Strategien (Typ I)	193
V.3.1.2	Auf die Herztätigkeit bezogene Strategien (Typ II)	194
V.3.1.3	Auf Entspannung oder Aktivität und kognitive oder gedankliche Aspekte bezogene Strategien (Typ III)	195
V.3.1.4	Mischstrategien des Typs I+II	196
V.3.1.5	Sonstige Mischstrategien außer Typ I+II	196
V.3.1.6	Zusammenfassende Bewertung der relativen Verwendungshäufigkeiten von Trainingsstrategien der verschiedenen Typen	197
V.3.2	Die Effektivität der eingesetzten Kontrollstrategien	207
V.4	Analyse der Selbsteinschätzungen des Befindens	219
V.4.1	Befindenseinschätzungen, die Angst anzeigen	221
V.4.2	Befindenseinschätzungen, die Erschöpfung anzeigen	229
V.4.3	Befindenseinschätzungen, die Unzufriedenheit anzeigen	233
V.4.4	Zusammenfassende Bewertung der Selbsteinschätzungen des Befindens	235
VI.	Diskussion	242
VI.1	Kontingenz und Kontinuität des Feedback	244
VI.2	Trainingsdauer	260
VI.3	Modell der Wirkmechanismen bei der Kontrolle der Variabilität der Herztätigkeit	262
VII.	Zusammenfassung	271

		Seite
VIII.	Literaturverzeichnis	273

Anhang

I. 1. Einleitung

Die vorliegende Arbeit geht der Frage nach, inwieweit ein sogenanntes "Biofeedback-Training" eine effektive Methode zur Steuerung bestimmter Parameter der Herztätigkeit darstellt, und welche Faktoren bei einem solchen Training im wesentlichen die Trainingseffekte beeinflussen.

Diese Arbeit stellt dabei nicht den ersten Versuch dar, solche Faktoren systematisch zu erforschen. Seit etwa Mitte der sechziger Jahre werden insbesondere in der anglo-amerikanischen psychophysiologischen Forschung Untersuchungen zur willentlichen oder auch gelernten Kontrolle sogenannter autonomer Prozesse wie Herztätigkeit, Hautwiderstand, kortikale elektrische Hirntätigkeit, Muskelspannung, Blutdruck u.a. durchgeführt.

Es lassen sich dabei zwei Vorgehensweisen unterscheiden. Das sind einmal die nach dem Paradigma des klassischen oder des operanten Konditionierens vorgehenden Untersuchungen, in denen durch Kopplung mit Belohnungs- und/oder Bestrafungsprozeduren versucht wird, die Auftretenshäufigkeit oder die Amplitude einer Reaktion zu verändern (operantes Konditionieren) oder über bestimmte Reizkonfigurationen zu kontrollieren (klassisches Konditionieren).

Zum anderen wird untersucht, welchen Einfluß die externe Rückkopplung einer inneren, der unmittelbaren Wahrnehmung entzogenen Funktion (z.B. Herztätigkeit) zu den Sinnesorganen und damit zum Zentral-Nerven-System (ZNS) hat. Üblicherweise geschieht dies zusammen mit der Aufgabe, diese Funktion in eine bestimmte Richtung zu beeinflussen. Hier wird implizit angenommen, daß im ZNS die Integration des rückgemeldeten Signals in die zentrale Ablaufsteuerung dieser Funktion durch die Instruktion stattfindet.

Fast alle diese im Humanbereich durchgeführten Untersuchungen lassen sich als "Kurzzeituntersuchungen" charakterisieren, d.h. sie wurden einmalig oder an nur wenigen aufeinanderfolgenden Tagen wiederholt durchgeführt. Anders ist es bei Tierversuchen, die meist über größere Zeiträume hin erfolgen. Diese Tierversuche lassen sich als Untersuchungen zur Erforschung von Mechanismen klassifizieren, die Erklärungsmodelle für die in Humanversuchen nachgewiesenen Effekte liefern können.

Das Ziel der vorliegenden Untersuchung war es deshalb, ein solches Biofeedbacktraining über einen längeren Zeitraum hin durchzuführen. Als Zielgruppe sollte dabei eine Stichprobe hochmotivierter Probanden dienen. Es wurden deshalb Probanden mit klinischen Symptomen, jedoch ohne faßbare somatische Ursachen gewählt, nämlich Probanden mit funktionellen Herzbeschwerden. Diese Probanden erhielten in zehn Sitzungen ein Biofeedbacktraining zur "Stabilisation der Herzfrequenz", d.h. Einschränkung der Variabilität der Herzschlagfolge. Da dieses Training therapeutischen Charakter hatte, wurden zusätzlich zwei katamnestische Sitzungen durchgeführt.

Die vorliegende Arbeit soll sich auf die unmittelbaren Effekte dieses Trainings beschränken, d.h. der Bereich der klinisch-therapeutischen Effektivität des durchgeführten Trainings wird ausgeklammert.[1] Durch die eher therapeutische Motivation der Probanden zur Teilnahme an der Untersuchung und die Einschränkung der Untersuchung auf eben diesen Personenkreis sind Rückwirkungen auf die Durchführung der Untersuchung impliziert.

---

[1] Dieser Teil wird ausführlich von EBERT-HAMPEL (1982) behandelt.

I. 2. Einführung in den Themenkreis

Seit den Untersuchungen des russischen Forschers PAWLOW (1849 - 1936) ist bekannt, daß sich vegetative, innere Reaktionen unter äußere Reizkontrolle bringen lassen. PAWLOW zeigte dies besonders deutlich am Beispiel des bedingten Speichelreflexes bei Hunden. Seine Theorie über die bedingten Reflexe (auch Theorie des klassischen Lernens bzw. Konditionierens) entstand aufgrund seiner Auseinandersetzung mit den Arbeiten seines Kollegen BECHTEREW (1857 - 1912). Sie wurde etwa um 1900 in den USA zusammen mit den Ideen THORNDIKEs aufgegriffen und führte zu den Arbeiten GUTHRIEs, SKINNERs, TOLMANs und HULLs. Besonders SKINNERs "Law of effect" (Lernen am Erfolg; operantes Lernen bzw. Konditionieren) wurde dabei als Pendant zu PAWLOWs Theorie der bedingten Reflexe angesehen.

Diesen beiden Formen des Lernens wurden lange Zeit unterschiedliche Wirkbereiche zugeschrieben: "Psychologen haben seit vielen Jahren geglaubt, daß das Lernen am Erfolg nur das somato-motorische und nicht das vegetative System betrifft. Für diese Auffassung gab es verschiedene Gründe. Zunächst hat die Psychologie von der Anatomie älterer Prägung die Vorstellung übernommen, daß das vegetative System einen "primitiven" Teil des Nervensystems darstellt.... Darüberhinaus machte man bei Lernversuchen die Erfahrung, daß die Methoden, mit denen das Lernen im vegetativen und im somato-motorischen System nachgewiesen werden konnten, verschieden waren. Abgesehen von einigen Schutzreaktionen lassen sich somato-motorische Reaktionen kaum durch klassische Konditionierung beeinflussen. Auf der anderen Seite schien es, als ob vegetative Reaktionen nur durch klassische Konditionierung und nicht durch Lernen am Erfolg beeinflußbar seien. Aufgrund dieser Beobachtungen wurde die vermeintliche Dichotomie:

    vegetatives System - klassische Konditionierung
    somato-motorisches System - Lernen am Erfolg

zum ungeschriebenen Gesetz erhoben. Es wurde weiter betont, daß vegetative Reaktionen nicht willkürlich beeinflußbar seien und daß es sich beim Lernen am Erfolg und der klassischen Konditionierung um grundsätzlich verschiedene Formen des Lernens handelt.

Heute steht mit Sicherheit fest, daß vegetative Reaktionen durch Lernen am Erfolg beeinflußt werden können, und es finden sich immer weniger Psychologen, die annehmen, daß grundlegende Unterschiede zwischen Lernen am Erfolg und klassischer Konditionierung bestehen" (ANGERMEIER & PETERS, 1973, S. 115).

Grundlegend für den Nachweis der Gültigkeit des Lernens am Erfolg bei der Kontrolle vegetativer Reaktionen waren die Arbeiten von MILLER und seiner Arbeitsgruppe. MILLER & DiCARA (1967) zeigten in einer vielzitierten aber auch vielkritisierten Arbeit bei curarisierten Ratten Herzfrequenzbeschleunigungen und Herzfrequenzverlangsamungen, je nachdem für welche Reaktion die Tiere durch intrakranielle Reizung belohnt wurden. In Anschlußexperimenten wurde dann der Nachweis erbracht, daß diese Ergebnisse nicht nur Effekte einer allgemeinen Aktivierung oder Desaktivierung der Tiere waren: MILLER & BANUAZIZI (1968) erreichten bei curarisierten Ratten eine Fraktionierung der Reaktionen im Magen-Darm-System von den Veränderungen der Herzfrequenz und DiCARA & MILLER (1968) eine Fraktionierung der Reaktionen der Herzfrequenz und des systolischen Blutdrucks, also im gleichen Reaktionssystem.

Diese Arbeiten der Forschungsgruppe um MILLER regten eine Fülle weiterer Untersuchungen zu den Möglichkeiten des operanten Konditionierens von durch das vegetative Nervensystem (VNS) kontrollierten Funktionen an. Parallel dazu entwickelte sich die Biofeedback-Forschung, die sich mit den Namen BASMAJIAN, KAMIYA, KIMMEL und OLDS, ebenso MILLER verknüpft (nach BLACK & COTT, 1976). Hier stand die Idee im Vordergrund, daß reaktionskontingente Reize

(Signale; im operanten Sinn "Konsequenzen") nicht mehr nur als Verstärkungs- oder Strafreize eingesetzt werden könnten, sondern auch als (mehr oder minder kontinuierliche) Information über ein internes Geschehen, das von einer Person nicht oder nur sehr schwer wahrnehmbar ist. Vor allem ist die Darbietung eines Feedback-Signals nicht an bestimmte herausgehobene Ereignisse innerhalb des Funktionsablaufs gebunden, wie dies bei operanter Reizdarbietung der Fall ist, sofern die zugrunde liegende Funktion eine kontinuierliche Funktion ist.

Das bei dieser Art von Informationsdarbietung entstehende forschungstechnische Problem ist, daß sich hier die Bedeutung und die Funktion des gebotenen Signals nicht immer eindeutig festlegen läßt. Beim operanten Konditionieren entsteht die Bedeutung aus der funktionalen Koppelung des Signals an ein Ereignis und durch die Qualität des Signals im Sinne einer Belohnungs- oder Bestrafungsqualität. Da das Biofeedback-Signal aber nicht mehr primär belohnende oder bestrafende Eigenschaften hat, werden zur Einordnung dieses Signals neue theoretische Ansätze nötig.[1]

Die Überlegungen zur Einordnung der Funktion des Biofeedback-Signals beim Erlernen der Kontrolle über eine vegetative Funktion führten unter anderem zur Anwendung kybernetischer Modelle: Die Funktion des Biofeedback-Signals kann an den Reaktionen des (kybernetischen) Systems auf die Anwesenheit oder Abwesenheit des rückgekoppelten Signals erfaßt werden.

Ein schon klassisch zu nennendes Beispiel für ein solches an Regelkreismodellen orientiertes experimentelles Vorgehen bieten die Untersuchungen der Arbeitsgruppe um MULHOLLAND (MULHOLLAND,

---

[1] Auch hier sind allerdings Versuche gemacht worden, dem Biofeedback-Signal verstärkende oder bestrafende Eigenschaften zuzusprechen, je nachdem ob ein Signal Erfolg oder Mißerfolg bei der jeweiligen Aufgabe anzeigt. Dies scheint in diesem Zusammenhang jedoch bereits ein sekundärer, durch spezifische Vergleichsprozesse in der Person bedingter Effekt zu sein.

1977; MULHOLLAND, BOUDROT & DAVIDSON, 1979; MULHOLLAND & EBERLIN, 1977; MULHOLLAND & RUNNALS, 1964; zusammengefaßt in MULHOLLAND, 1979). Im Basisexperiment wurde das Auftreten von EEG-Alpha-Frequenzen (8 - 13 Hz) oberhalb einer durch die Amplitude und die Dauer festgelegten Schwelle mit einem visuellen Signal angezeigt. Abhängige Variable war ein als "Alpha-Index" zu kennzeichnendes Maß der EEG-Alpha-Aktivität. Die Aufgabe der Versuchspersonen (Vpn) bestand lediglich darin, das Feedback-Signal zu beobachten. Das EEG wurde von der rechten und der linken Hirnhemisphäre abgeleitet und das Feedback-Signal wahlweise durch das rechte oder linke EEG generiert. Das Schema der Feedback-Verkoppelung ist in Abbildung 1 wiedergegeben.

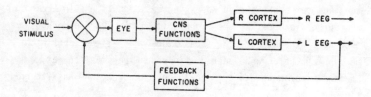

Abb. 1: Schematisches Diagramm des EEG-Feedback-Experiments, hier für die Rückkopplung des EEG-Alpha aus dem EEG der linken Hirnseite. Aus: MULHOLLAND, 1979, S. 9

Diese experimentelle Anordnung bewirkt eine sog. negative Feedback-Schleife: Immer dann, wenn das EEG-Alpha-Kriterium erfüllt ist, wird das visuelle Signal generiert. Ein visueller Input bewirkt aber eine reflektorische Hemmung der EEG-Alpha-Aktivität, d.h. das generierte Feedback-Signal verschwindet wieder. Diese Bedingung wiederum führt zu vermehrter Alpha-Aktivität, die wieder das Signal generiert usw..

Es entsteht durch diese Anordnung also ein zeitliches Muster der Folge "Alpha an - Alpha aus - Alpha an - Alpha aus ...", bei der sich z.B. die durchschnittliche Menge oder Dauer des EEG-Alpha nicht einmal verändern muß, wichtig ist hier die Veränderung des Auftretensmusters im Wechsel von Alpha und Nicht-Alpha.

Das Beispiel zeigt, welche Wirkung ein Feedback-Signal haben kann, wenn es direkt in einen entsprechenden Regelkreis eingespeist werden kann. Veränderte Bedingungen werden geschaffen, wenn zusätzliche Variablen mit in das Experiment aufgenommen werden. Die am häufigsten benutzte Zusatzkomponente in experimentellen Anordnungen ist eine Instruktion an die Vpn, die eine bestimmte definierte Veränderung bei den abhängigen Variablen und bei der Konfiguration des implizit angenommenen Regelkreises bewirken soll. SCHWARTZ (1979) nennt als Kennzeichen eines Feedback-Regelkreises, daß die Regelung des Output (und damit auch des gekoppelten Feedback-Signals) _automatisch_ stattfinden und nicht durch Instruktionen unterstützt werden muß. Es sei jedoch anzunehmen, daß die Einbeziehung _spezifischer_ Instruktionen an die Versuchspersonen, das Feedback zu _kontrollieren_, _zusätzliche neurophysiologische Prozesse_ in Gang setzen wird, die ohne Zweifel das erhaltene _Ergebnismuster_ verändern werden.

Dies alles gilt für Feedback-Experimente, in denen das Biofeedback-Signal tatsächlich mehr oder minder direkt in den entsprechenden Regelkreis zur Steuerung der Ausgangsfunktion eingespeist wird. Daß dies bei Humanexperimenten überwiegend der Fall ist, kann bezweifelt werden. Es reicht zur Etablierung eines Feedback-Regelkreises wahrscheinlich eben nicht aus, das generierte Rückmeldesignal über die Körpersinne wieder zum Zentralnervensystem zuzuführen und in einer Instruktion festzulegen, was mit dem Ausgangssignal (bzw. dem Feedback-Signal) passieren soll.

Verfolgt man den Gedanken weiter, daß die Regelung in einem echten Feedback-Regelkreis automatisch erfolgt, so kann gefolgert werden, daß bei Rückkoppelung des generierten Feedback-Signals zum Eingang des Regelkreises eine Änderung am Ausgang (= gemessene Funktion) erfolgen muß (s.o.). Diese Änderung betrifft nicht unbedingt die durchschnittliche Lage der Ausgangsfunktion, sondern kann auch eine Veränderung der Ausgangsschwingung (Dauer, Amplitude) sein. Diese (automatischen) Veränderungen könnten modifiziert werden durch Instruktionen, etwa hinsichtlich des Niveaus am Reglerausgang oder bezüglich des Musters der Ausgangsaktivität.

Hat man dagegen einen Feedback-Regelkreis etabliert, bei dem sich durch bloße Anwesenheit des Feedback-Signals keine Veränderung der Ausgangsfunktion ergibt, so sind folgende Schlußfolgerungen möglich: (a) die Rückkoppelung des Feedback-Signals (= Reglerausgangsfunktion nach Modifikation durch die Feedback-Transfer-Funktion) hat keinen Effekt auf die Funktion des Regelkreises, oder (b) der Feedback-Kreis ist nicht etabliert, d.h. das Feedback-Signal ist nicht mit dem Eingang des Regelkreises verbunden. Im Fall (a) sind mehrere Ursachen für das Ausbleiben von Effekten denkbar. So könnten z.B. Störfaktoren zu dominant gegenüber dem rückgekoppelten Nutzsignal sein, ebenso könnte das vom Reglerausgang gewonnene Signal bereits einen hohen Rauschanteil besitzen. Eine dritte Möglichkeit bestünde darin, daß der Beitrag des gewählten Eingangs an der Regelung der Funktion zu gering ist. Im Fall (b) wäre anzunehmen, daß allein durch die Rückkoppelung des Reglerausgangssignals in das ZNS über die Sinnesorgane noch keine Integration in den entsprechenden Regelkreis erfolgt. Vorausgesetzt wird hier bereits, daß zumindest ein Teil des Regelkreises im ZNS repräsentiert ist.

Besteht die direkte Integration der Bahnen und Zentren, welche die aufgenommene Information über die Sinnesorgane verarbeiten, in den Regelkreis der entsprechenden physiologischen Funktion nicht, so könnte man versuchen, eine Verbindung zwischen diesen funktionellen Bereichen künstlich herzustellen. Der erste Ansatz dazu besteht darin, der Versuchsperson eine entsprechende Instruktion zu geben, in der Hoffnung, daß das ZNS selbst diese Integrationsaufgabe übernimmt. Die Art und Weise dieser Integration muß dabei zunächst einmal offen bleiben, es ist aber anzunehmen, daß ein solcher Informationstransport über hierarchisch höhere Bereiche erfolgt. Dabei werden wahrscheinlich ebenso Transformationen der übertragenen Information erfolgen wie bei der Gewinnung des Feedback-Signals aus der Regelkreis-Ausgangsfunktion. Das Konzept eines entsprechenden Regelkreismodells gibt Abb. 2 wieder.

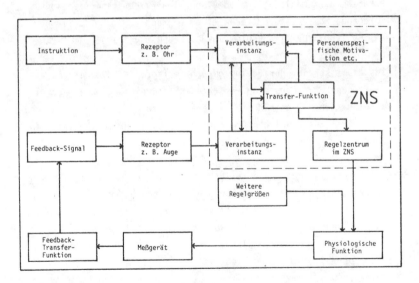

Abb. 2: Schema des erweiterten Regelkreismodells mit zusätzlicher, durch eine externe Instruktion etablierte Transferfunktion im Bereich des Zentral-Nerven-Systems (ZNS)

In der Regel sollte diese zusätzliche Transferfunktion bei der
Rückkoppelung des Feedback-Signals zum Regelkreiseingang eine
Abschwächung der erwarteten Effekte zur Folge haben. Daß diese
Koppelung jedoch möglich ist, wird durch zahlreiche Untersuchungen zur Wirkung von Biofeedback bei der Kontrolle physiologischer Funktionen nahegelegt (z.B. CLEMENS & SHATTOCK, 1979;
WILLIAMSON & BLANCHARD, 1979; COLGAN, 1977; NEWLIN & LEVENSON,
1980). LICHTER & PEPPING (1975) legen nahe, daß die Simulation
einer Entregelung der Herztätigkeit in einem visuellen Feedback
über den Verlauf der Herzfrequenz zu Gegenregulationen führt.
Die Simulation der Entregelung wurde durch Addition einer
Sprungfunktion in den rückgemeldeten Herzfrequenz-Verlauf vorgenommen. Allerdings waren die kompensatorischen Regulationsverläufe sehr komplex und nicht einheitlich. Daneben gibt es
jedoch eine Reihe von Experimenten, in denen das gebotene
Feedback wirkungslos blieb oder aber lediglich als motivationsfördernde Komponente betrachtet werden kann (z.B. DAVIS, 1980;
HATCH, 1980; SURWIT & FENTON, 1980; LEVENSON, 1979).

Insgesamt scheint der Schluß gerechtfertigt, daß die Wirkung von
Biofeedback-Prozeduren an verschiedenste Bedingungen gebunden ist.
In einer sehr allgemeinen Form wäre also zu fragen: "<u>Welches</u> Feedback wirkt unter <u>welchen</u> Bedingungen bei <u>welcher</u> physiologischen
Funktion <u>wann</u> bei <u>welchem</u> Personenkreis und <u>wodurch</u> wirkt es?".

In dieser globalen Fragestellung sind alle Fragen des <u>Effektnachweises</u> als auch der <u>Wirkmechanismen</u> eingeschlossen. Diese Arbeit
befaßt sich primär mit dem Effektnachweis unter bestimmten ausgewählten Bedingungen. Eine Antwort auf die komplexe Fragestellung
und insbesondere zu den Wirkmechanismen scheint beim gegenwärtigen
Stand der Forschung noch nicht möglich. Wohl lassen sich jedoch aus
Untersuchungen zum Effektnachweis einige Komponenten nennen,
deren Effekte inzwischen als gesichert gelten können. Die Auseinandersetzung mit diesen Aspekten soll im nächsten Abschnitt
erfolgen.

II. Diskussion der Wirkparameter bei der Kontrolle physiologischer Funktionen mit Hilfe externen Biofeedbacks

Die Diskussion der zu postulierenden Wirkparameter bei Biofeedback-Prozeduren soll anhand des bereits besprochenen Regelkreismodells erfolgen. In der bisherigen Diskussion wurde dabei vorausgesetzt, daß ein externes Feedback zur Unterstützung der Bemühungen einer Person um Kontrolle über eine physiologische Funktion eingesetzt wird. Es wäre jedoch denkbar, daß eine solche Feedback-Prozedur auch eine Störung beim Bemühen um diese Kontrolle darstellen könnte. Zusätzlich stellt sich die Frage, ob es nicht primär jeweils eine Störung der systeminternen Steuerung bedeutet, wenn eine Person in den internen Regelungsablauf dieser Funktion eingreift bzw. einzugreifen versucht.

Da zusätzlich davon auszugehen ist, daß die aktuellen steuernden Bedingungen der systeminternen Funktionsregelung interindividuell und - bei wiederholten Untersuchungen - auch intraindividuell variieren, ist auch anzunehmen, daß bei gleichen experimentellen Prozeduren verschiedene Reaktionen resultieren. Dieses Phänomen tritt in der Tat in eigentlich allen Untersuchungen auf. Zu unterscheiden ist dabei zwischen der Plastizität und der Spezifität der erzielten Modifikationen. Spezifität bezeichnet dabei das Ausmaß, in dem unter gleichen Bedingungen bei verschiedenen Individuen gleichartige Reaktionen erzielt werden, Plastizität dasjenige Ausmaß, in dem Reaktionen unter gleichen Bedingungen verschieden ausfallen. Spezifität von Reaktionen kann der Wirksamkeit der Stimulationsbedingungen zugeschrieben werden, Plastizität ist eine Eigenschaft des Organsystems. Das Ausmaß der Plastizität bei gesunden Organsystemen (Individuen) ist größer als bei geschädigten und nimmt mit zunehmendem Alter ab.

Plastizität kann aber auch im oben angesprochenen Sinne Ausdruck des "Widerstands" der zu modifizierenden Funktion gegen die beabsichtigte Änderung angesehen werden. Dies gilt besonders im Be-

reich der Grundlagenforschung, da hier üblicherweise gesunde
Probanden die Aufgabe haben, die Zielfunktion so zu verstellen, daß dieser Effekt mit entsprechenden Methoden nachweisbar wird. Geht man aber davon aus, daß die ungestörte und
"normale" Regelung der körperinternen Prozesse ein Regulationsoptimum aufgrund der für dieses System (diese Person) geltenden Bedingungen darstellt, so bedeutet dies, daß der Versuch,
diesen Regelungszustand zu ändern, auf ein komplexes Gefüge
von widerstrebenden Regulationsmechanismen treffen wird. Zwar
ist wohl keine physiologische Funktion ohne einen mehr oder
minder großen Variationsspielraum in bezug auf das unter den
aktuellen Bedingungen günstigste Regelniveau denkbar, jedoch
sollten "vernünftigerweise" Überschreitungen dieses Bereichs
(= starke Abweichungen aus der augenblicklichen Mittellage)
durch die Regelmechanismen abgefangen werden, solange sich die
internen Milieubedingungen nicht ändern. Es bleibt somit die
Frage nach dem für experimentelle Manipulationen verfügbaren
Spielraum.

Unglücklicherweise ist die Antwort auf diese Frage logisch eng
mit den experimentell zu erzielenden Veränderungen der Zielfunktion verknüpft. Ist die erreichte Veränderung groß, so muß auch
die zur Verfügung stehende Spielbreite des Systems entsprechend
groß gewesen sein, bei geringen oder gar keinen Veränderungen
der Zielfunktion bleibt immer noch die Möglichkeit, daß die prinzipiell vorhandenen Möglichkeiten nicht ausgeschöpft wurden. Ein
Ausweg aus diesem Dilemma böte sich erst dann, wenn es gelänge,
die Zielfunktion ohne Änderung des internen Milieus auf andere
Weise zuverlässig zu verstellen und diese Veränderung als Maßstab für die Effekte unter Biofeedback-Bedingungen heranzuziehen.

Unabhängig von diesem induktions-logischen Problem soll jedoch hier
versucht werden, eine Aufstellung und Bewertung solcher Faktoren
von Biofeedback-Prozeduren zu geben, deren Effekte aus vorhandenen
Untersuchungen erschlossen werden können. Eine vorangestellte Über-

legung ist die, welche Wirkfaktoren und Komponenten dabei prinzipiell zu berücksichtigen sind. Nimmt man dazu das bereits vorgestellte Regelkreismodell, in dem schematisch die funktionellen Zusammenhänge und Wirkungsrichtungen konzipiert sind, so lassen sich zunächst drei Ansatzbereiche unterscheiden:

1. Der Bereich der externen Biofeedback-Prozeduren, d.h. der Meßwertaufnahme, -wandlung und -darstellung durch das Biofeedback-Signal.

2. Der Bereich der Instruktionen, die für eine Versuchsperson die Aufgabe definieren und erläutern sollen.

3. Der personenspezifische Bereich, in dem die experimentell gewünschte Veränderung produziert werden soll, d.h. der Bereich der differentiellen Wirksamkeit von (1) und (2). Hier ist weiter zu unterscheiden in

   (a) psychologische Determinanten, z.B. Persönlichkeitsfaktoren, Befindlichkeit, Alter, Erfahrung, etc.,

   (b) physiologische Determinanten, d.h. die Physiologie der gewählten Zielfunktion.

In dem Regelkreisschema in Abb. 2 sind dabei die autonomen Regelinstanzen zur Regelung der gewählten Zielfunktion noch nicht hinreichend berücksichtigt. Es fehlen die internen Reafferenzen (d.h. internes Feedback) auf die postulierten, im ZNS lokalisierten Regelzentren, und die Rückwirkung von Änderungen der Zielfunktion auf vermaschte weitere Regelkreise bzw. Funktionen. Diese Erweiterungen werden in Abb. 3 vorgenommen. Desgleichen ist hier bereits ein Ansatz zur strukturellen Untergliederung der Regelkreisparameter in die obigen drei Wirkbereiche eingefügt.

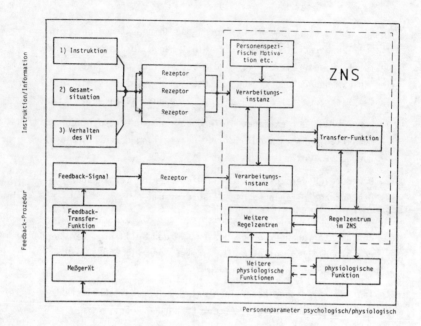

Abb. 3: Regelkreisschema für (externe) Biofeedbackprozeduren unter Berücksichtigung autonomer Regelkreise und mit Aufgliederung in strukturelle Wirkbereiche.

Die Orientierung an einem Regelkreisschema, hier insbesondere für die Regelung der Herztätigkeit, schließt die Auseinandersetzung mit den psychophysiologischen Grundlagen dieser Regelung ein. Die Steuerung einer Funktion durch einen Regelkreis bedeutet grundsätzlich, daß diese Funktion eine Fluktuation aufweist, deren Schwingungscharakteristik durch die in den Regelkreis eingebundenen Parameter festgelegt wird. Die Psychophysiologie der Herztätigkeit unter besonderer Berücksichtigung der Fluktuationscharakteristik soll daher in einem eigenen Abschnitt diskutiert werden.

II. 1. Wirkparameter "Biofeedback-Prozedur"

Die Ausführungen in diesem Abschnitt werden sich im wesentlichen mit zwei Aspekten beschäftigen: mit der Feedback-Transfer-Funktion und mit der Art der Aufgabe. Soweit wie möglich sollen dabei die Überlegungen zur Art der Aufgabe auf solche Aufgaben konzentriert werden, die sich mit der Kontrolle der Herztätigkeit oder Parametern des kardiovaskulären Systems befassen. Zuvor wird, wie in Abschnitt II.2., eine Gliederung der beteiligten Faktoren versucht.

Zunächst einmal scheinen folgende Fragen für die Systematisierung der in einer Biofeedback-Prozedur enthaltenen Aspekte wichtig:

a) Über welche physiologische Funktion soll eine Kontrolle erreicht werden?

b) Welcher Art soll diese Kontrolle sein?

c) Welche Prozeduren sollen das Erreichen dieser Kontrolle unterstützen oder modifizieren?

Die Punkte (a) und (b) betreffen die Aufgabenstellung, Punkt (c) alle Aspekte der Feedback-Transfer-Funktion.

Die Frage, welche physiologische Funktion in einer Biofeedback-Untersuchung als Zielfunktion ausgewählt werden kann, läßt sich wohl nur sehr allgemein beantworten. Prinzipiell ist jede Funktion geeignet, deren Verlauf über die Zeit meßtechnisch mit genügend großer Genauigkeit, d.h. mit genügend großer Auflösung erfaßt werden kann. Genügend große Auflösung bedeutet, daß im Sinne der jeweiligen Untersuchung anhand von internen oder externen Kriterien als "wichtig" erachtete Veränderungen auch erfaßt werden können. Ein zusätzliches Kriterium sollte sein, daß diese Veränderungen auch hinreichend schnell erfaßt werden, damit die erhobenen Meßwerte auch tatsächlich sinnvoll in Rückmeldeprozeduren eingesetzt werden können. Aus dieser Sicht wäre pragmatisch zu fordern, daß der Meßwert vorliegen sollte, bevor die Zielfunktion sich bereits wieder verändert hat. Entsprechend diesem Kriterium dürften vorläufig z.B. alle hormonellen (alle endokrinen) Veränderungen nicht für eine Biofeedback-Untersuchung in Frage kommen, da eine genügend schnelle und genügend reliable Auswertung von Messungen nur sehr schwer möglich ist.

Als Zielfunktionen in Biofeedback-Untersuchungen wurden bislang am häufigsten solche physiologischen Funktionen verwendet, die direkt durch Messung elektrischer Signale erfaßt werden können, das sind die Herztätigkeit (Messung durch das Elektrokardiogramm, EKG), die Muskeltätigkeit (Messung durch das Elektromyogramm, EMG) und die elektrische kortikale Hirntätigkeit (Messung durch das Elektroenzephalogramm, EEG). Ebenfalls häufig untersucht wurden die Elektrodermale Aktivität (EDA), die Hauttemperatur als Ausdruck der peripheren Durchblutung und der Blutdruck.

Das Ziel der experimentell durch Rückmeldeprozeduren induzierten Regelung der Funktionen richtet sich mit einer Ausnahme jeweils auf die Veränderung der Mittellage der Funktion. Prinzipiell denkbar ist neben der Beeinflussung der Mittellage auch eine Kontrolle der Fluktuation, d.h. der mehr oder minder spontanen Variabilität einer Funktion. Außer bei der Herztätigkeit sind jedoch keine Untersuchungen zur Kontrolle der Variabilität bekannt, hier wiederum nur solche zur Einschränkung der spontanen Variabilität der Herzschlagfolge. Das folgende Schema soll diese Verhältnisse deutlich machen (Schema 1). Die Untersuchungen zur Kontrolle der Mittellage der Zielfunktion beschäftigen sich mit beiden Veränderungsrichtungen, d.h. Steigern und Senken der Mittellage. Die Kontrolle der Mittellage stellt den bei weitem häufigsten Aufgabentyp dar, innerhalb dieser Kategorie geht es häufiger darum, das Mittelniveau zu reduzieren (Ausnahme: Herzfrequenz).

Zielfunktion	Modifikation des Niveaus		Modifikation der Variabilität	
	senken	steigern	senken	steigern
Herztätigkeit (Herzfrequenz)	ja	ja	ja	nein
Blutdruck	ja	ja	nein	nein
Periphere Durchblutung, Hauttemperatur	ja	ja	nein	nein
Muskelspannung	ja	ja	nein	nein
EEG-Alpha-Frequenz	ja	ja	nein	nein
EEG: Langsame kortikale Potentiale (CNV)	ja	ja	nein	nein
Elektrodermale Aktivität: - Zahl der Spontanfluktuationen	ja	ja	nein	nein
- Hautleitfähigkeit (Hautwiderstand)	ja	ja	nein	nein

<u>Schema 1:</u> Schema über die möglichen Typen experimenteller Kontrolle über physiologische Funktionen und ihr tatsächlicher Einsatz.
Denkbar sind auch noch gemischte Aufgaben, z.B. gleichzeitig Mittellage und Fluktuation einer Funktion zu kontrollieren.

Speziell am Beispiel der Kontrolle der Herztätigkeit (Herzfrequenz) wurde oft die Frage aufgeworfen, welchen Prinzipien das Lernen dieser Kontrolle unterliegt. Es konnte gezeigt werden, daß eine Herzfrequenzkontrolle sowohl nach den Prinzipien des klassischen Lernens (NOTTERMAN, SCHOENFELD & BERSH, 1952; ZEAMAN, DEANE & WEGNER, 1954; ZEAMAN & WEGNER, 1957; DELEON, 1964; HASTINGS & OBRIST, 1967; FUREDY, 1979) als auch nach denen des operanten Lernens gelingt (ENGEL & HANSEN, 1966; ENGEL & CHISM, 1967; KATKIN & MURRAY, 1968; RIEGE & PEACOCK, 1969; SHAPIRO, TURSKY & SCHWARTZ, 1970; WEISS &

ENGEL, 1971; BLANCHARD & YOUNG, 1973). Eine Kombination beider Verfahren wurde von FUREDY (1976) zur experimentellen Kontrolle von Herzfrequenzdezelerationen mit Erfolg eingesetzt. Diese Kombination bestand darin, eine Herzfrequenzdezeleration als konditionierte Reaktion auf eine passive orthostatische Lageveränderung mit Hilfe eines Kipptisches auszubilden und anschließend verbal jene Reaktionen zu bekräftigen, die während der auf die Lernphase folgenden Löschungsphase auftraten. Auf diese Weise wurde nicht nur die Löschung der klassisch gelernten Reaktion verhindert, sondern sogar noch deren Amplitude verstärkt.

Es sei an dieser Stelle darauf hingewiesen, daß es sich bei Untersuchungen über Effekte des klassischen und des operanten Lernens weitgehend um phasische Effekte handelt, also kurzfristige Herzfrequenzreaktionen bei diesen Prozeduren erzielt werden. Tonische, d.h. längerfristige Effekte auf die Herzfrequenz und wohl auch auf andere physiologische Funktionen scheinen eher mit den hier unter "Biofeedback" subsumierten Prozeduren erzielt zu werden. Gemeint ist, daß zur Erzielung längerfristiger Effekte offensichtlich auch längerfristig wirksame und auch einsetzbare Strategien und Techniken eingesetzt werden müssen.

Die Biofeedback-Technologie scheint diese Brücke von eher phasischen zu eher tonischen Effekten zu schlagen. Das Schwergewicht liegt dabei auch weniger auf einem direkten Effekt des Biofeedback-Signals[1] auf eine physiologische Funktion als vielmehr darauf, eine Person mehr oder minder kontinuierlich so mit Information über den aktuellen Verlauf der physiologischen Ziel-

---

[1] Vergleiche aber die Diskussion über die durch Biofeedback-Prozeduren etablierten Regelkreise in Abschnitt I.2. (Einführung in den Themenkreis) am Anfang dieser Arbeit.

funktion zu versorgen, daß der Effekt von eingesetzten Kontrollstrategien überprüft und diese Strategien korrigiert werden können. Die für das klassische Konditionieren notwendige enge Beziehung zwischen Reiz und Reaktion bzw. für das operante Konditionieren zwischen Reaktion und Konsequenz scheint zwischen Biofeedback-Signal und Reaktion (hier zieladäquate Veränderung einer physiologischen Funktion) nicht in gleicher Weise zu bestehen. Sie wird erst durch die Anwendung vermittelnder Reaktionen (= Kontrollstrategien) hergestellt.

Entsprechend wurde als Erklärungsansatz für die Wirkweise von Biofeedback-Prozeduren das Modell des motorischen Lernens (BILODEAU & BILODEAU, 1969) aufgegriffen. LANG (1975) spricht von "zusätzlichen Afferenzen", die geboten werden, um die Entwicklung eines Set von Instruktionen oder Strategien zu fördern, welche die Versuchsperson als Mediatoren für die richtigen autonomen Veränderungen nutzen können (S.173). Er schreibt weiter: "Es wird angenommen, daß die Entwicklung der kardio-vaskulären Kontrolle mehr als einen einzelnen konditionierten Reflex beinhaltet, nämlich daß sie eine organisierte Folge von Aktivitäten, Bewegungen und symbolischer Information benötigt wie solche, die nötig sind, Pfeile zu werfen oder einen Tennisball richtig zu schlagen. So ist die relevanteste Literatur zu dieser Forschungsrichtung vielleicht nicht die über das instrumentelle Konditionieren von Tieren, sondern die über die Forschung zum Erwerb motorischer Fähigkeiten und über die Leistungs-Theorien von FITTS & POSNER (1968) und BILODEAU & BILODEAU (1969)" (S.173, Übersetzung vom Verfasser).

In Analogie zu diesen Modellen über den Erwerb motorischer Fähigkeiten (BILODEAU & BILODEAU, 1969) soll hier eine Einteilung der in Biofeedback-Prozeduren maßgeblichen Einflußparameter vorgenommen werden. Als erstes wäre damit zwischen zwei bzw. drei Feedback-Quellen zu unterscheiden, je nachdem, ob die Aufgabe mit Hilfe eines Instruments (Werkzeug) durchgeführt wird oder nicht:

(a) reaktives Feedback,
(b) operationales Feedback,
(c) instrumentales Feedback (nur bei Verwendung von Instrumenten).

Das reaktive Feedback ist bei Biofeedback-Aufgaben mit dem internen, durch die physiologischen Prozesse generierten Feedback (propriozeptives Feedback) identisch, das operationale Feedback ist das durch die Feedback-Prozedur (Feedback-Transfer-Funktion) erzeugte Feedback. Das instrumentelle Feedback entspricht jenen Informationen, die durch die Hilfe eines Werkzeuges (z.B. Bleistift beim Zeichnen) zur Durchführung der Aufgabe spezifisch durch dieses Instrument erzeugt werden. Dieser Feedback-Typ soll hier nicht weiter betrachtet werden.

Entsprechend dem Modell des motorischen Lernens wird das Lernergebnis bei einer Aufgabe und der Transfer auf andere Aufgaben (Situationen) wesentlich durch das Verhältnis zwischen dem "primären" (= reaktiven) und dem "zusätzlichen" (= operationalen) Feedback bestimmt. Eine große Lerneffizienz, bestimmt durch Geschwindigkeit und Ausmaß des Lernens, wird erreicht, wenn möglichst große "compliance" oder "coherence", d.h. Übereinstimmung im Informationsgehalt zwischen beiden Feedback-Quellen besteht. Darüber, ob reaktives und operationales Feedback kongruent sind, entscheiden die Parameter der Feedback-Transfer-Funktion, die in Schema 2 zusammengefaßt dargestellt sind. Die erwarteten Effekte ihrer spezifischen Ausformung werden im Anschluß diskutiert.

Parameter des operationalen Feedback (Feedback-Transfer-Funktion)		
Parameter	Ausformung	
Kontinuität	kontinuierlich analog	ereignisbezogen binär
Kontingenz	richtig	falsch
Kontiguität	unmittelbar	verzögert
Menge der Information	viel Information	wenig Information
Verstärkungsfaktor	lineare Verst.	überproportionale Verstärkung/ Abschwächung
Signal-Rausch-Verhältnis in der Feedback-Information	kein Rauschanteil	Rauschen
Modalität (Signaltransformation)	optisch, akustisch, taktil	

Schema 2: Schematische Zusammenstellung von Parametern der Feedback-Transfer-Funktion

Kontinuität des Feedback

Für das motorische Lernen gilt, daß kontinuierliche Information über eine motorische Aktion zu besseren Ergebnissen führt als eine ereignisbezogene Information (SMITH & SUSSMANN, 1969). Die Autoren bezeichnen kontinuierliches Feedback als "dynamisches Feedback" und unterscheiden es vom "statischen Feedback", bei dem jeweils nur Information über das Ergebnis der Aktion geboten wird. Statisches Feedback wird damit auch als "Knowledge of Results" bezeichnet. Dynamisches bzw. kontinuierliches Feedback ermöglicht bereits während der Ausführung eines motorischen Verhaltens eine Kontrolle über dessen Adäquatheit und damit auch Korrekturmöglichkeiten bereits während der Handlung. Ebenso ermöglicht es die Unterscheidung zwischen den Verhaltensanteilen, die zieladäquat und beim nächsten Durchgang beizubehalten sind, und den Anteilen, die zur Erreichung des Ziels modifiziert werden müssen. Diese Differenzierung ist beim statischen Feedback nicht möglich, da ja nur das Ergebnis nach "richtig" und "falsch" und nicht einzelne Verhaltensanteile auf ihre Adäquatheit hin beurteilt werden.

Die Ergebnisse bei Untersuchungen zum motorischen Lernen lassen sich auch auf das Lernen der Kontrolle über die Herztätigkeit mit Unterstützung durch Biofeedback übertragen. LANG & TWENTYMAN (1974) untersuchten die Effektivität von analogem (= dynamischem) und binärem (= statischem) Feedback auf die willentliche Kontrolle der Beschleunigung und Verlangsamung der Herzfrequenz. Die Ergebnisse zeigen eine klare Überlegenheit des analogen Feedback bei der Beschleunigung der Herzfrequenz. Bei der Verlangsamung der Herzfrequenz waren die Leistungen unter den beiden Feedback-Bedingungen gleich und es gab insgesamt nur geringe Trainingseffekte.

Fraglich ist, welche Konsequenzen sich aus diesen Befunden für die Aufgabe ergeben, die Variabilität der Herzfrequenz zu kontrollieren. Rein theoretisch ist diese Aufgabe eine Mischaufgabe aus Kontrolle der Beschleunigung und der Verlangsamung der Herzfrequenz, dies jedoch nicht für das Gesamtniveau (Mittellage), sondern für die zyklischen, atemabhängigen Variationen der Herzschlagfolge. Bisherige Untersuchungen lassen zunächst einmal für die Aufgabe, diese Variabilität einzuschränken, einen positiven Effekt kontinuierlich gebotenen Feedbacks auf die Stabilisationsleistung annehmen (VAITL, KENKMANN & KUHMANN, 1979; VAITL & KENKMANN, 1972). LANG & TWENTYMAN (1974) verglichen analoges und binäres Feedback mit dem Ergebnis , daß das analoge Feedback dem binären überlegen war.

Ist aber die Verlangsamung der Herzfrequenz entsprechend den
Überlegungen von LANG und Mitarbeitern (GATCHEL, 1974; LANG &
TWENTYMAN, 1974; LANG, 1975) ein anderer Aufgabentypus als die
Beschleunigung der Herzfrequenz, so kann dies auch für die Kontrolle der Variabilität der Herzfrequenz gelten. LANG & TWENTYMAN (1974) interpretieren ihre Ergebnisse zusammenfassend so,
daß wahrscheinlich nur die Herzfrequenzbeschleunigung als Aufgabentyp dem motorischen Lernen entspricht. Bei der Kontrolle der
Herzfrequenzverlangsamung seien wahrscheinlich im wesentlichen
indirekte gesamtorganismische Strategien zur Vergrößerung des
vagalen Einflusses auf die Steuerung der Herztätigkeit notwendig, wie sie z.B. bei Meditations- und Entspannungstechniken eingesetzt werden.

Sollte eine ähnliche Vermutung für die Kontrolle der Herzfrequenzvariabilität zutreffen, so läßt sich auch weiter folgern, daß die
Bedeutung kontinuierlicher Information hier bei weitem nicht so
groß ist wie beim motorischen Lernen. Die Einübung globaler Strategien könnte im Gegenteil eventuell sogar durch kontinuierliche
Detailformationen eher gestört als gefördert werden, so daß hier
binäres Feedback dem kontinuierlichen ebenbürtig oder in der Wirkung sogar überlegen wäre.

Kontiguität des Feedback

Entsprechend dem Modell des motorischen Lernens ist zu erwarten,
daß verzögert gebotene Information über die motorische Handlung
zu schlechteren Lernergebnissen führt als unmittelbare unverzögerte Information. Ähnlich wie beim binären Ergebnisfeedback müßte
verzögerte Information dazu führen, daß die gebotene Information
abhängig von der Verzögerungsdauer nicht mehr mit den Einzelkomponenten der Handlung in Verbindung gebracht werden kann und entsprechende Korrekturen damit nicht mehr möglich sind. Wie bereits
diskutiert, scheint die Übertragung auf die Kontrolle der Herzfrequenz zunächst nur dann gerechtfertigt, wenn es um die Kontrolle
von Herzfrequenzbeschleunigungen geht.

GATCHEL (1974) untersuchte den Effekt einer graduellen Abstufung des Faktors "Kontiguität des Feedback" für die Beschleunigung und die Verlangsamung der Herzfrequenz. Er bot seinen Versuchspersonen in drei Untersuchungsgruppen entweder ein analoges Feedback bei jedem einzelnen Herzschlag, oder ein summatives Feedback entweder nach jedem fünften oder nach jedem zehnten Herzschlag. Bei der Aufgabe, die Herzfrequenz zu beschleunigen, ergab sich eine nahezu lineare Beziehung zwischen der Häufigkeit der Feedbackinformation und den erzielten Trainingsleistungen. Wie LANG & TWENTYMAN (1974) fand jedoch auch GATCHEL keine systematischen Einflüsse seiner Experimentalbedingungen auf die Verlangsamung der Herzfrequenz, außer daß diese Kontrolle erst im Laufe der Versuchstage langsam erworben wurde.

Diese und die bereits unter dem Faktor "Kontinuität des Feedback" diskutierten Befunde lassen vermuten, daß die Prinzipien des motorischen Lernens nicht ohne Einschränkungen auf die Aufgabe, die Herzfrequenz-Variabilität zu kontrollieren, übertragen werden können. Dennoch ist zunächst einmal global davon auszugehen, daß kontinuierliche unverzögert gebotene Information über die zu erbringende Leistung positive Lerneffekte ermöglicht, soweit sie nicht der geforderten Leistung entgegenwirkende, konkurrierende Verhaltensweisen und Strategien mobilisiert. Nichtkontinuierliche und auch verzögerte Information über den Leistungsverlauf könnten dabei um so eher nicht leistungsmindernd sein, je mehr die für eine gute Leistung zu mobilisierenden Strategien und Techniken global sind und sich in der Durchführung über größere Zeiteinheiten erstrecken als dies bei motorischen Leistungen der Fall ist. Auch hier gilt jedoch zu beachten, inwieweit evtl. die Feedback-Prozedur selbst irritierende und/oder leistungsmindernde Einflüsse hat. Dieser Aspekt soll unter dem Stichwort "Signal-Rausch-Verhältnis" diskutiert werden.

Menge der Information und Signal-Rausch-Verhältnis

Verallgemeinert man die bisher angesprochenen Prinzipien, so
ist festzuhalten, daß positive Lerneffekte durch Feedback bei
einer geforderten Leistung, also z.B. bei der Kontrolle der
Herzfrequenz, dann zu erwarten sind, wenn dieses Feedback leistungsfördernde Strategien und Verhaltensweisen aktiviert und
konkurrierende Verhaltensweisen unterdrückt. Welche Verhaltensweisen dies jeweils sind, scheint von der Art der Aufgabe abzuhängen.

Anhand der bisherigen Diskussion läßt sich bei der Kontrolle der
Herzfrequenz dabei vom Aufgabentyp her die Steigerung der Herzfrequenz von der Senkung der Herzfrequenz und von der Kontrolle
der Variabilität unterscheiden. Die für diese Aufgaben zu mobilisierenden Kontrollstrategien könnten nach eher aktivitätssteigernden (aktivierenden) im Falle der Beschleunigung der Herzfrequenz und eher aktivitätsreduzierenden (desaktivierenden) für die
Verlangsamung der Herzfrequenz unterteilt werden. Unklar ist bislang die Einordnung der Kontrolle der Herzfrequenzvariabilität,
die dem Anschein nach eher in die gleiche Kategorie fällt wie die
Verlangsamung der Herzfrequenz.

Ist also ein zur Unterstützung der jeweils geforderten Kontrolle
eingesetztes Feedback eher aktivierend, d.h. fordert es die Versuchspersonen durch seine Charakteristik eher dazu auf, verschiedenste Strategien anzuwenden und insgesamt aktiv zu sein, so wäre es
eher zur Unterstützung einer Herzfrequenz-Beschleunigung geeignet.
Dies scheint bei häufiger Feedback-Information der Fall zu sein
(analoges Feedback), ebenso bei unmittelbarer Information, und
auch dann, wenn die Konzentration auf eine durchgängige Kontrollstrategie durch ein Überangebot an Feedback-Information immer wieder verhindert wird. Das Letztere könnte z.B. der Fall sein, wenn
die Versuchspersonen die gebotene Informationsmenge nicht verarbeiten können oder durch diese Informationen verunsichert werden.

VAITL & KENKMANN (1972) verglichen kontinuierliches unverzögertes Feedback (Verlaufsinformations-Feedback) mit einem summativen Feedback (Richtungsinformations-Feedback) bei der Aufgabe, die Herzfrequenz-Variabilität einzuschränken. Das Verlaufsinformations-Feedback bestand aus der Darstellung der jeweils letzten 50 Herzschläge als einzelne Punkte einer Kurve und dem gleitend über diese 50 Schläge berechneten Mittelwert in bezug auf eine Skala in Schlägen/Minute auf einem Oszilloskop, das Richtungsinformations-Feedback wurde zwar auch bei jedem Herzschlag geboten, enthielt aber nur die Darstellung des gleitenden Mittelwertes über die jeweils letzten 5 Schläge in Relation zu dem gleitenden Mittelwert über die letzten 50 Schläge, ebenfalls in bezug auf eine Skala mit der Einheit Schläge/Minute. Bei zwei weiteren Untersuchungsgruppen wurde das Verlaufs- bzw. Richtungsinformations-Feedback jeweils alternierend vorgegeben, d.h. in diesen Gruppen wurde nach einer Trainingsphase mit Feedback eine Trainingsphase ohne Feedback durchgeführt. Bei allen Gruppen wurden insgesamt sechs Trainingsphasen durchgeführt.

Bei beiden Feedback-Formen wurden unter der Bedingung alternierender Vorgabe die besseren Leistungen jeweils während der Feedback-Durchgänge ereicht. Während jedoch bei der Verlaufsinformation in den Feedback-Durchgängen jeweils eine Kontrolle der Herzfrequenz-Variabilität gelang, war dies bei der Richtungsinformation nur in den Feedback-Durchgängen der alternierenden Darbietungsweise der Fall. Mit Richtungsinformation in allen Trainingsdurchgängen verschlechterten sich die Leistungen im Verlauf der Sitzung sogar noch.

Die Autoren berichten, daß die Verlaufsinformation von etwa einem Drittel der Versuchspersonen als Irritation empfunden wurde und 40% die Rückmeldung sogar als beunruhigend erlebten. Bei der alternierenden Vorgabe der Verlaufsinformation war dieser Effekt geringer. Insgesamt war für die Versuchspersonen die Konzentration auf das informationsreiche Display anstrengend.

Bei der weniger informativen Richtungsinformation entfiel zwar
die Irritation durch das Display, die Versuchspersonen waren
aber auch nicht in der Lage, das gebotene Feedback zur Ausbildung effektiver Kontrollstrategien zu nutzen. Richtungsinformation in allen Trainingsphasen führte im Gegenteil zur Reduktion
der Leistung.

Damit stellen sich bei dieser Untersuchung im wesentlichen zwei
Effekte dar:

(1) Bei beiden Feedback-Formen besitzt die alternierende Vorgabe
des Feedback eine Anreizkomponente, die zu Leistungsverbesserungen während der Feedback-Durchgänge führt. Dieser Effekt
scheint aber eher unspezifisch und nicht auf das Feedback
selbst zurückzuführen zu sein.

(2) Die Darstellung des aktuellen Verlaufs der Herzfrequenz bei
der Richtungsinformation durch das gleitende Mittel über die
jeweils letzten 5 Herzschläge scheint keine Information zu
enthalten, die sich in Strategien zur Kontrolle der Herzfrequenz-Variabilität umsetzen läßt, sondern im Gegenteil ungeeignete Kontrollstrategien mobilisiert. Die Verlaufsinformation scheint zumindest keine ungeeigneten Kontrollstrategien
zu provozieren, die gebotenen Informationen können von den
Versuchspersonen in der zur Verfügung stehenden Trainingszeit
jedoch auch nicht ausgenutzt werden.

Es bietet sich also an, das gebotene Feedback für beide verwendeten Formen als Information mit hohem Rauschanteil zu betrachten.
Das Verlaufsinformations-Feedback enthält zwar sehr exakte, eine
von den Versuchspersonen jedoch nicht strukturierbare und auswertbare Informationsfülle. Lediglich der enthaltene Informationsanteil über den jeweils aktuellen Herzschlag verhindert die Mobilisation ungeeigneter Kontrollstrategien. Durch die Darstellung des
Verlaufs anhand einzelner Kurvenpunkte kann dieser Informationsanteil von der Restinformation getrennt werden.

Bei der verwendeten Richtungsinformation fehlt diese Information über den aktuellen Wert der Herzfrequenz. Sie ist zwar durch das gleitende Mittel über die letzten 5 Herzschläge in der Feedback-Information repräsentiert, für die Versuchspersonen jedoch in einer undurchschaubaren Weise. Zusätzlich werden die tatsächlich auftretenden Amplituden der Herzfrequenzvariation durch die Mittelung über 5 Schläge reduziert, d.h. es lassen sich ungeeignete Kontrollstrategien über die Feedback-Information nur schwer von geeigneten trennen.

Für das Verlaufsinformations-Feedback wäre zu erwarten, daß bei weiterem Training die Mobilisierung geeigneter Kontrollstrategien nach Ausschluß von über das Feedback identifizierbaren ungeeigneten Strategien gelingt. Bei der in der zitierten Untersuchung recht kurzen Trainingszeit war dies offensichtlich nicht möglich.

Dieser Aspekt leitet über zu der Frage, ob mit einer Zunahme der Informationsmenge auch jeweils eine Zunahme der Lerneffektivität zu erwarten ist. Aus den vorgenannten Befunden von VAITL & KENKMANN (1972) ließe sich ableiten, daß dies nicht unbedingt der Fall ist. Primär scheint es hier darauf anzukommen, daß (a) sämtliche gebotenen Informationsanteile kohärent sind, wie dies bereits für das reaktive und das operationale Feedback weiter oben diskutiert wurde. Zusätzlich ist anzunehmen, daß (b) zumindest bei der Kontrolle der Herzfrequenz-Variabilität die Verwertbarkeit der gebotenen Information von dem Übungsgrad der trainierenden Person abhängt, d.h. von der durch Erfahrung bedingten Möglichkeit, die gebotenen Informationen zu strukturieren und einzuordnen. Dies bedeutet auch, daß die Versuchspersonen erst dann die relevanten von den irrelevanten oder sogar störenden Informationsanteilen trennen können.

Neben dem Mengenaspekt ist damit der Strukturiertheitsgrad der Gesamtinformation angesprochen. Muß die Struktur für alle gebotenen Einzelinformationen erst von der Versuchsperson erarbeitet und durch Versuch und Irrtum überprüft werden, so wird zwangsläufig die Umsetzung der Feedback-Information in Kontrollstrategien erschwert werden. Ist bereits durch die Art der Darbietung eine sinnvolle Struktur vorgegeben, so wird das Lernen der geforderten Aufgabe erleichtert.

Modalität des Feedback

Die Modalität des Feedback betrifft die Frage, über welchen Sinneskanal die Feedback-Information der Versuchsperson rückgemeldet wird. Technisch einfach durchführbar und deswegen auch am häufigsten eingesetzt sind optische und akustische Rückmeldeprozeduren. In Experimenten zur feedback-unterstützten Kontrolle der Herztätigkeit werden im wesentlichen optische Rückmeldeverfahren eingesetzt.

Die Bevorzugung optischer Rückmeldeverfahren hat mehrere Gründe. Die primäre Überlegung dürfte sein, daß optische Informationsaufbereitung im Vergleich zu allen anderen Möglichkeiten mit den heute zur Verfügung stehenden technischen Mitteln die vielseitigste Signaldarstellung mit der weitaus höchsten Auflösung und Informationsdichte ermöglicht. Zusätzlich kann bei computergesteuerten Displays das Feedback-Signal mit alphanumerischen Informationen ergänzt (z.B. Skalenbeschriftung) oder durch diese ersetzt werden (z.B. LANG, 1974). Optisches Feedback besitzt also eher einen pragmatisch-technischen Vorteil.

Untersuchungen über eventuelle differentielle Effekte der Feedback-Modalität auf die Leistung bei der Kontrolle der Herztätigkeit bei gleichem oder vergleichbarem Informationsgehalt des Feedback-Signals sind selten. Solche Vergleiche können ohnehin nur dann direkt vorgenommen werden, wenn die Informations-Komplexität (Informationsdichte) bestimmte untere Grenzen nicht überschreitet, z.B. also bei binärem Feedback.

Ein Vergleich von visuellem und akustischem Feedback wurde von BLANCHARD & YOUNG (1972) und von O'CONNEL, FRERKER & RUSS (1979) vorgenommen. Letztere verwendeten zusätzlich auch taktiles Feedback. In beiden Arbeiten konnten bei der Kontrolle der Herztätigkeit keine differentiellen Unterschiede zwischen den verschiedenen Feedback-Modalitäten festgestellt werden. Differentielle Effekte der Feedback-Modalität traten wohl bei der Kontrolle der Hauttemperatur und der Muskelspannung auf, allerdings ausschließlich in Interaktion mit anderen Faktoren (O'CONNEL, FRERKER & RUSS, 1979).

Kontingenz des Feedback

Bei den bisher diskutierten Wirkparametern bei Biofeedback-Prozessen wurde implizit davon ausgegangen, daß die an die Versuchspersonen rückgemeldete Information den tatsächlichen Verlauf der zu kontrollierenden Körperfunktion wiedergibt, auch wenn das Signal zeitlich verzögert oder mit Rauschen belegt ist. Als Kontrollbedingung wurde in der Feedback-Forschung jedoch auch nicht-kontingentes Feedback eingesetzt, d.h. das rückgemeldete Signal steht mit dem tatsächlichen Funktionsverlauf nicht in Beziehung, oder je nach Realisation eines solchen Feedbacks nur in zufälliger Beziehung.

Vom Paradigma des motorischen Lernens her ist zu erwarten,
daß ein solches falsches Feedback das Lernen anweisungsgemäßer Kontrolle über eine Körperfunktion verhindert oder
zumindest im Vergleich zu kontingenter Information erschwert,
da ja reaktives und operationales Feedback nicht kohärent
sind. Wie bereits mehrmals diskutiert, muß jedoch auch hier
die Besonderheit der jeweiligen Aufgabe berücksichtigt werden. Dient also das gebotene Feedback nicht primär der Kontrolle über kurzfristige motorische Aktionen sondern eher
der Kontrolle eines Zustands, wie es bei LANG (1975) diskutiert wurde, so kann auch nicht-kontingentes Feedback zur Erzielung der gewünschten Leistung führen, wenn es nur diesen
Zustand induziert oder eine Abweichung davon verhindert.

In einer von VAITL & KENKMANN (1973) berichteten Untersuchung
wurde vier Untersuchungsgruppen die Aufgabe gestellt, die Herzfrequenz-Variabilität einzuschränken. Eine Gruppe erhielt dazu kontingentes kontinuierliches Feedback über die Herzschlagfolge in Form einer Verlaufskurve über die jeweils letzten 50
Herzschläge, eine Kontrollgruppe erhielt kein Feedback, und
zwei weitere Gruppen erhielten falsches Feedback derart, daß
den Versuchspersonen der einen Gruppe ein relativ niedrigvariables und denen der anderen Gruppe ein relativ hoch-variables Herzfrequenz-Feedback in der gleichen Weise geboten wurde wie der Gruppe mit kontingentem Feedback.

Für die Bewertung der durch diese Prozeduren erzielten Effekte
wurden die Zeitreihen der Herzfrequenz auf ihre Determiniertheit geprüft, d.h. auf die Vorhersagbarkeit eines Wertes X_n bei
Kenntnis des Wertes X_{n-1}. Die größte Zunahme an Determiniertheit
der Herzschlagfolge ergab sich in dieser Untersuchung unter falschem aber niedrig-variablem Feedback, die zweitgrößte unter
kontingentem, die geringste Zunahme unter falschem hoch-variablem Feedback. In der Kontrollbedingung (kein Feedback) nahm die

Determiniertheit gegenüber der Baseline ab, d.h. die Kontrollleistungen erreichten nicht das Baseline-Niveau. Der Unterschied zwischen falschem, niedrig-variablem Feedback einerseits und sowohl kontingentem als auch falschem, hoch-variablem Feedback andererseits nahm über die 6 Traingsdurchgänge zu und wurde in den letzten beiden Durchgängen signifikant.

Die Ergebnisse bestätigen insgesamt die Vermutung, daß die Aufgabe, die Herzfrequenz-Variabilität einzuschränken, offensichtlich nicht mit dem Modell des motorischen Lernens erklärt werden kann, sondern daß hier eher globale Kontrollstrategien wirksam werden müssen. Diese globalen Kontrollstrategien scheinen auch durch falsches Feedback aktivierbar zu sein, bzw. umgekehrt scheint hier die Aktivierung ungeeigneter Strategien dann nicht zu erfolgen, wenn das Feedback im Rahmen der gesetzten Aufgabe befriedigenden Erfolg vermittelt. Tut es dies nicht, wie es hier beim hoch-variablen Feedback der Fall war, so werden anscheinend Strategien und Aktivitäten initiiert, die das Ausmaß der Kontrolle reduzieren.

Die Daten der Untersuchung von VAITL & KENKMANN (1973) stehen damit zunächst im Widerspruch zu LANG (1974), bei dem die Versuchspersonen unter nicht-kontingentem Feedback nicht in der Lage waren, ihre Herzfrequenzvariabilität einzuschränken. Im Gegensatz zu VAITL & KENKMANN (1973) erhielten die Versuchspersonen bei LANG jedoch ein Pseudofeedback bei einer Tracking-Aufgabe, so daß die Untersuchungsbedingungen nicht direkt vergleichbar sind.

Bei der Anwendung nicht-kontingenten Feedbacks stellt sich die Frage, ob die Versuchspersonen in der Lage sind, diese Nicht-Kontingenz zu durchschauen. Neben der durch die Feedback-Transfer-Funktion gebotenen Information steht ja prinzipiell die Information durch das reaktive, also propriozeptive Feedback zur

Verfügung. Allem Anschein nach kann diese Informationsquelle
von den Versuchspersonen aber nur unzureichend genutzt werden, zumindest soweit Parameter der Variabilität der Herztätigkeit betroffen sind. KUHMANN (1973) untersuchte die Einschätzung akzelerativer und dezelerativer phasischer Veränderungen der Herzfrequenz, wobei richtige und falsche Rückmeldung über die Korrektheit der Antworten gegeben wurde (Knowledge of Results). Die Versuchspersonen wurden jeweils nach überdurchschnittlich großen zyklischen Veränderungen der Herzfrequenz aufgefordert einzuschätzen, ob sich die Herzfrequenz gerade vorher beschleunigt oder verlangsamt habe. Die Ergebnisse zeigen, daß zwar die Einschätzgenauigkeit durch die Rückmeldung erwartungsgemäß beeinflußt wird, insgesamt aber die Trefferquoten unter allen Experimentalbedingungen im Zufallsbereich liegen. Eine A-Priori-Sensibilität oberhalb von Zufallsschranken für zyklische Veränderungen der Herztätigkeit scheint es nach dieser Untersuchung nicht zu geben. Die bei KUHMANN (1973) gefundenen Ergebnisse werden durch andere Untersuchungen insgesamt bestätigt (MANDLER & KAHN, 1960; BERGMAN & JOHNSON, 1971; BLANCHARD, YOUNG & McLEOD, 1972; BRENER & JONES, 1974; CLEMENS & Mc DONALD, 1976; WHITEHEAD & DRESCHER, 1976; BRENER, ROSS, BAKER & CLEMENS, 1979; ROBERTS & MARLIN, 1979).

II.2 Wirkparameter "Instruktion"

Durch die Aufgliederung des Regelkreisschemas in verschiedene
Wirkbereiche, wie sie einleitend in Abschnitt II (vgl. Abb. 3)
vorgenommen wurde, wird dem Bereich der Instruktionen als Wirkparameter eine im Vergleich zu den anderen Wirkbereichen, vor
allem dem der Biofeedback-Prozedur selbst, vergleichsweise ge-

ringe Rolle zugewiesen. Die vorgenommene Unterteilung innerhalb dieses Wirkbereichs "Instruktion" unterscheidet nach:
(a) Instruktionen, (b) Gesamtsituation und (c) Verhalten des Versuchsleiters. Die beiden letztgenannten sind dabei vor allem Gegenstand sozialpsychologischer Untersuchungen zur Wirkung bestimmter Aspekte der Untersuchungssituation. Am bekanntesten davon sind wohl die Untersuchungen zum sog. Rosenthal-Effekt (z.B. ROSENTHAL & ROSNOW, 1969; ROSENBERG, 1969). Auf diese sozialpsychologischen Aspekte soll aber hier nicht näher eingegangen werden, da sie den Rahmen dieser Arbeit sprengen würden.

Die in den eigentlichen Instruktionen zu einem Experiment enthaltenen Aspekte lassen sich ansatzweise in 3 Teilbereiche untergliedern:

(1) die Instruktionen enthalten notwendige Informationen für die Versuchspersonen, ohne die der Versuch zumindest nicht reibungslos durchführbar wäre,

(2) die Instruktionen dienen der Homogenisierung des Informationsstandes der Versuchspersonen und ihrer Erwartungen über das Experiment,

(3) die Instruktionen werden experimentell variiert.

Zu den unter (1) genannten Instruktionsanteilen gehören alle Informationen über die Aufgabe der Versuchspersonen, Ablauf und Dauer der Untersuchung, verwendbare Hilfsmittel bei der Aufgabendurchführung, Einweisung in zu bedienendes technisches Gerät (z.B. Tastenpulte) etc.. Desgleichen gehören hierher die bei fast allen psychophysiologischen Untersuchungen gegebenen Anweisungen an die Versuchspersonen, sich ruhig zu verhalten und heftige Bewegungen zu vermeiden, damit eine möglichst störungsfreie Meßwertaufnahme gewährleistet ist.

Die Homogenisierung des Informationsstandes und der Erwartungen der Versuchspersonen an das Experiment ist die zweite wesentliche Aufgabe der Instruktionen. Hierher gehören Informationen über möglicherweise anwendbare Techniken zur Aufgabenlösung, und speziell in psychophysiologischen Untersuchungen eventuelle Informationen z.B. über die Zusammenhänge zwischen relevanten physiologischen Variablen (z.B. Atmung und Herztätigkeit), sofern nicht experimentelle Überlegungen dagegen sprechen.

Informationen über Sinn und Zweck der Untersuchung oder auch über deren besondere Bedeutung dienen eher dazu, die Erwartungen der Versuchspersonen und eventuell auch ihre Motivation zur Teilnahme an der Untersuchung zu homogenisieren. Diese Informationsanteile werden meist bereits bei der Anwerbung der Untersuchungsteilnehmer vorgegeben.

Experimentelle Variation der Instruktionsbedingungen bedeutet, daß nicht alle Versuchspersonen die gleichen oder nicht die gleiche Menge von Informationen erhalten. Mit diesem Informationsanteil der Instruktionen sollen dann bestimmte Voreinstellungen hinsichtlich der Erwartungen, des Verhaltens bei der Aufgabendurchführung, der Einstellung zur Untersuchung oder auch des emotionalen Zustands der Versuchspersonen erreicht werden, die für die Untersuchungsergebnisse als relevant angesehen werden.

Die Darbietung solcher Instruktionen mit den entsprechenden Informationsanteilen erfolgt unter Berücksichtigung der Fragestellung. Es läßt sich allerdings aus der Tatsache, daß bestimmte Instruktionen geboten werden, nicht einfach folgern, daß die Instruktionen von den Versuchspersonen auch so aufgenommen und umgesetzt werden, wie es vom Versuchsleiter beabsichtigt war. Besonders deutlich zeigt sich dies an der Schwierigkeit, per Instruktion bestimmte emotionale Zustände wie Angst, Ärger oder Freude zu erzeugen. Kennzeichen solcher Emotionen ist ja, daß sie üblicherweise aus der Interaktion von Person und Situation resultieren. Dieses interaktionale Wirkungselement ist aber z.B. in schriftlichen oder auch in einmalig vom Versuchsleiter dargebotenen Instruktionen nur schwer realisierbar.

Die Wirkung der Instruktionen ist dabei abhängig von der Art der Darbietung und von den spezifischen Eigenschaften und Merkmalen der die Information verarbeitenden Person. Bereits die Darbietung der Instruktionen bewirkt also eine Interaktion zwischen Person (Versuchsperson) und Situation (Darbietung der Instruktion), der sich dann die Interaktion zwischen Person (Versuchsperson) und Experimentalsituation anschließt. Schlußfolgerung daraus ist, daß erst die Kontrolle über diese beiden Interaktionen sichere Voraussagen über die Effekte der Instruktionen zuläßt. Die Interaktion zwischen Versuchsperson und experimenteller Situation scheint dabei die wichtigere der beiden zu sein, besonders bei länger andauernden Untersuchungen, in denen sich diese Interaktion z.B. über mehrere Tage hin wiederholt, während häufig die Instruktionen nur einmal vor Beginn der Untersuchungen geboten werden.

Relevant sind daher in jedem Fall auch die Merkmale der Versuchspersonen, die im folgenden Abschnitt behandelt werden sollen.

II.3 Wirkparameter "Personenmerkmale"

Wie bereits angedeutet, sollen die in einer Biofeedback-Untersuchung als wichtig angesehenen Merkmale der zu untersuchenden Person grob in variable und in konstante Merkmale unterteilt werden. Es scheint sinnvoll, beide Kategorien weiter in eher "biologisch-physiologische" und "psychologische" Merkmale aufzugliedern. Bei einer willkürlichen Auswahl solcher Parameter ergibt sich damit das folgende Schema (Schema 3).

		PERSONENMERKMALE	
		BIOLOGISCH	PSYCHOLOGISCH
KONSTANT	(Generelle Disposition)	* Alter * Geschlecht * Rasse * Konstitution, Biologische Leistungsfähigkeit	* Kultur * Intelligenz * Ängstlichkeit, Neurotizismus * Vorerfahrung, Training
VARIABEL	(Aktueller Zustand)	* Aktueller Gesundheitszustand * Aktivierungsniveau * Wachheit, Müdigkeit * Habituation	* Gewöhnung an Untersuchungssituation * Interesse an Versuch * Interpretation der Untersuchungssituation * Leistungsmotivation

Schema 3: Willkürliche Auswahl und schematische Einteilung biologischer und psychologischer Personenmerkmale, die für Effekte eines Biofeedback-Trainings determinierend wirken können.

Bei den in Schema 3 dargestellten Personenmerkmalen ist die spezifische Auswirkung ihrer möglichen Ausprägungen für die Ergebnisse psychophysiologischer Untersuchungen im Einzelfall weitgehend unbekannt oder zumindest nicht systematisch untersucht. Untersucht wurden Auswirkungen auf das Ausgangsniveau relevanter psychophysiologischer Parameter und Rückwirkungen auf die Untersuchungssituation für die Faktoren "Rasse", "Alter", "Extraversion-Introversion", "Habituation", "Kultur", "Geschlecht" und "Intelligenz". Sie sollen hier entsprechend CHRISTIE & TODD (1975) und JOHNSON & LUBIN (1972) diskutiert werden.

Alter

Beginnen wir die Diskussion der verschiedenen Variablen mit dem Faktor "Alter". Untersuchungen über einen signifikanten Effekt des Lebensalters auf kardiovaskuläre Parameter liegen von verschiedenen Autoren vor, z.B. solche über einen signifikanten Effekt auf die Orientierungsreaktion in der Herzfrequenz (BERG, BERG & GRAHAM, 1971; CLIFTON & MEYERS, 1969; GRAHAM et al., 1970; GRAY & CROWELL, 1968; LIPTON, STEINSCHNEIDER & RICHMOND, 1961; zit. nach JOHNSON & LUBIN, 1972). Die Arbeiten beziehen sich jedoch auf die Veränderung der Orientierungsreaktion während der ersten Lebensmonate. In den ersten 2 Lebensmonaten ist die Orientierungsreaktion auf Stimuli eine Akzelerationsreaktion, im Alter von 2 1/2 bis 5 Monaten eine Dezeleration, wie sie auch bei Erwachsenen im Wachzustand auftritt.

Weiterhin gibt es altersabhängige Veränderungen der elektrodermalen Aktivität derart, daß die spontanen elektrodermalen Reaktionen mit zunehmendem Alter geringere Amplituden auf-

weisen. Etwa im Alter von vier Jahren scheint das Muster der
elektrodermalen Aktivität dem von Erwachsenen zu ähneln und
bleibt ab da relativ konstant (JONES, 1935; SURWILLO &
QUILTER, 1965; COHEN, SILVERMAN & SHMAVONIAN, 1961; zit.
nach JOHNSON & LUBIN, 1972).

Auch für die Zusammensetzung der Frequenzen des Elektroenzephalogramms (EEG) sind altersabhängige Veränderungen bekannt.
Erst im Alter ab etwa 10 Jahren dominiert im entspannten Wachzustand die sogenannte EEG-Alpha-Frequenz (8 - 12 Hz), und
innerhalb dieses Frequenzbandes herrschen mit zunehmendem Alter die langsameren Frequenzanteile vor (OBRIST & BUSSE,
1965; zit. nach JOHNSON & LUBIN, 1972).

Ein Aspekt des Faktors "Alter" bei Biofeedback-Untersuchungen
liegt in der Frage, ob beim "Biofeedback-Lernen" wie beim motorischen Lernen Alterseinflüsse wirksam werden, und wo die
kritische Altersschwelle beginnt. Nimmt man mit LANG (1975)
an, daß der Erwerb der willentlichen Kontrolle über eine physiologische Funktion eine Art "Geschicklichkeit" analog dem
Lernen einer psychomotorischen Aufgabe ist, so sollten entsprechende Alterseinflüsse wirksam sein. LANG (1975) berichtet signifikante Korrelationen zwischen der Beschleunigungsleistung bei der Aufgabe, die Herzfrequenz zu steigern, und
der Herzfrequenz in Ruhe, der Variabilität der Herzfrequenz
in Ruhe und der Herzfrequenz während einer Tracking-Aufgabe.

LANG (1975) verweist dabei auf THOMPSON & NOWLIN (1974), deren Ergebnisse den Schluß zulassen, daß eine Verminderung der
Reaktivität und der Variabilität des kardiovaskulären Systems
eine verläßliche Konsequenz des Alterns sei. Das bedeutet, daß
zumindest im kardiovaskulären System auch die durch Experimentalstrategien zu erzielenden Veränderungen entsprechend der
Abnahme der biologischen Variationsbreite des Systems geringer

sein werden. Nach PORGES, McCABE & YONGUE (1982) nimmt das
Ausmaß der Herzfrequenz-Variabilität während der Kindheit
zu und im Alter wieder ab. Diese Änderungen sind von der
durchschnittlichen Höhe der Herzfrequenz unabhängig (zur
Herzfrequenz-Variabilität vgl. auch die Diskussion in Abschnitt II.4).

In den Untersuchungen LANGs zur willentlichen Steigerung und
Senkung der Herzfrequenz erzielten Patienten mit Myokardinfarkt oder Angina Pectoris (mittleres Alter 58.2 Jahre) eine
geringere Leistung als eine gleichaltrige Gruppe von Gesunden, und diese wiederum eine geringere Leistung als College-Studenten. Wurden die Leistungen bei der Steigerung der Herzfrequenz mit den Herzfrequenzänderungen bei einer Tracking-Aufgabe verglichen, so zeigte sich, daß keine der älteren
Versuchspersonen in der Lage war, die Herzfrequenz signifikant mehr als beim Tracking zu steigern (LANG, 1975).

Insgesamt ist aus den bisherigen Erkenntnissen der Schluß gerechtfertigt, daß das Alter eine wichtige Variable bei psychophysiologischen Untersuchungen zur Herztätigkeit ist. Bislang
kann aber lediglich der Schluß gezogen werden, daß extreme
Alterszusammensetzungen von Untersuchungsgruppen zu vermeiden
sind, vor allem aber zu große Unterschiede zwischen verschiedenen Experimentalgruppen. Ob dabei aber ein statistisch bedeutsamer Unterschied des Alters von Untersuchungsgruppen in
jedem Fall mit biologischer Bedeutsamkeit gleichzusetzen ist,
scheint zweifelhaft.

Geschlecht

JOHNSON & LUBIN (1972) referieren Untersuchungen über Geschlechtseinflüsse für die elektrodermale Aktivität, für vasomotorische Reaktionen und für die Herzfrequenzreaktion auf Stimuli. Im Rahmen dieser Arbeit sollen vorwiegend Untersuchungen über kardiovaskuläre Parameter erwähnt werden. Berichtet wurden größere vasomotorische Reaktionen für junge Männer im Vergleich zu Frauen und größere Herzfrequenzreaktionen auf Stimuli bei Frauen. Insgesamt kommen die Autoren dabei zu dem Schluß, daß bei Untersuchungen mit physiologischen Messungen Geschlechtsunterschiede zwischen Experimentalgruppen zu vermeiden sind bzw. keine gemischtgeschlechtlichen Experimentalgruppen gebildet werden sollten.

Rasse und Kultur

Einflüsse von Rasse und Kultur auf physiologische Parameter wurden bislang im wesentlichen bei Parametern der elektrodermalen Aktivität (EDA) aufgezeigt. Die EDA ist anscheinend die einzige physiologische Variable, die überhaupt zwischen Personen verschiedener Rasse oder Kultur trennt, die Zuordnung ist dabei offensichtlich nur in einer Richtung möglich. Für eine weitere Diskussion sei auf JOHNSON & LUBIN (1972) verwiesen.

Intelligenz

Ebenso wie bei rassischen und kulturellen Faktoren scheinen sich Unterschiede in der Intelligenz am ehesten in Parametern der EDA niederzuschlagen, wobei hier besonders die Reaktionen auf verschiedene Stimuli geprüft wurden. Relativ intensiv, jedoch mit insgesamt widersprüchlichen Ergebnissen, wurde der Einfluß der Intelligenz auf Variablen des Elektroenzephalogramms (EEG) untersucht, wobei das Hauptanliegen der Untersuchungen war, Rückschlüsse aus dem EEG oder aus EEG-Besonderheiten auf die Intelligenz zu ermöglichen. Zusammenhänge zwischen der Intelligenz und kardiovaskulären Parametern wurden bislang nicht festgestellt (zusammenfassend in: JOHNSON & LUBIN, 1972).

Konstitution, biologische Leistungsfähigkeit

Die Konstitution einer Person soll hier als ein Merkmal angesehen werden, das ebenso wie der Faktor "Alter" den einer Person zur Verfügung stehenden biologischen Spielraum, die Variationsbreite einer physiologischen Funktion bestimmt, innerhalb derer nicht-pathologische Veränderungen dieser Funktion überhaupt möglich sind. Insofern scheinen Konstitution und Alter eng miteinander verknüpft zu sein, jedoch berücksichtigt der Faktor "Konstitution" auch solche Einflüsse, wie sie z.B. durch Erkrankungen, speziell chronische Erkrankungen, zustande kommen. Grundannahme ist, daß alle Personen sich durch einen unterschiedlichen Grad der biologisch-physiologischen Leistungsfähigkeit auszeichnen. Dieser Unterschied in der Leistungsfähigkeit für bestimmte Aufgaben, hier der willentlichen Kontrolle der Herztätigkeit, ist zumindest beim Vergleich unterschiedlicher Gruppen zu berücksichtigen, so daß im Rahmen dieser Arbeit zu überlegen sein wird, inwieweit die Stichprobe von Personen mit funktionellen Herzbeschwerden einfach nur als Gruppe mit sehr hoher Teilnahmemotivation für das angebotene Training angesehen werden kann.

Die bereits referierten Ergebnisse von LANG (1975) zeigen
ja nicht nur einen Unterschied im Ausmaß der erzielten Herzfrequenzbeschleunigungen zwischen jüngeren Personen (Studenten) und älteren (Gesunde, Durchschnittsalter 60 J.), sondern
auch einen Unterschied zwischen der Gruppe der Gesunden und
einer etwa gleichaltrigen Gruppe von Patienten mit Herzinfarkt oder Angina Pectoris (mittleres Alter = 58.2 J.) derart, daß die Studenten die besten und die Patienten die
schlechtesten Ergebnisse zeigten. Neben dem Faktor "Alter"
könnte hier also auch die Konstitution der Gruppen ein ausschlaggebender Faktor gewesen sein, der zu den Unterschieden
zwischen der Patienten-Gruppe und den gleichaltrigen Gesunden geführt hat.

Ängstlichkeit, Neurotizismus, Aktivierungsniveau

In der psychophysiologischen Forschung gibt es viele Untersuchungen, die sich mit der "Psychophysiologie der Angst" befassen. Bevorzugter Untersuchungsgegenstand sind dabei die
physiologischen Indikatoren von Angst und die physiologischen
Reaktionen bei akutem Auftreten von Angst.

Als einer der Indikatoren von Angst kann die Herztätigkeit
gelten. Zum einen ist die Herztätigkeit, speziell als "Herzklopfen", "Herzrasen", "Schlagen des Herzens bis zum Hals"
usw. neben Berichten von Schweißausbrüchen und Muskelverkrampfungen ("zitternde Hände und Beine") ein wesentliches Merkmal
der verbalen Berichte über körperliche Reaktionen in Angstsituationen. Zum anderen wird das Ausmaß von Herzfrequenzreaktionen häufig als Indikator für das Ausmaß experimentell induzierter Angst verwendet. Inwieweit in Untersuchungen über die
physiologischen Auswirkungen oder Begleiterscheinungen von

Angst dabei die Herzfrequenz zirkulär einerseits als Indikator für das Ausmaß der experimentell erzeugten Angst und andererseits gleichzeitig als abhängige Variable verwendet wird, soll hier nicht weiter diskutiert werden.

Es kann jedoch als sicher angesehen werden, daß aktuelle hohe und niedrige Ängstlichkeit sich in einem unterschiedlichen Niveau der Gesamtaktivierung (sympathischer Erregung) abbilden, und damit auch in der Herzfrequenz (BIRBAUMER, 1973; LANG, MELAMED & HART, 1970; SARTORY, RACHMAN & GREY, 1977). EPSTEIN (1973) berichtet von einer Untersuchung an Fallschirmspringern, in der sich eine deutliche Trennung zwischen erfahrenen und unerfahrenen Springern während der Phase vor dem Start in der Basis-Hautleitfähigkeit, der Herzfrquenz und der Atemfrequenz ergab. Die Ergebnisse zeigen deutlich, daß diese drei Systeme auch mit unterschiedlicher Latenz reagieren: bei den unerfahrenen Springern zeigte sich zuerst eine Zunahme der Atemfrrequenz, dann eine Zunahme der Herzfrequenz und als letztes eine Zunahme der Basis-Hautleitfähigkeit im Vergleich zu den erfahrenen Springern. Die unterschiedlichen Niveaus und Verläufe in den physiologischen Parametern der erfahrenen und unerfahrenen Fallschirmspringer in der Vorstartphase werden von EPSTEIN (1973) als Effekt des bei diesen beiden Gruppen unterschiedlich ausgeprägten Angst- und Erregungsverlaufs bzw. Hemmungsgradienten in dieser Phase interpretiert.

Werden, anders als bei EPSTEIN (1973), während des Zustands unterschiedlicher autonomer Erregung den Personen Aufgaben zur Lösung dargeboten und die dabei auftretenden physiologischen Veränderungen als abhängige Maße betrachtet, so stellt sich die Frage nach der Vergleichbarkeit der Daten und nach der Ausgangswertabhängigkeit der erhobenen Verläufe. Im einfachsten Fall sind dabei sog. "Boden-" und "Deckeneffekte" zu berücksichtigen, z.B. daß bei einer Person, deren Herzfrequenz bereits einen sehr niedrigen Wert erreicht hat, numerisch nur noch sehr geringe weitere Veränderungen nach unten zu erzielen sein werden und umgekehrt. Inwieweit aber in einem Mittelbereich Ausgangswertabhängigkeiten zu berücksichtigen sind, scheint unklar zu sein.

Ein Hinweis auf Ausgangswertabhängigkeiten für das Ausmaß der Kontrolle über die Herzfrequenzvariabilität in einer Biofeedback-Untersuchung zur experimentellen Kontrolle dieser Variabilität findet sich bei COHORS-FRESENBORG et al. (1976). Nach einer Medianteilung der Personen ihrer Stichprobe jeweils getrennt für die einzelnen experimentellen Bedingungen in solche mit hohen bzw. niedrigen Werten der Herzfrequenzvariabilität ergeben sich klare Unterschiede zwischen diesen beiden Bedingungen: Personen mit geringerer Variabilität der Herzfrequenz können die Variabilität unabhängig von den experimentellen Bedingungen signifikant schlechter reduzieren als die mit größerer Variabilität. Dennoch unterschieden sich aber die Experimentalbedingungen voneinander, da die Ausgangswerte zwischen den gebildeten Experimentalgruppen nicht unterschiedlich waren.

Aus dieser Sicht scheint folgender Aspekt wichtig: In der vorliegenden Untersuchung an Personen mit funktionellen Herzbeschwerden, die auch Angstsymptome beim Auftreten ihrer Herzbeschwerden berichten, wäre es möglich, daß bei einem unterschiedlichen Ausmaß dieser Ängste sich dieser Unterschied im Aktiviertheitsgrad dieser Personen niederschlägt. Ein unterschiedliches Aktiviertheitsniveau wiederum könnte unterschiedliche Werte der Herzfrequenz und der Herzfrequenzvariabilität bedingen und damit auch die von den Personen zu erbringenden Trainingsleistungen beeinflussen. Eine Analyse solcher Effekte scheint also angebracht zu sein.

Wachheit, Müdigkeit, Gesundheitszustand

Für die Auswirkung von Variablen wie "Wachheit" bzw. "Müdigkeit" und "aktueller Gesundheitszustand" ergibt sich prinzipiell eine ähnliche Diskussion wie in den beiden vorherigen Abschnitten. Es ist jeweils unklar, inwieweit direkte Auswirkungen auf physiologische Parameter und auf die Leistung in einer psychophysiologischen Untersuchung bestehen, oder, inwieweit alle diese Wirkungen durch Effekte auf der allgemeineren Ebene "Aktivierung" (s.o.) vermittelt werden. Die sich während des Schlafs ergebenden physiologischen Änderungen sollen hier nicht diskutiert werden.

Anzunehmen ist, daß sowohl der Grad aktueller gesundheitlicher Beeinträchtigungen als auch der Grad der Müdigkeit (in diesem Sinne "Erschöpfung") von Versuchspersonen besonders in leistungsbezogenen Untersuchungen Auswirkungen zeigen. Ein gewisses Maß an "Wachheit" kann als notwendige Voraussetzung für die Bewältigung gestellter Aufgaben gelten. Mit "Wachheit" ist dabei gemeint, daß die Versuchspersonen in der Lage sind, sich auf die jeweilige Aufgabe zu konzentrieren und die zur Verfügung stehenden Informationen aufzunehmen und zu verarbeiten, also eher "mentale Wachheit".

Diese "mentale Wachheit" scheint dabei vom eher somatischen Aktiviertheitsgrad der Personen unabhängig zu sein. Gemeint ist hier die Art und Weise, in der Versuchspersonen über die Regulation ihrer Gesamtaktivität versuchen können, die experimentell gestellten Aufgaben zu lösen. Speziell im Bereich der psychophysiologischen Forschung hat sich hier der Terminus "Passive Volition" (GREEN, GREEN & WALTERS, 1970) bzw. "Passive Konzentration" für ein Verhalten eingebürgert, das durch einen hohen Grad an somatischer Relaxation mit gleichzeitiger hoher Konzentration auf die aufgabenrelevanten Aspekte der Situation gekennzeichnet ist. Diese passive Konzentration ermöglicht eine optimale Auswertung und Umsetzung der aufgabenrelevanten Informationen, wenn der verwendete Aufgabentyp nur geringe oder gar keine körperliche Aktivität erfordert. So fand RÖHLING (1972) für die Aufgabe "Einschränkung der Variabilität der Herzfrequenz mit visuellem Feedback", daß Versuchspersonen mit Vorerfahrung im Autogenen Training die Herzfrequenz-Variabilität besser einschränken konnten als Personen ohne ein Vortraining. Da der Zustand der "passiven Konzentration" deskriptiv dem Zustand während des Entspannungstrainings ähnelt, konnte gefolgert werden, daß die Personen mit Vorerfahrung im Autogenen Training diesen Zustand besser realisieren konnten und deswegen bessere Ergebnisse erzielten.

Wesentlicher Parameter und offensichtlich notwendige Voraussetzung für gute Versuchsleistungen ist, daß die Personen trotz der Absenkung des allgemeinen Aktivationsniveaus die zur Bewältigung ihrer Aufgabe gebotenen Informationen noch störungsfrei verarbeiten können. Wird die Informationsverarbeitung gestört, z.B. durch pharmakologische Entspannungsinduktion bzw. zutreffender "pharmakologische somatische und zentrale Dämpfung", so sind die zu erzielenden Leistungen abhängig vom Grad der Dämpfung geringer als unter Placebo-Bedingungen (VAITL, STEGAGNO & TROMBINI, 1977). In dieser Untersuchung hatten die Vpn die Aufgabe, die Herzfrequenzvariabilität unter Pharmakon-Einfluß zu reduzieren, als Pharmakon-Bedingung wurde bei 3 Versuchsgruppen intravenöse Applikation des Sedativums Diazepam (Valium) in der Dosierung 0.7 ml, 1.4 ml und Placebo verwendet. Die beste Leistung erzielte die Placebo-Gruppe, die schlechteste die Gruppe mit der hohen Dosis Diazepam.

Im Rekurs auf die bereits diskutierten Variablen "Aktueller Gesundheitszustand", "Aktivierungsniveau" und "Ängstlichkeit" ließe sich damit folgern, daß gute Leistungen bei der Aufgabe "Reduktion der Herzfrequenzvariabilität" jeweils dann verhindert werden, wenn es den Personen z. B. wegen eines zu hohen Grades an Ängstlichkeit und damit verbundener Aktivierung nicht gelingt, störende physiologische Erregung auszublenden und sich auf die Aufgabe zu konzentrieren. Ob bereits die bloße Konzentration auf die Aufgabe ausreicht, Trainingserfolge zu erzielen, oder ob zusätzlich noch spezifische Kontrollstrategien eingesetzt werden müssen, ist vorläufig noch ungeklärt.

Vorerfahrung, Training, Gewöhnung an die Untersuchungssituation

CHRISTIE & TODD (1975) schlagen als Fazit aus ihren Betrachtungen zum Thema "Habituation" vor, Untersuchungen nur mit an die Untersuchungssituation gewöhnten Versuchspersonen durchzuführen. Sie betrachten dies als eine der Möglichkeiten, solche Varianzanteile in den Daten zu verringern, die auf unterschiedliche Ausgangswerte der untersuchten Variablen zurückzuführen sind.

Den deutlichsten Effekt scheinen Unterschiede in der Eingewöhnung auf Parameter der Elektrodermalen Aktivität zu haben, wobei nicht-habituierte Personen durch größere und häufigere Hautleitfähigkeitsreaktionen und auch durch ein höheres Niveau der Hautleitfähigkeit gekennzeichnet sind, ebenso durch ein höheres Maß an muskulärer Spannung (CHRISTIE & VENABLES, 1971, 1972, 1974; CHAPMAN, 1973, 1974; FISHER & KOTSES, 1973, 1974; zit. nach CHRISTIE & TODD, 1975). Bei diesen Untersuchungen zeigte

sich auch eine Interaktion zwischen Ausmaß und Dauer der
Eingewöhnung und dem Geschlecht von Versuchsleiter und Ver-
suchsperson: bei weiblichen Versuchsleitern verläuft die
Adaptation an die Untersuchungssituation langsamer.

Interesse am Versuch, Interpretation der Untersuchungssituation, Motivation zu Leistung

In diesem Abschnitt soll im wesentlichen die Motivation, aus
der heraus eine Person sich als Versuchsperson zur Verfügung
stellt, und die Interessenlage während der Untersuchung diskutiert werden. Nach RIECKEN (1962, zit. nach CHRISTIE & TODD,
1975) verfolgen Versuchspersonen in einer Untersuchung drei Ziele:

1. eine Belohnung zu erhalten,
2. die Absicht des Experiments zu entdecken,
3. in der Testsituation gut abzuschneiden.

Die erhoffte Belohnung kann dabei eine finanzielle Entlohnung
sein, aber auch Anerkennung durch den Versuchsleiter und Be-
dürfnisbefriedigung. Neben den in den Instruktionen enthaltenen Informationen versuchen die Versuchspersonen aus der Art
des experimentellen Settings und aus dem Verhalten des Versuchsleiters die "wahre Absicht" des Experiments zu ergründen.
Daß mit diesem Versuch, die Absicht des Experiments zu durchschauen, nicht die Absicht verbunden ist, den Versuchsleiter
zu täuschen oder das Experiment zum Scheitern zu bringen, gibt
Punkt 3 wieder: die Versuchspersonen versuchen, eine möglichst
gute Leistung im Experiment zu zeigen und berücksichtigen dabei alle ihnen zur Verfügung stehenden Informationen. Die Interaktion dieser drei Motive mit der Art der Experimentalsituation
und dem Verhalten des Untersuchungsleiters führt dann zu dem

von ROSENTHAL intensiv untersuchten und nach ihm benannten Effekt der ungewollten aber systematischen Beeinflussung der Versuchspersonen (ROSENTHAL & ROSNOW, 1969).

In ihren Überlegungen kommen ROSENTHAL & ROSNOW (1969) weiter zu der Annahme, daß freiwillige Versuchspersonen sich je nach Typ der Untersuchung in ihrer Anpassung an die Untersuchungsbedingungen unterscheiden. Bei medizinischen Untersuchungen scheint die Gruppe der Freiwilligen schlechter an die Untersuchungsbedingungen angepaßt zu sein als Nicht-Freiwillige, bei Untersuchungen in anderen Forschungsbereichen ist es eher umgekehrt.

Im Rahmen der vorliegenden Untersuchung könnte der Befund über die Adatation der Freiwilligen an die Untersuchungsbedingungen wichtig sein. Die Untersuchung ist von den gesamten Untersuchungs- und Rahmenbedingungen her eindeutig dem Typ "Medizinische Forschung" zuzuordnen. Geringere Anpassung und Adaptation an die Untersuchungssituation meint in diesem Fall, daß die freiwilligen Teilnehmer nach psychopathologischen Kriterien stärker gestört sind. Daraus ließe sich für alle Typen medizinischer Forschung (damit auch psychophysiologischer Forschung) annehmen, daß die teilnehmenden Personen die jeweilige Untersuchung stärker therapeutisch zu nutzen trachten, als der Untersuchungsleiter anbietet und leisten kann. Noch entscheidender dürfte sein, daß die Versuchspersonen Instruktionen in diesem Sinne systematisch mißverstehen oder umdefinieren könnten, und damit auch im Endeffekt eine Umstrukturierung der gebotenen Aufgaben vornehmen. Diese Tendenz müßte dann umso ausgeprägter sein, je mehr die Versuchspersonenauswahl sich bereits auf Personen mit bestimmten Störungen bezieht. Diese Personen werden dann ihrerseits eigene Zielvorstellungen in die Untersuchung einbringen, die möglicherweise mit der experimentellen Aufgabenstellung interferieren.

II.4 Die Psychophysiologie der Herztätigkeit und die Erfassung ihrer Variabilität

Die Psychophysiologie der Herztätigkeit soll hier unter besonderer Berücksichtigung der Fluktuationen der Herztätigkeit diskutiert werden. Diese Fluktuationen in der Herztätigkeit werden von verschiedenen Einflußparametern moduliert. Da das Herz das Organ ist, das durch seine Pumptätigkeit für die Aufrechterhaltung des gesamten Blutkreislaufs sorgt, läßt sich aus den Hauptaufgaben des Blutkreislaufsystems herleiten, welche wesentlichen Einflußgrößen auf die Herztätigkeit vorhanden sind.

Der Kreislauf erfüllt zwei wesentliche Funktionen, nämlich:

(1) er dient als Transport- und Versorgungssystem des Körpers, und

(2) er dient als Thermoregulationssystem.

Die Funktion des Kreislaufs ist - abhängig von den Anforderungen - jeweils nur unter bestimmten Druckverhältnissen optimal aufrechtzuerhalten. Neben den beiden genannten Funktionen ist daher die Druckregelung im Kreislauf die dritte Haupteinflußgröße bei der Steuerung der Herztätigkeit.

Das Herz ist der Motor des Kreislaufs (eigentlich enthält das Herz zwei Motoren: den Motor für den Körper- und Hirnkreislauf (linke Herzhälfte) und den Motor für den Lungenkreislauf (rechte Herzhälfte), die aber gemeinsam und gleichzeitig durch den primären Herzschrittmacher, den Sinusknoten, getaktet werden), dessen Druck und damit die Durchflußgeschwindigkeit primär über das Schlagvolumen und die Schlagfrequenz des Herzens (diese ergeben das Herzzeitvolumen) und über den Leitungsbahnwiderstand bestimmt werden. Dieser Leitungsbahnwiderstand wird vor allem über den sog. "peripheren Widerstand" bestimmt, d.h. die Enge oder Weite der Gefäße in den äußersten Verzweigungsbereichen des Blutgefäßsystems, den "kleinsten Arterien" und den "Arteriolen", die fast die Hälfte des gesamten Kreislaufwiderstands ausmachen. Die Stellglieder für die Blutdruckregulation sind die kleinsten Arterien (STEGEMANN, 1977).

Das Herz pumpt das Blut stoßweise in den Kreislauf. Die dadurch im Kreislauf potentiell auftretenden Druckdifferenzen zwischen dem Spitzendruck bei Ausstoß des Blutes in den Kreislauf (Systole) und dem Minimaldruck während der Ruhezeit des Herzens (Diastole) werden durch die Windkesselfunktion der großen Arterien abgemildert und somit nicht in vollem Umfang an die kleineren Verzweigungen des Blutgefäßsystems und die versorgten Gefäße weitergegeben.

Schwankungen des mittleren Drucks im Gefäßsystem werden im Aortenbogen (Eingangsstelle zum Körperkreislauf) und im Karotis sinus (Eingangsstelle zum Hirnkreislauf) durch Dehnungs- oder Pressorezeptoren (auch Barorezeptoren) gemessen und an das Kreislaufzentrum (eigentlich mehrere kreislaufregulierende Areale im Zentralnervensystem, vorwiegend in der medulla oblongata) weitergemeldet. Über einen Reflexbogen zum Sinus- und AV-Knoten des Herzens werden Blutdruckschwankungen durch entsprechende Verstellungen des Herzzeitvolumens ausgeglichen. Die Ausregelung von (mittleren) Blutdruckschwankungen ist damit eine wesentliche Einflußgröße auf die Herztätigkeit, d.h. die Herztätigkeit zeigt Fluktuationen der Schlagfrequenz abhängig von Schwankungen des Blutdrucks. Eine zusätzliche Stellgröße bei der Druckregelung im Kreislauf ist der periphere Widerstand, der ebenfalls zum Druckausgleich entsprechend geregelt wird. Auch vom Tonus der peripheren Widerstandsgefäße (kleinste Arterien) besteht eine Rückkoppelung zur Herztätigkeit.

Die Thermoregulation des Körpers ist ein ständiges Wechselspiel zwischen Wärmeproduktion und Wärmeabfuhr. Durch die zur Energiegewinnung notwendigen Verbrennungsprozesse der Körperzellen wird im Körper ständig Wärme erzeugt, die bei Wärmeüberschuß abgeführt werden muß. Diese Abfuhr erfolgt im wesentlichen über die Körperoberfläche, also die Haut. Bei der Wärmebildung im Körper sind die beiden Zustände "Ruhe" und "Arbeit" zu unterscheiden. In Ruhe sind die inneren Organe zu mehr als 50% an der Wärmebildung beteiligt, Haut und Muskeln nur zu etwa 20%. Bei körperlicher Arbeit liegt der Löwenanteil der Wärmebildung mit etwa 90% bei den Muskeln und der Haut, wobei insgesamt die Wärmeproduktion gegenüber Ruhe um ein Mehrfaches steigt.

Ziel der Thermoregulation des Körpers ist die Konstanthaltung der Temperatur des Körperkerns bei ungefähr 37°C. Die überschüssige Temperatur wird durch Erhöhung der Hautdurchblutung (= Erhöhung des inneren Wärmestroms) an die Umwelt abgegeben. Dieser Prozeß wird bei Bedarf durch vermehrte Schweißbildung unterstützt. Ein Mechanismus des verstärkten Wärmetransports vom Körperkern in die Körperschale ist die Erhöhung des Blutstroms durch Erhöhung des Herzzeitvolumens.

Sowohl der Ausgleich von Blutdruckschwankungen als auch die Thermoregulation beeinflussen die Herztätigkeit in einem langsameren Wechsel (Rhythmus) als eine mit der Transportfunktion des Kreislaufsystems gekoppelte Funktion, die Atmung. Der für die Aufrechterhaltung der energieliefernden Verbrennungsprozesse notwendige Sauerstoff (O_2) wird in den Lungen in das Blut aufgenommen, wobei gleichzeitig das als Verbrennungsrückstand entstehende Kohlendioxyd (CO_2) in die Umwelt abgegeben wird (Gasaustausch in der Lunge). Die Zyklen der Ein- und Ausatmung werden zentral (ZNS) und lokal gesteuert, modulierend wirken dabei die sog. Partialdrücke von O_2 und CO_2

im Blut, d.h. die jeweiligen Konzentrationen, die über Chemorezeptoren an der Aorta und der Aorta carotis in das Atemzentrum rückgekoppelt werden. Auch der Blutdruck und die Körpertemperatur sind in die Atemsteuerung integriert.

Die von den drei genannten Einflußfaktoren auf die Herztätigkeit bewirkten Effekte sind Modulationen von Schlagvolumen und Schlagfrequenz. Von den beiden Parametern interessiert hier besonders die Schlagfrequenz, die auf mehrere Arten gemessen werden kann:

1. durch Auszählen der Herzschläge über einen festgelegten Zeitraum (z.B. Schläge/Minute),

2. durch Bestimmung der Zeitintervalldauern zwischen zwei aufeinanderfolgenden Herzschlägen (im folgenden "RR-Intervalle", z.B. in msec.), und

3. durch Umrechnung der RR-Intervalle in Frequenzwerte (Einheit z.B. Schläge/Minute).

Üblich ist die Erfassung dieser drei Basismaße in psychophysiologischen Untersuchungen durch eine Auswertung des Elektrokardiogramms (EKG), das ein kontinuierlicher elektrischer Ausdruck des Erregungsablaufs während der Herztätigkeit ist. Aus diesem EKG läßt sich technisch am einfachsten die sog. R-Zacke erkennen und auswerten. Das Auftreten der R-Zacke wird als "Herzschlag" ausgewertet (obwohl ja der Herzschlag ein komplexes zeitlich erstrecktes Geschehen ist).

Alle drei obigen Maße weisen über die Zeit hin zyklische Fluktuationen auf, die relativen Änderungen sind aber unter Normalbedingungen bei (2) und (3) am größten. Analysiert man die auftretenden zyklischen Veränderungen über sehr lange Zeiträume, so lassen sich Fluktuationen verschiedener Rhythmik bzw. Frequenz feststellen. Die folgende Einteilung von LUCZAK, PHILIPP &

ROHMERT (1980) beruht auf der Analyse von Zeitreihen der RR-Intervalle:

<u>Bereich I:</u> 0 bis $0.5 * 10^{-4}$ Hz. Ursache dieser Rhythmik sind Jahresrhythmen, Jahreszeitschwankungen und auch Tag- und Nacht-Schwankungen.

<u>Bereich II:</u> $0.5 * 10^{-4}$ bis $0.5 * 10^{-2}$ Hz. In diesem Bereich zeigen sich destabilisierende Effekte von Störungen des kardio-respiratorischen Systems, z.B. durch umgebungsbedingte Stressoren.

<u>Bereich III:</u> $0.5 * 10^{-2}$ bis $0.5 * 10^{-1}$ Hz. In diesem Bereich sind direkte Reaktionen der Herztätigkeit auf äußere Anforderungen angesiedelt, z.B. durch Änderungen der Körperhaltung, dynamische und statische Arbeit.

<u>Bereich IV:</u> $0.5 * 10^{-1}$ bis 0.5 Hz. In diesem Schwingungsbereich zeigen sich Effekte folgender Einflußgrößen: Blutdruck-Schwankungen, Atmung (inklusive Sprechen), Änderungen des Vasomotoren-Tonus, Thermoregulation, mentale Prozesse der Informationsverarbeitung.

Mit der Bezeichnung "Herzfrequenz-Variabilität" oder hier "Variabilität der Herztätigkeit" ist ausschließlich der Bereich IV gemeint. Dieser Bereich wird auch als "Arrhythmie-Bereich" bezeichnet (LUCZAK, PHILIPP & ROHMERT, 1980). Innerhalb dieses Bereichs IV zeigen die verschiedenen Variabilitätsquellen typische und differenzierbare Rhythmen. Für die 3 oben diskutierten Einflußgrößen sind dies (nach ROMPELMAN, 1980):

<u>Atmung, sog. "respiratorische Arrhythmie":</u> 0.2 bis 0.3 Hz (= 12 bis 18 Schwingungen/Minute),

<u>Kontrollsystem für arteriellen Mitteldruck:</u> etwa 0.1 Hz (= 6 Schwingungen/Minute), und

<u>Thermoregulation:</u> etwa 0.03 Hz (= 2 Schwingungen/Minute).

Die ausgeprägteste und am leichtesten erkennbare Schwingungscharakteristik der Herzfrequenz-Variabilität wird durch die Atemtätigkeit verursacht. Beim Einatmen wird die Schlagfrequenz des Herzens jeweils beschleunigt (= Verkürzung der RR-Intervalle), beim Ausatmen verlangsamt (= Verlängerung der RR-Intervalle). Da die Oszillationen der Herztätigkeit mit der Atmung kovariieren, ist eine Kontrolle über die Herztätigkeit daher in manchen Fällen mit der Atemtätigkeit konfundiert, z. B. bei operanten und klassischen Konditionierungsprozeduren, bei ereigniskorrelierten phasischen Reaktionen der Herztätigkeit und auch insbesondere bei Biofeedback-Untersuchungen zur Kontrolle über die Herzfrequenz-Variabilität.

Der historische Ansatz zum Umgang mit diesem Problem der Konfundierung von Atmung und Herztätigkeit war der, die Atmung als Störgröße zu betrachten und deren Einfluß auf die Herztätigkeit entweder statistisch oder experimentell (z. B. durch Vorgabe des Atemrhythmus durch Taktgeber während eines Experiments) zu kontrollieren. Diesen Ansatz kann man als den Versuch bezeichnen, die w a h r e Reaktion der Herztätigkeit von der durch die konfundierte Variable verursachten zu trennen.

PORGES, McCABE & YONGUE (1982) schlagen dagegen vor, die Gesamtvariabilität der Herztätigkeit jeweils in Komponenten zu zerlegen und so vor allem das Ausmaß des respiratorischen Anteils zu bestimmen. Sie legen dabei ein "Kontinuitäts-Modell" (continuity model, PORGES & SMITH, 1980, zit. nach PORGES, McCABE & YONGUE, 1982) zugrunde, in dem die Annahme gilt, daß das Muster der autonomen Aktivität unter ständiger Kontrolle (des ZNS) stattfindet. Ein zentral gesteuertes autonomes Kon-

troll-System ist danach ein komplexes homeostatisches
System von afferenten - efferenten Feedback-Mechanismen.
Es ist ein Modell der Fluktuationen bei der Regelung der
Herztätigkeit, weniger ein Modell für Veränderungen der
Höhe der Herzfrequenz. Zur Metrisierung innerhalb des
interessierenden Fluktuationsbereichs IV (s. o.) ver-
wenden PORGES, McCABE & YONGUE (1982) spektralanalytische
Verfahren zur Quantifikation und Partitionierung der den
Fluktuationen der Herztätigkeit zugrundeliegenden Rhythmen.

LUCZAK, PHILIPP & ROHMERT (1980) gliederten den Anteil am
numerischen Betrag der Gesamtvariabilität der Herztätigkeit, gemessen durch den Index "ARQ" (s. u.), in verschiedene
Komponenten auf. Diese sind:

- Effekte durch Adaptation an die Untersuchungssituation
  in der Zeit.

  Adaptation an die Untersuchungssituation bewirkt einen
  Abfall der Herzfrequenz. Die Beziehung ist kurvilinear,
  mit zunehmender Untersuchungsdauer werden die Veränderungen geringer.

- Effekte durch Absinken der Herzfrequenz in der Zeit.

  Der Betrag der Variabilität steigt mit sinkender Herzfrequenz. Die Relation ist kurvilinear.

- Effekte des Erregungsanstiegs beim Wechsel von Ruhe- zu
  Arbeitsbedingungen, sog. "tonische Erregung", und Effekte
  aufgabenspezifischer Komponenten der Erregung, sog. "phasische Erregung".

Die Variabilität der Herztätigkeit nimmt mit zunehmender Aufgabenschwierigkeit ab. Die Effekte dieser Komponente treten rasch auf und verschwinden ebenso schnell bei Aufgabenende. Sie sind um so ausgeprägter, je krasser der Wechsel von Ruhe zu aufgabenspezifischer Erregung ist.

Der Wechsel von Ruhe zu Arbeit bewirkt generell eine Abnahme der Variabilität der Herztätigkeit. Das Ausmaß dieser Veränderung bleibt über die Zeit relativ gleich.

- "Reine" Effekte der Aufgabenschwierigkeit, die sog. "information load".

Prozesse der mentalen Informationsverarbeitung bewirken eine Abnahme der Variabilität der Herztätigkeit. Die Abnahme ist um so stärker, je mehr Informationseinheiten zu verarbeiten sind bzw. je schwieriger die Aufgabe ist.

- Effekte physiologischer Rhythmen und "Rauschen".

Die physiologischen Rhythmen mit Einfluß im Arrhythmie-Bereich sind die bereits oben genannten Funktionen "Atmung", "Kontrollsystem für arteriellen Mitteldruck" und "Temperaturregelung". Sie determinieren sowohl unter Ruhe- als auch unter Arbeitsbedingungen mehr als 50 % des Gesamtbetrages der Variabilität.

Die Erfassung der Variabilität der Herztätigkeit

Insgesamt finden sich sehr viele unterschiedliche Verfahren zur Bestimmung der Variabilität der Herztätigkeit, die zusätzlich noch danach unterschieden werden müssen, wie die

Herztätigkeit oder Herzfrequenz gemessen wird. Vernachlässigt man die zur Messung der durch den Bereich IV definierten Variabilität der Herztätigkeit nicht geeignete Methode des Auszählens der Herzschläge über einen festgelegten Zeitraum (meist Schläge/Minute), so bleibt als Datenbasis entweder die Messung von RR-Intervallen (Einheit: "Zeit") oder deren Umrechnung in Frequenzwerte (Einheit: Schläge/Zeit). Entsprechend der Diskussion bei JENNINGS et al. (1981) ist aber allgemein die Messung der RR-Intervalle als Datenbasis vorzuziehen. Für beide Arten von Meßwerten werden zur Kennzeichnung u. a. folgende Maße eingesetzt:

(1) Mittelwert

(2) Streuung oder Varianz

(3) Range

(4) Variationskoeffizient (= Streuung*100/Mittelwert).

Die obigen Maße (1) bis (4) können als statistische Kennwerte bezeichnet werden, die ohne weitere Transformationen aus den Werten der jeweiligen Zeitreihe berechnet werden. Alle 4 Maße enthalten keine Information über das Verteilungsmuster bzw. die Art der Variation innerhalb der Zeitreihe. Solche Informationen werden erst über Transformationen erschlossen. Eine häufig angewandte Transformation ist die Bildung der sukzessiven Differenzen in der Zeitreihe, die dann wie neue Meßwerte behandelt werden. Daraus ableitbare Maße sind:

(5) Summe der absoluten sukzessiven Differenzen

(6) Summe der sukzessiven Differenzen mit negativem (oder auch positivem) Vorzeichen

(7) Mittelwert der absoluten sukzessiven Differenzen

(8) Mittleres Quadrat der sukzessiven Differenzen

(9) Anzahl der absoluten sukzessiven Differenzen, die ein bestimmtes Kriterium erfüllen (z. B. eine Kriteriumsgröße überschreiten).

Alle auf der Bildung sukzessiver Differenzen beruhenden Maße enthalten Informationen über bestimmte Aspekte der unmittelbaren Aufeinanderfolge der Werte der Zeitreihe, d. h. über die Schlag-zu-Schlag-Variation. Längerfristige Variationen der Zeitreihe, z. B. durch lineare Trends innerhalb des Meßzeitraums, werden eliminiert. Nicht oder nur unvollständig enthalten sind Informationen über den zyklischen Verlauf der Variabilität der Herztätigkeit, der ja im wesentlichen mit der Atmung kovariiert und sich über mehrere Herzschläge erstreckt. MULDER et al. (1973) verwendeten zur Beschreibung solcher Aspekte:

(10) die Anzahl der Umkehrpunkte in der Zeitreihe, und

(11) die Summe der absoluten sukzessiven Differenzen, dividiert durch die Anzahl der Umkehrpunkte (sog. "S/N-Index").

Auch in diesen beiden Maßen werden längerfristige Trends eliminiert, die Information über die über zwei Schläge hinausreichenden Zyklen ist aber nur als Häufigkeitsinformation ohne Aussage über die Amplituden der durch die Umkehrpunkte markierten (halben) Zyklen enthalten. Eine ähnliche Parameterbildung nehmen LAURIG et al. (1971, zit. nach LUCZAK, PHILIPP & ROHMERT (1980)) mit dem "ARQ" vor:

(12) ARQ (Arrhythmiequotient): Quotient, in dessen Zähler die Summe über alle sukzessiven Schlag-zu-Schlag-Differenzen bei Verlangsamung der Herzfrequenz (Einheit: Min^{-1}) steht, und im Nenner die Anzahl der relativen Maxima und Minima der Zeitserie im vorgegebenen Intervall.

Allen vorgenannten Verfahren ist gemeinsam, daß zur Bestimmung der Variabilität jeweils nur ein Kennwert berechnet wird. Dies ist auch bei KUHMANN (1973) der Fall, bei dem aber insbesondere die Information über die Amplituden der Halbzyklen zwischen den Minima und Maxima der Zeitreihe verwendet wird:

(13) Amplitudenmaß der zyklischen Variation: Verteilungskennwert (z. B. Mittelwert) der Amplitudendifferenzen zwischen den aufeinanderfolgenden Umkehrpunkten der Zeitreihe.

Dieses Maß scheint vor allem das Ausmaß der atembedingten Fluktuationen der Herztätigkeit zu erfassen. Wie bei allen anderen Kennwerten werden auch hier längerfristige Trends eliminiert.

Ein Verfahren zur direkten Umsetzung der Abfolge der RR-Intervalle (Ereignisserie) in ein Variabilitätsmaß wurde von HYNDMAN & MOHN (1973, zit. nach ROMPELMAN, 1980) vorgeschlagen:

(14) LPFES (low pass filtered event series): Tiefpassfilterung der Ereignisserie der RR-Intervalle. Das Ausgangssignal des Filters ist ein analoges Signal der aktuellen Variabilität der Herzschlagfolge auf der Basis der RR-Intervalle.

Das LPFES hat den Vorteil, daß durch die (kontinuierliche) Filterung die Ereignisserie in ein kontinuierliches Signal umgesetzt wird. Dieses kontinuierliche Signal kann dann mit einer festen Abtastrate erfaßt und danach Zeitreihenanalysen unterzogen werden (z. B. FOURIER-Transformation), die gleiche Abstände zwischen den Meßwerten der Zeitreihe voraussetzen. Das LPFES ist damit ein relativ elegantes Verfahren, ohne hohen Rechenaufwand und bereits während der Messung ("online") von der gemessenen Ereignisserie mit ungleichen Abständen zwischen den Meßwerten (die direkt der Größe der RR-Intervalle entsprechen) zu einer gleichabständigen Meßreihe zu kommen. "Offline", d. h. nach der Erhebung der Meßwerte, kann dies durch Interpolation der Ereignisserie auf ein gleichabständiges Zeitraster (z. B. 1/sec.) erfolgen. Diesen Verfahren sind aber durch die Frequenz der Ereignisserie (= Schlagfrequenz des Herzens) bedingte Grenzen gesetzt.

Als theoretisches Modell liegt der Umwandlung von Ereignisserien in ein quasi-kontinuierliches Signal die Annahme zugrunde, daß die Fluktuation der Herzschlagfolge auf ein kontinuierliches Grundgeschehen zurückführbar ist. HYNDMAN & MOHN (1973, zit. nach ROMPELMAN, 1980) stellten ein solches Maß als Basis für das LPFES vor. Es ist das "integral pulse frequency modulator model" (IPFM), das unter verschiedenen Vorannahmen und Bedingungen die Integration einer kontinuierlichen Variationsquelle in die Taktmodulation bei der Herztätigkeit beschreibt. Dieses kontinuierliche Variationssignal wird aus verschiedenen Quellen generiert, die durch die verschiedenen physiologischen Einflußgrößen auf die Herztätigkeit (Atmung, Blutdruck, Thermoregulation etc.) repräsentiert sind. Das kontinuierliche Modulationssignal selbst kann als der resultierende Einfluß der beiden am Herzen angreifenden Nerven (N. vagus und N. sympathicus) angesehen werden.

Wie bereits erwähnt, ermöglicht die Transformation der Ereignisserien in gleichabständige Meßreihen die Durchführung von Zeitreihenanalysen. Diese sind auch auf der Basis der RR-Intervalle möglich, die Ergebnisse können dann aber nicht auf einer Zeitbasis (Schwingungen pro Sekunde = Hz), sondern nur auf Intervallbasis (als Schwingungen pro Intervall) interpretiert werden, Vorteil dabei ist allerdings die leichte Durchführbarkeit (ROMPELMAN, 1980). Beispiele für Zeitreihenanalyseverfahren sind:

(15) Autokorrelationsfunktion: Korrelation der Zeitreihe mit sich selbst bei sukzessiver Verschiebung in der Zuordnung der Wertepaare. Üblicherweise beginnt die Verschiebung mit einem Lag von Ø (= Zuordnung der identischen Werte als Paarlinge, die Korrelation ist 1).

(16) FOURIER-Transformation: Zerlegung der in der Zeitreihe vorhandenen Gesamtfluktuation in Schwingungskomponenten. Die langsamste analysierbare Schwingung wird "grundharmonische Schwingung" genannt, alle schnelleren Schwingungskomponenten entsprechen in ihrer Frequenz ganzzahligen Vielfachen der grundharmonischen Schwingung. Bestimmt wird jeweils die Amplitude einer Schwingung und deren Phasenlage im Analyseintervall.

Der Vorteil der Zeitreihenverfahren liegt darin, daß das komplexe Geschehen, das der Variabilität der Herztätigkeit zugrunde liegt, auch durch mehrere und ebenfalls komplexe Kenngrößen abgebildet wird. Bei Bildung einzelner Kennwerte für eine Zeitreihe, wie es bei den Maßen (1) bis (13) der Fall ist, werden jeweils nur bestimmte Aspekte der Fluktuationen in der Zeitreihe abgebildet.

Nachteil der komplexen Zeitreihenverfahren ist deren Unhandlichkeit, vor allem dann, wenn nur ganz bestimmte Aspekte der Zeitreihenfluktuation abgebildet werden sollen. In einem solchen Fall können einzelne Parameter aus Zeitreihenanalyseverfahren herausgegriffen oder aber entsprechende andere Kennwerte gebildet werden.

Eingrenzungen für die Art der zu berechnenden Kenngrößen können sich dabei einerseits aus der Fragestellung von Untersuchungen ergeben, andererseits aus den Rahmenbedingungen der Untersuchung selbst. So wird sich z. B. bei Untersuchungen von relativ kurzer Dauer unter klimatisierten Bedingungen (oder einigermaßen gleichbleibender Temperatur und Luftfeuchtigkeit) nur ein geringer Einfluß der Thermoregulationsmechanismen auf die Variabilität der Herztätigkeit ergeben. Dieser Einfluß mit typischerweise etwa 2 Schwingungen/Minute kann vor allem auch durch entsprechende Parameterbildung (s. o. Kennwerte (5) - (13)) eliminiert werden, sofern er nicht für die Fragestellung relevant ist. Ähnliches gilt für das mit etwa 6/Minute schwingende Kontrollsystem für den arteriellen Mitteldruck.

Allen genannten Kennwerten von (6) bis (13) ist gemeinsam, daß ihre Hauptvarianz auf die atembedingten Fluktuationen der Herztätigkeit zurückgeführt werden kann. In Biofeedback-Untersuchungen zur Kontrolle der Herztätigkeit ist aber die Atmung die wesentliche Einflußgröße, d. h. die Quelle der größten Varianz. Es scheint daher gerechtfertigt, das Ausmaß eben dieser Varianz als Merkmal der von den Versuchspersonen erbrachten Kontrollleistungen heranzuziehen. Dies gilt um so mehr, wenn durch die Untersuchungsbedingungen (Instruktionen, Aufgabenstellung) der

Fokus gerade auf die Kontrolle der zyklischen Fluktuationen um eine fiktive oder reale Referenz gerichtet ist, wie es z. B. bei VAITL & KENKMANN (1972, 1973) oder bei COHORS-FRESENBORG et al. (1976) der Fall war. Die Versuchspersonen hatten hier jeweils die Aufgabe, die durch ein Kardiotachogramm mit eingeblendetem gleitendem Mittelwert angezeigten Fluktuationen einzuschränken. Als adäquate Kennwerte für diesen Aspekt der Variabilität der Herztätigkeit können die obigen Maße (6) bis (12) und insbesondere das Amplitudenmaß der zyklischen Variation (13) angesehen werden, da es exakt den durch die Aufgabe betonten Variabilitätsaspekt (Ausmaß der Schwingungen = Amplitude) erfaßt.

Da außerdem die Amplituden der zyklischen Variation primär durch die Atmung bestimmt werden, lassen sich aus dem von KUHMANN (1973) gebildeten Amplitudenmaß (13) auch Rückschlüsse auf das Atemmuster der Versuchspersonen ziehen. Bei etwa gleichbleibender Herzfrequenz kann bei einer Person aus großen Amplituden der zyklischen Variation im Vergleich zu geringer ausgeprägten auf vergleichsweise große Atemamplituden geschlossen werden, und aus geringen Amplituden der zyklischen Variation auf ein Atemmuster mit geringer ausgeprägter Amplitudencharakteristik. Bei allen Maßen, die auf der Bildung sukzessiver Differenzen beruhen, sind solche Analogieschlüsse sehr viel schwieriger zu ziehen. Gilt diese Aussage für Einzelpersonen, so kann auch bei gruppenstatistischen Betrachtungen aus der Veränderung der Amplituden der zyklischen Variation auf entsprechende Veränderungen der Atemaktivität in der Gruppe geschlossen werden.

Wenn von der Atmung als der wesentlichen Einflußgröße auf die Herztätigkeit die Rede ist, liegt es nahe, die Atemtätigkeit direkt zu messen und den Zusammenhang zwischen Atmung und Herztätigkeit nicht nur indirekt zu bestimmen. Leider stößt dieses Vorhaben auf experimentelle Grenzen. Die Atemtätigkeit kann mit verschiedenen Methoden erfaßt werden, diese sind aber um so beeinträchtigender, je genauer sie sind. Exakt lassen sich Atemvolumen, Atemamplitude, Atemfrequenz und insbesondere die Zusammensetzung des Atemgases nur mit geschlossenen Meßsystemen, also z. B. mit geschlossenen Atemmasken, erfassen. In psychologischen Untersuchungen sind die Beeinträchtigungen durch solche Meßverfahren in der Regel zu schwerwiegend, sie werden daher vor allem zu medizinischen und leistungsphysiologischen Untersuchungszwecken eingesetzt.

Weniger beeinträchtigend, dafür aber auch ungenauer, ist die Erfassung der Atemtätigkeit durch Druck- oder Dehnungsmeßgürtel, die um die Brust oder um den Bauch gelegt werden, z. T. auch kombiniert oder in einer Mittenposition. Hier wird über die Dehnung des Gürtels das Atemvolumen indirekt bestimmt, eine sorgfältige Kalibrierung vor jeder Messung ist dabei unerläßlich. Zusätzlich ist zu entscheiden, ob vor allem Bauch- oder Brustatmung erfaßt werden soll. Erfaßbar ist mit solchen Methoden die Atemfrequenz und annähernd die Atemamplitude.

Am einfachsten anzuwenden ist die Atemmessung durch Thermofühler, meist Thermistoren, im Strom der Atemluft an Mund und Nase, die aber nur noch die Messung der Frequenz ermöglicht. Gemessen werden die Temperaturschwankungen der Atemluft im

Rhythmus der Atmung. Üblicherweise wird der Temperaturfühler an der Nase befestigt, die Messung ist dann aber bei Mundatmung oder während des Sprechens nicht möglich, so daß die Versuchspersonen entsprechend instruiert werden müssen.

Wegen des geringen Aufwands wird die Thermistormethode meist bevorzugt, wenn im Rahmen der Untersuchung Aussagen über die Inspirations- und Expirationszyklen der Atmung ausreichen. Anhand der mit der Thermistormethode gewonnenen Daten sind darüberhinaus Aussagen über die Rhythmik und die Determiniertheit der Atmung (Autokorrelationen) und über bestimmte Aspekte des Zusammenhangs zwischen Herztätigkeit und Atmung (Kreuzkorrelationen) möglich. Diese Methode erscheint daher in den meisten Fällen als ausreichend.

III. Ableitung der Untersuchungsfragen

III.1 Grobskizzierung des Untersuchungsvorhabens

Der Schwerpunkt der Untersuchung besteht darin, die Effekte von Parametern der Feedback-Transfer-Funktion bei einem Training zur Kontrolle der Variabilität der Herztätigkeit zu prüfen. Neben dem Effekt der zu wählenden Parameter auf die Kontrolleistungen soll zusätzlich geklärt werden, in welches Erklärungsmodell diese Aufgabe am ehesten einzuordnen ist, d.h. ob das Modell des motorischen Lernens (BILODEAU & BILODEAU, 1969) zutrifft oder ob andere Erklärungsansätze gefunden werden müssen.

Es werden Parameter der Feedback-Transfer-Funktion deshalb zur experimentellen Bedingungsvariation herangezogen, weil diese als allgemeine, übergreifend wirksame Parameter anzusehen sind. Die jeweiligen experimentellen Rahmenbedingungen und personengebundenen Parameter sind dagegen spezifisch und nicht in gleicher Weise auf andere Untersuchungen übertragbar. Die personengebundenen Parameter, also jene des Wirkfaktors "Personenmerkmale", sollen entsprechend nicht variiert sondern zwischen den zu bildenden Untersuchungsgruppen soweit wie möglich homogenisiert werden.

Von den Parametern der Feedback-Transfer-Funktion scheint der "Kontingenz des Feedback" und der "Kontinuität des Feedback" die größte Bedeutung zuzukommen. Die Fragestellung lautet:

(a) Welchen Einfluß hat die Kontingenz des Feedback auf die Trainingsleistung und auf das Trainingsverhalten bei einem Training zur Reduktion der Variabilität der Herztätigkeit?

(b) Welchen Einfluß hat die Kontinuität des Feedback auf die Trainingsleistungen und auf das Traininingsverhalten bei einem Training zur Reduktion der Variabilität der Herztätigkeit?

Zur Beantwortung der Fragen sollen diese beiden Wirkfaktoren jeweils in zwei möglichst extremen Ausprägungen realisiert werden. "Kontingentem Feedback" soll dabei "nicht-kontingentes Feedback" und "kontinuierlichem Feedback" soll "nicht-kontinuierliches Feedback" entgegengestellt werden. Diese Abstufungen der beiden Faktoren sollen die bestimmenden unabhängigen Variablen sein, die in einem Vier-Felder-Schema geprüft werden können (Schema 4).

		KONTINGENZ	
		kontingent	nicht-kontingent
KONTINUITÄT	kontinu-ierlich	kontingentes kontinuierliches Feedback (KF)	nicht-kontingentes kontinuierliches Feedback (NF)
	nicht-kontinu-ierlich	kontingentes nicht-kontinuier-liches Feedback (KFR)	nicht-kontingentes nicht-kontinuier-liches Feedback (NFR)

Schema 4: Vier-Felder-Schema der experimentellen Ausprägung der Faktoren "Kontingenz" und "Kontinuität" des Feedback

Die vier Felder repräsentieren unabhängige Experimentalgruppen. Als Abkürzungen für die Zuordnung zu den Zellen des Vier-Felder-Schemas werden verwendet:

KF : Kontingentes kontinuierliches Feedback

NF : Nicht-kontingentes kontinuierliches Feedback

KFR: Kontingentes nicht-kontinuierliches Feedback mit reduzierter Informationsmenge

NFR: Nicht-kontingentes nicht-kontinuierliches Feedback mit reduzierter Informationsmenge

Die Modalität des zu verwendenden Feedback soll "visuelles
Feedback" sein, da für die vorliegende Untersuchung nur mit
einem visuellen Feedback-Display eine hinreichende Abstufung
und Differenzierung der Feedback-Information möglich schien.
Insgesamt orientiert sich das gebotene Feedback an dem in
den Untersuchungen von VAITL und Mitarbeitern verwendeten
Feedback (VAITL, 1975; VAITL & KENKMANN, 1972, 1973; VAITL,
KENKMANN & KUHMANN, 1979).

Aus der in den vorigen Abschnitten diskutierten Literatur zur
Kontrolle der Herztätigkeit kann abgeleitet werden, daß mit
hoher Wahrscheinlichkeit die Kontrolle über die Herzfrequenz-
Variabilität erst mit längerer Trainingsdauer zuverlässig erreicht werden kann. Am ehesten scheint diese längere Trainingsdauer durch viele Trainingssitzungen effektiv bereitgestellt
werden zu können, da bei langen Einzelsitzungen jeweils mit
ermüdungsbedingten Leistungsminderungen zu rechnen ist. Es
sollen deshalb in dieser Untersuchung unter allen Experimentalbedingungen zehn Trainingssitzungen durchgeführt werden.
Damit soll sichergestellt werden, daß ausbleibende oder nur
geringe Trainingsleistungen zunächst einmal nicht auf zu wenig Übung zurückgeführt werden können.

Offen ist dabei die Frage nach dem Ausmaß eines möglichen Trans-
fers erreichter Trainingsleistungen auf Nicht-Feedback-Bedingungen. Hier sind zwei Transferbereiche zu unterscheiden: (a)
unmittelbarer und (b) längerfristiger Transfer. Der unmittelbare Transfer von Trainingsleistungen läßt sich dadurch prüfen,
daß jeweils nach einem Feedback-Trainingsdurchgang ein Durchgang ohne Feedback durchgeführt wird. Solche Trainingsdurchgänge ohne Feedback (Transfertraining) sollen auch in dieser
Untersuchung eingesetzt werden.

Längerfristiger Transfer kann in sog. "Katamnesesitzungen" geprüft werden, d.h. nach einer längeren Frist nach der letzten Trainingssitzung. Diese Prüfung soll aber in dieser Untersuchung nicht vorgenommen werden, da die beiden Katamnesesitzungen primär aus klinisch-therapeutischen Gründen durchgeführt werden. Die Versuchspersonen dieser Untersuchung fungieren ja auch gleichzeitig als Klienten in einer klinisch-therapeutischen Studie (siehe dazu die Eingangsbemerkungen und EBERT-HAMPEL, 1982). Die Abprüfung längerfristiger Transferleistungen scheint auch nur dann sinnvoll, wenn bereits gesicherte kurzfristige Trainings- und Transferleistungen vorliegen. Die Untersuchung dieser Aspekte ist aber primärer Gegenstand dieser Arbeit.

Insgesamt führten die Überlegungen zur Trainingsdauer zu dem Schluß, daß für eine solche Untersuchung die Gewinnung möglichst hoch motivierter Personen notwendig ist, um die kontinuierliche Teilnahme an der Untersuchung zu sichern. Dieses schien am ehesten dann der Fall zu sein, wenn für die Versuchspersonen ein Eigeninteresse mit der Teilnahme an der Untersuchung verwirklicht werden könnte. Es wurden darum als Zielgruppe Personen mit funktionellen, d.h. nicht organisch bedingten Störungen der Herztätigkeit ausgewählt. Der Ausschluß organischer Ursachen für solche Herzbeschwerden sollte organisch bedingte Rückwirkungen auf die Trainingsleistungen ausschließen (s. dazu LANG, 1975).

Die Gewinnung einer Stichprobe von Versuchspersonen mit klinischen Merkmalen, wenn auch unter Ausschluß organisch bedingter Störungen, hat Rückwirkungen z.B. auf die Art der Anwerbung, die Informationen über die Untersuchungen und die Instruktionen zum Training selbst, d.h. auf das gesamte Setting der Untersuchung. Ferner ergaben sich Konsequenzen aus der parallelen Durchführung einer Untersuchung mit klinisch-therapeutischer Fragestellung an dem gleichen Probandenkreis. Diese spezifischen Rahmenbedingungen sollen im Anschluß an die Beschreibung der für diese Untersuchung wesentlichen Bedingungen dargestellt werden (s.u., "Rahmenbedingungen der Untersuchung aus der begleitenden klinisch-therapeutischen Fragestellung").

Die vorgesehene lange Trainingsdauer in dieser Untersuchung führte zu der Überlegung, daß das nicht-kontingente Feedback nicht einfach darin bestehen konnte, den Versuchspersonen über alle Trainingssitzungen und -durchgänge immer wieder das gleiche Feedback zu bieten. VAITL & KENKMANN (1973) z.B. verwendeten zur Generierung ihres nicht-kontingenten Feedback den Datensatz einer Versuchsperson aus einer anderen Untersuchung, der anstelle der richtigen Information während des Trainings auf dem Feedback-Display dargestellt wurde. Zu befürchten wären bei einem solchen Feedback zwei Dinge:

(a) Über die Sitzungen hin ergeben sich unter nicht-kontingentem Feedback keine Veränderungen. Dies könnte zu nachlassender Motivation und zum Trainingsabbruch führen.

(b) In der geplanten langen Gesamttrainingszeit könnten die Versuchspersonen die Falschheit des Feedback - insbesondere bei der Höhe der Herzfrequenz - durchschauen, z.B. weil die rückgemeldete Höhe der Herzfrequenz und deren tatsächlicher Wert sehr unterschiedlich sind.

Um beiden Befürchtungen zu begegnen, wurden an das zu verwendende nicht-kontingente Feedback zwei Anforderungen gestellt:

(a) Das nicht-kontingente Feedback soll sich über die Sitzungen hin und auch innerhalb der Sitzungen verändern. Diese Veränderungen sollen den Erwartungen an den Trainingserfolg angepaßt werden, d.h. das Feedback soll zunehmenden

Erfolg bei der Aufgabe, die Variabilität der Herzfrequenz zu kontrollieren, anzeigen.

(b) Das nicht-kontingente Feedback soll sich in der rückgemeldeten Höhe der mittleren Herzfrequenz nicht von der tatsächlichen mittleren Herzfrequenz unterscheiden, so daß die Nicht-Kontingenz der Rückmeldung nicht z.B. durch "Pulszählen" oder andere Strategien identifizierbar ist.

Aus klinisch-therapeutischen Gründen (s. EBERT-HAMPEL, 1982) sollte die Wirksamkeit verschiedener Instruktionen für das Biofeedback-Training überprüft werden. Es ging hier darum, eine explizit herzbezogene Instruktion mit einer auf allgemeine Entspannung gerichteten zu vergleichen. Für entspannungsorientierte Instruktionen wurde angenommen, daß diese bei den Versuchspersonen eher als explizit auf den Ablauf der Herztätigkeit bezogene auf ein allgemeines Vorverständnis ("common sense") über therapeutische Maßnahmen stoßen würden. In diesem Sinne sind Instruktionen zur Kontrolle der Herzfrequenz-Variabilität symptomspezifisch für einen bestimmten Ausschnitt des Beschwerdebildes der angeworbenen Personen, Instruktionen mit Entspannungsanweisungen dagegen unspezifisch in bezug auf die Symptomatik, dafür aber von hohem allgemeinen Plausibilitätsgrad.

Als Zielgruppe für diese entspannungsorientierte Instruktion wurde die Gruppe mit nicht-kontingentem und nicht-kontinuierlichem Feedback (NFR) ausgewählt. Die Bildung weiterer Experimentalgruppen schien nach den Vorerfahrungen mit der Anwerbung von Personen der gewählten Zielstichprobe nicht ratsam, da dann insgesamt eine sehr geringe Besetzung aller Experimentalgruppen zu befürchten war.

Es wurden daher die instruktionalen Bedingungen in der Vier-Felder-Design-Matrix so verändert, daß der Untersuchungsgruppe mit nicht-kontingentem nicht-kontinuierlichem Feedback (NFR) zusätzlich zu der Aufgabe, die Herzfrequenz-Variabilität zu kontrollieren, eine Entspannungsinstruktion gegeben wurde. Diese Instruktion lautete, daß die Kontrolle der Herzfrequenz-Variabilität im Sinne eines sehr regelmäßigen Herzschlages ein wesentlicher Aspekt von Entspannung sei. Entspannung sei aber darüberhinaus durch niedrige Muskelspannung der gesamten Körpermuskulatur und durch eine ruhige und gleichmäßige Atmung gekennzeichnet. Das Feedback vereine daher in einem Kennwert eine Aussage über den Gesamtzustand (den Grad der Entspannung) anhand der Kombination von Werten der Herzfrequenz-Variabilität als wichtigstem Wert, der Muskelspannung und der Atmung.

Rahmenbedingungen der Untersuchung aus der begleitenden klinisch-therapeutischen Fragestellung

Im folgenden sollen die aus der mit dieser Untersuchung verbundenen und aus der klinisch-therapeutischen Fragestellung resultierenden Zusatzbedingungen genauer dargestellt werden (vgl. auch EBERT-HAMPEL, 1982). Diese Zusatzbedingungen sind insofern Rahmenbedingungen für diese Untersuchung, als sie nicht unmittelbar die Durchführung des Feedback-Trainings selbst, sondern einerseits die zur Erfassung klinischer Veränderungen notwendigen Messungen und andererseits spezielle, therapeutisch orientierte Einweisungen in das Training betreffen.

Allen Versuchspersonen wurde eine sog. "attributionale Einführung" über den therapeutischen Stellenwert des Trainings in möglichst standardisierter Form gegeben. Zur Erläuterung wurden dabei individuelle Beispiele aus den vorangegangenen Verhaltensexplorationen herangezogen. Die Einführung erfolgte unmittelbar im Anschluß an die zweite Explorationssitzung zur Abklärung des individuellen Beschwerdebildes und zur Entscheidung über die Aufnahme in das Training.

Die attributionale Einführung dauerte etwa 45 Minuten und enthielt drei nach kausalattributiven Gesichtspunkten ausgerichtete Schritte (Erläuterungen nach EBERT-HAMPEL, 1982):

1. Reattribuierung unerwünschter Reaktionen (Herzsymptomatik, Herzängste) auf weniger emotionsbezogene Kausalfaktoren.

    Den Versuchspersonen wurden hier realistischere Erklärungen für die jeweiligen Beschwerden angeboten, soweit diese zutrafen. Anfälle von Herzbeschwerden werden als psychovegetativer Aufschaukelungsprozeß in verschiedenen Verhaltensebenen erklärt.

2. Reattribuierung von Mißerfolg bei bisher unternommenen Selbstkontrollmaßnahmen von internalen auf mehr externale Faktoren.

    Selbstkontrollmaßnahmen, die von der falschen Annahme ausgingen, ernsthaft körperlich krank zu sein, könnten zwangsläufig nicht zu einer Lösung der Probleme führen. Sie führen lediglich zu weiteren Folgeproblemen (soziale und berufliche Isolation, Medikamentenabhängigkeit, etc.).

    Die körperlichen Reaktionsanteile der Beschwerden werden innerhalb des klassischen Konditionierungsparadigmas erklärt. Dadurch soll die Eigenverantwortlichkeit für die Entstehung und Aufrechterhaltung der Beschwerden reduziert werden.

3. Internale Attribution des beim Biofeedback-Training zu erwartenden Erfolgs/Mißerfolgs.

Das Training wurde als Möglichkeit dargestellt, Einsicht in und Selbstkontrolle über den Prozeß der Herztätigkeit zu gewinnen. Durch beständiges Üben sei ein Anstieg dieser Selbstkontrollfähigkeit zu erwarten.

Es wurde erläutert, wie die Stabilisierung der Herztätigkeit in psychovegetative Aufschaukelungsprozesse eingreift und therapeutisch wirksam werden kann.

Zur Erhebung klinisch relevanter Veränderungen während des Trainings und über das Training hinaus, wurden bei der Anmeldung zur Untersuchung bzw. zu den beiden Anamnesen Fragebogenerhebungen durchgeführt. Diese Erhebungen wurden nach Abschluß des Trainings (nach der zehnten Trainingssitzung) und zu den beiden Katamnesesitzungen wiederholt. Desgleichen wurden nach der zehnten Trainingssitzung sowie zu den beiden Katamnesen erneute Verhaltensexplorationen durchgeführt. In beiden Katamnesesitzungen wurde jeweils zu Beginn auch das Biofeedback-Training in gleicher Weise wie während der Trainingssitzungen durchgeführt.

Die verwendeten Fragebögen zur Erfassung längerfristiger Effekte des Trainings waren:

- "Liste körperlicher Symptome" (LKS, nach ZENZ, 1971)
- "Fragebogen zur Wahrnehmung körperlicher Symptome" (FWKS, nach ERDMANN & JANKE, 1981)
- "Fear-Survey-Schedule" (FSS-III, WOLPE & LANG, 1964; nach SCHULTE, 1974)
- "Unsicherheits-Prüfliste" (U-Fragebogen, ULLRICH & ULLRICH de MUYNCK, 1978)
- "Freiburger-Persönlichkeits-Inventar", Halbform A und B (FPI, FAHRENBERG & SELG, 1970).

Zur Abschätzung von unspezifischen und nicht auf die Trainingsbedingungen selbst zurückführbaren Änderungen im Beschwerdebild, die bereits durch die Aufnahme in die Untersuchung und das damit verbundene "handling" bedingt sein können (Placebo-Effekte, Erwartungs-Effekte), wurden die Versuchspersonen der Gruppe KFR (kontingentes nicht-kontinuierliches Feedback) nach der Entscheidung über die Aufnahme in die Untersuchung einer Wartebedingung zugewiesen. Die Wartezeit betrug sechs Wochen. Als Begründung für die Wartezeit wurde den Versuchspersonen mitgeteilt, daß sie wegen des hohen Andrangs nicht sofort sondern erst in etwa sechs Wochen mit dem Training beginnen könnten. Zum Ende der Wartezeit wurden die Fragebögen erneut vorgegeben, so daß die Personen dieser Gruppe insgesamt fünf Fragebogenmessungen unterzogen wurden.

Zusammenfassung

Die für das Feedback-Training wesentlichen experimentellen Faktoren sind in der bisherigen Skizzierung vollständig erfaßt. Nicht erfaßt sind die abhängigen Variablen zur Erfassung der Trainingseffekte. Diese Effekte können in zwei Bereiche untergliedert werden, nämlich (a) die unmittelbaren Effekte des Trainings auf die Daten der Herzfrequenz-Variabilität, und (b) die mittelbaren Effekte auf das Befinden der Versuchspersonen. Es ist zu erwarten, daß hier Auswirkungen zumindest dann erfolgen, wenn die Versuchspersonen sich während des Trainings einem entspannungsähnlichen Zustand nähern oder ihn erreichen. Die Erhebung von Befindlichkeitsdaten jeweils vor und nach einer Trainingssitzung soll die Bewertung solcher Effekte ermöglichen.

Faktor	Parameter	Spezifische Ausformung
Art der Aufgabe	Kontrolle der Variabilität der Herzfrequenz	Einschränkung der Variabilität der Herzfrequenz
Personenparameter	Hohe Motivation zur zur Teilnahme	a) Personen mit funktionellen Herzbeschwerden b) therapeutisches Eigeninteresse
	Ausschluß organischer leistungsmindernder Faktoren	Ausschluß organischer Grundlagen für Herzbeschwerden
Instruktionen	Funktionsorientierte Instruktion	Instruktion: Einschränkung der Herzfrequenz-Variabilität
	Entspannungsorientierte Instruktion unter Beibehaltung der Elemente der funktionsorientierten Instruktion	Instruktion: Einschränkung der Herzfrequenz-Variabilität + der Muskelspannung + Atemregulation = Entspannung
Feedback-Transfer-Funktion	Kontingenz des Feedback	a) kontingentes Feedback b) nicht-kontingentes Feedback
	Kontinuität des Feedback	a) kontinuierliches Feedback b) nicht-kontinuierliches Feedback
	Modalität des Feedback	Visuelles Feedback
Setting	Erhalten der Teilnahmemotivation	Nicht-kontingentes Feedback vermittelt erwartungsgemäßen Erfolg
	Nicht-kontingentes Feedback darf nicht durchschaubar sein	Angleichung der rückgemeldeten Herzfrequenz an Realfrequenz
	Trainingsdauer	10 Einzelsitzungen
	unmittelbarer Transfer	Durchführung von Transfertraining in Sitzungen
Auswertung	unmittelbare Effekte auf die Herztätigkeit	a) Vergleich der erreichten Leistungen bei der Variabilitätskontrolle b) Prozeßanalysen der Herztätigkeit (Zeitreihenanalysen)
	mittelbare Effekte auf das Befinden	Vergleich der Befindlichkeiten vor und nach den Sitzungen sowie zwischen den Gruppen
	Trainingsverhalten	Analyse der Trainingsstrategien

Schema 5: Zusammenfassende Darstellung und Systematisierung der experimentellen Bedingungen und von Auswertungsaspekten

Ein weiterer Analysebereich bei der Auswertung der zu erhebenden Daten soll sich mit der Auswirkung der Feedbackbedingungen auf den Prozeßcharakter der Herztätigkeit befassen. Gerade die Aufgabe, die Variabilität der Herzschlagfolge zu kontrollieren, bezieht ja diesen Prozeßcharakter insofern ein, als die Abfolge der Herzschläge zu kontrollieren ist und nicht das Niveau der Herzfrequenz. Diesem Umstand soll durch Prozeßanalysen bzw. Zeitreihenanalysen Rechnung getragen werden.

In Schema 5 werden die bisher für die Untersuchung als wesentlich diskutierten Faktoren zusammengefaßt und systematisiert. Nach der Präzisierung der erwarteten Effekte dieser Bedingungen sollen anschließend die experimentellen Realisationen dieser Bedingungen beschrieben werden.

III.2 Hypothesen zum Effekt der experimentellen Bedingungen

Die Erwartungen an die Wirkungen der experimentellen Bedingungen sollen zunächst einmal entsprechend den Herleitungen aus dem Modell des motorischen Lernens formuliert werden. Eine Nichtbestätigung solcher Erwartungen wäre entsprechend ein Hinweis darauf, daß dieses Modell für die Kontrolle der Variabilität der Herztätigkeit ganz oder teilweise nicht angemessen ist.

Die formulierbaren Hypothesen beziehen sich auf drei Bereiche: (a) auf die Kontrolleistungen bei der Reduktion der Variabilität der Herztätigkeit, (b) auf die unter den Bedingungen von den Versuchspersonen eingesetzten Kontrollstrategien, und (c) auf begleitende Prozesse und Variablen. Insgesamt werden die Hypothesen zunächst für die übergreifenden experimentellen Bedingungen (Kontingenz und Kontinuität des Feedback) und anschließend für die Abwandlungen an einzelnen Stellen des Untersuchungsplans formuliert.

1. Hypothesen zu den Kontrolleistungen

   a) Generell ist nach dem Modell des motorischen Lernens eine Überlegenheit des kontingenten gegenüber dem nicht-kontingenten Feedback in bezug auf die Kontrolleistungen zu erwarten.

   Hypothese 1: Die Kontrolleistungen unter kontingentem Feedback sind größer als unter nicht-kontingentem Feedback.

   b) Unter den beiden Abstufungen des Faktors "Kontinuität des Feedback" sind jeweils sowohl kontingentes als auch nicht-kontingentes Feedback vertreten. Es wird jedoch erwartet, daß zumindest unter kontingenten Bedingungen kontinuierliches Feedback zu besseren Kontrolleistungen führt als nicht-kontinuierliches Feedback. Da zunächst einmal für die beiden nicht-kontingenten Feedback-Bedingungen ohne Zusatzannahmen keine Differenzierung der Kontrolleistungen erwartet wird, sollte insgesamt eine Überlegenheit des kontinuierlichen gegenüber dem nicht-kontinuierlichen Feedback resultieren.

   Hypothese 2: Die Kontrolleistungen unter kontinuierlichem Feedback sind größer als unter nicht-kontinuierlichem Feedback.

   c) Im folgenden werden die Erwartungen für die Unterstufen der beiden Design-Faktoren spezifiziert. Die Erwartungen für einzelne Gruppen bzw. für den Vergleich zweier spezifischer Bedingungen resultieren dabei aus der generellen Annahme, daß kontingentes Feedback nicht-kontingentem und kontinuierliches nicht-kontinuierlichem Feedback in bezug auf die zu erreichenden Kontrolleistungen überlegen ist.

<u>Hypothese 3</u>: Unter kontingentem Feedback werden bei kontinuierlichem Feedback bessere Kontrolleistungen erzielt als unter nicht-kontinuierlichem Feedback.

<u>Hypothese 4</u>: Unter nicht-kontingentem Feedback kann nicht davon ausgegangen werden, daß sich die Kontrolleistungen zwischen kontinuierlichem und nicht-kontinuierlichem Feedback unterscheiden.

<u>Hypothese 5</u>: Unter jeder der beiden Bedingungen des Faktors "Kontinuität des Feedback" wird erwartet, daß kontingentes Feedback zu besseren Kontrolleistungen führt als nicht-kontingentes Feedback.

2. Hypothesen zu den Kontrollstrategien

Erwartungen zu den von den Versuchspersonen unter den spezifischen Bedingungen eingesetzten Kontrollstrategien können an dieser Stelle nicht entsprechend differenziert aufgegliedert werden wie die zu den Kontrolleistungen. Insgesamt ist jedoch zu erwarten, daß häufiges Feedback zur Ausbildung differenzierterer Kontrollstrategien führt als seltenes Feedback bzw. umgekehrt die Strategien unter den nicht-kontinuierlichen Feedback-Bedingungen globaler sein werden. Da zusätzlich bei der Gruppe mit nicht-kontingentem nicht-kontinuierlichem Feedback die Instruktionen so abgeändert werden, daß sie zur Erzielung eines eher globalen Entspannungsbemühens geeignet sind, werden unter dieser Bedingung die globalsten und entspannungsähnlichsten Kontrollstrategien erwartet.

<u>Hypothese 6</u>: Unter nicht-kontinuierlichen Feedback-Bedingungen werden von den Versuchspersonen globalere Kontrollstrategien eingesetzt als unter kontinuierlichem Feedback.

Hypothese 7: Im Vergleich zu den anderen 3 experimentellen Bedingungen sind für das nicht-kontingente nicht-kontinuierliche Feedback die Kontrollstrategien am globalsten und eher entspannungsorientiert.

3. Hypothesen zu begleitenden Prozessen

Als begleitende Prozesse sollen hier emotionale Aspekte des Trainings betrachtet werden, vor allem deshalb, weil für die Untersuchung als Zielstichprobe Personen mit klinischen Merkmalen (funktionelle Herzbeschwerden) vorgesehen sind. Diese Merkmale werden hier als Indikator für eine hohe Motivation zur Teilnahme an der Untersuchung gewertet.

Dennoch bedeutet die Durchführung der Untersuchung an einer solchen Stichprobe, daß begleitende emotionale Reaktionen auf Erfolg und Mißerfolg beim Training eine bedeutsame Rolle für das Verhalten während der Untersuchung spielen können. Erfolg und Mißerfolg werden aber während des Trainings unter den nicht-kontingenten Feedback-Bedingungen systematisch in gleicher Weise manipuliert, außerdem wird unter den kontingenten Feedback-Bedingungen ein positiver Trainingserfolg erwartet. Für vom Trainingserfolg oder -mißerfolg abhängige emotionale Reaktionen bedeutet dies, daß zunächst einmal nicht zwischen den Gruppen unterschieden werden kann, wenn für die Bewertung des Trainingserfolgs von den Versuchspersonen die jeweilige Rückmeldung herangezogen wird.

Als Erwartung soll deshalb ausschließlich formuliert werden, daß unter allen Bedingungen, in denen das Feedback eine Leistungsverbesserung anzeigt, eine positivere Einschätzung in mehreren Parametern erfolgt. Diese Parameter sind die Leistungsbewertung durch die Versuchspersonen selbst und Parameter der emotionalen Befindlichkeit.

IV. Methode

IV.1 Stichprobe

IV. 1.1 Auswahlkriterien und Durchführung

Wie bereits angeführt, sollte ein wesentliches Kriterium bei der Anwerbung von Versuchspersonen für diese Untersuchung eine hohe Motivation zur Teilnahme sein. Diese Motivation wurde deshalb als notwendig erachtet, weil die kontinuierliche Teilnahme über einen längeren Zeitraum damit am ehesten gesichert zu sein schien.

Analog dazu, wie in der Psychotherapie mit dem Konzept des "Leidensdrucks" die vom Patienten aufgebrachte Therapie- und Veränderungsmotivation operational definiert wird, soll auch hier ein operationales Modell zur Bestimmung der Teilnahmemotivation verwendet werden. Einem solchen Konzept liegt zugrunde, daß die Teilnahme an der jeweiligen Prozedur (Behandlung, Untersuchung) die Erfüllung persönlicher Ziele in Aussicht stellt. Für diese Untersuchung, in der es um die experimentelle Kontrolle der Herztätigkeit geht, schienen daher solche Personen geeignet, die sich davon eine Linderung oder Beseitigung herzbezogener Beschwerden versprechen könnten. Als Zielgruppe wurden deshalb Personen mit funktionellen Herzsymptomatiken ausgewählt.

Als Kriterien für die Zuordnung zu der Stichprobe der Personen mit funktionellen Herzbeschwerden galten:

(a) Die Personen mußten herzbezogene körperliche Symptome, z. B. Herzrasen, Herzklopfen, beklemmendes Gefühl in der Brust etc. aufweisen.

(b) Die angegebenen Beschwerden sollten in dem Sinne funktional sein, daß situative Auslöser oder Bedingungen in einer funktionalen Analyse erkennbar waren. Alle Personen wurden deshalb einem verhaltenstherapeutischen strukturierten Interview mit anschließender Verhaltensanalyse unterzogen.

Um Beeinträchtigungen der Trainingsleistungen aufgrund organischer Grundlagen der Beschwerden und um eine zu große Beeinträchtigung der Trainingsarbeit zu vermeiden, wurden folgende Ausschlußkriterien festgelegt:

(a) Die geschilderten Symptome und Beschwerden sollten nicht auf organische Ursachen rückführbar sein. Es wurde daher von allen Teilnehmern ein medizinisches Attest mit entsprechenden Hinweisen und einer Unbedenklichkeitsbescheinigung verlangt[1].

(b) Personen mit psychiatrischen Erkrankungen wurden nicht in die Untersuchung aufgenommen, ebenso Personen, die aktuell in einer psychotherapeutischen Behandlung waren.

Ein weiteres Aufnahme- bzw. Ausschlußkriterium wurde für das Alter der Versuchspersonen festgelegt: Die Personen sollten nicht jünger als 18 Jahre und nicht älter als 50 Jahre sein.

Zur Durchführung der Anwerbung wurde Kontakt mit niedergelassenen Ärzten (Fachrichtungen Innere Medizin und Allgemeinmedizin) aufgenommen und zusätzlich per Inserat in der

---

[1] In nicht eindeutigen Fällen wurde eine zusätzliche medizinische Anamnese von Herrn Dipl.-Psych. H.-J. KENKMANN (approbierter Arzt) erhoben. Für seine Hilfe sei ihm an dieser Stelle noch einmal ausdrücklich gedankt.

örtlichen Tagespresse auf die Untersuchung aufmerksam gemacht. Eine Kontaktaufnahme mit universitären klinischen Einrichtungen (psychiatrische und internistische Abteilungen der Universitätskliniken) verlief erfolglos.

Die Versuchspersonen meldeten sich telefonisch oder schriftlich zur Teilnahme an der Untersuchung an und erhielten zunächst einmal ein Informationsschreiben und etliche Fragebögen, die sie ausgefüllt wieder zurücksenden sollten. Nach Eingang der ausgefüllten Fragebögen wurden Termine für die erste persönliche Vorstellung und zwei verhaltenstherapeutische Interviewsitzungen zur weiteren Selektion vereinbart. Erst danach wurde endgültig über die Aufnahme in die Untersuchung entschieden[2].

Insgesamt gestaltete sich die Anwerbung der Versuchspersonen sehr schwierig und langwierig. Die Anwerbungsphase erstreckte sich über fast 1 1/2 Jahre, innerhalb dieser Zeit meldeten sich 242 Personen zur Teilnahme, von denen durch verschiedene Ursachen jedoch 185 (77 %) bereits vor der Aufnahme des Trainings ausfielen. Die Hauptgründe dafür waren bei diesem Personenkreis:

- 52 % sendeten die Fragebögen nicht zurück

- 29 % wurden wegen des Verdachts einer organischen Erkrankung nicht aufgenommen und an den Hausarzt verwiesen

---

[2] Die Durchführung und Auswertung der Anamnesen war Bestandteil der Arbeit von EBERT-HAMPEL (1982). Zur genaueren Beschreibung der Stichprobe siehe da.

- 12 % wurden wegen zu gering ausgeprägter funktioneller Symptomatik oder nicht-herzbezogener vegetativer Symptomatik abgelehnt
- 3 % litten unter einer psychiatrischen Erkrankung oder waren in einer psychotherapeutischen Behandlung.

Die verbleibenden Personen konnten in drei Kategorien eingeteilt werden:

(a) Personen mit funktionellen Herzbeschwerden, die weitgehend den von RICHTER & BECKMANN (1973) beschriebenen Symptomatiken der Herzneurose entsprachen.

(b) Personen mit ausgeprägter sozialer Unsicherheit und begleitenden, an soziale Situationen gekoppelten Herzsymptomatiken. Von diesen Personen wurden zwei der Experimentalgruppe mit nicht-kontingentem kontinuierlichem Feedback (NF) zugewiesen.

(c) Personen mit supraventrikulären paroxysmalen Tachykardien und eine Person mit Wolff-Parkinson-White-Syndrom (WPW), die zum Vergleich klinischer Aspekte ebenfalls einem Training unterzogen wurden. Diese Personen werden in dieser Studie nicht weiter berücksichtigt.

Trotz ungleicher Besetzungen der einzelnen Experimentalgruppen wurde die Anwerbung weiterer Versuchspersonen nach dem o. a. Zeitraum beendet. Für die vorliegende Arbeit ergaben sich proportionale Zellenbesetzungen (s. IV.1.2) Weitere Anwerbungsaktionen schienen aus ökonomischen Gründen danach nicht mehr vertretbar.

IV.1.2 Beschreibung der Stichprobe

In die Untersuchung wurden insgesamt 32 Personen aufgenommen, davon waren 16 weiblich und 16 männlich. Das mittlere Alter der Stichprobe lag bei 33.6 Jahren, der Altersrange ging von 21 bis 55 Jahren. Die Verteilung der Versuchspersonen auf die Untersuchungsgruppen sowie die Alters- und Geschlechtsverteilung zeigt Tabelle 1.

Exp. Gruppe	Versuchspersonen			Mittleres Alter (Jahre)			
	gesamt	♂	♀	gesamt	♂	♀	Range
KF	10	5	5	33.85	37.5	30.2	21-47
KFR	6	3	3	31.85	35.0	28.7	26-35
NF	10	6	4	34.80	34.0	36.0	24-55
NFR	6	2	4	32.73	31.6	33.3	23-39
Gesamt	32	16	16	33.56	35.0	32.1	21-55

Tab. 1: Anzahl der Versuchspersonen in den Experimentalgruppen sowie die Alters- und Geschlechtsverteilung.
  KF = Kontingentes kontinuierliches Feedback
  KFR = Kontingentes nicht-kontinuierliches Feedback
  NF = Nicht-kontingentes kontinuierliches Feedback
  NFR = Nicht-kontingentes nicht-kontinuierliches Feedback

Die gewonnene Stichprobe kann insgesamt als nicht-studentische Stichprobe beschrieben werden, die den operationalen Anforderungen bezüglich hoher Motivation zur Teilnahme an der Untersuchung entspricht. Die Dauer der Beschwerden bis zur Erfassung für diese Untersuchung (Erkrankungsdauer) reichte von 0.3 bis zu 20 Jahren mit einem Durchschnitt von 5.2 Jahren.

IV.2 Versuchsplan

IV.2.1 Zahl und Struktur der Sitzungen

Unter allen Experimentalbedingungen wurden 10 Trainingssitzungen durchgeführt. Diese Sitzungen sollten mit einer Frequenz von 1.5 pro Woche stattfinden, so daß sich das Training über insgesamt sechs bis sieben Wochen erstreckte. Aus terminlichen Gründen waren geringfügige Abweichungen von diesem Plan möglich.

Es wurden nach Abschluß der Trainingssitzungen noch zwei Katamnesesitzungen durchgeführt. Die erste dieser beiden Katamnesen fand 6 Wochen, die zweite 24 Wochen nach Abschluß der 10. Trainingssitzung statt.

In allen Trainingssitzungen war die Durchführung des Feedback-Trainings im Ablauf und im Zeitplan sowohl innerhalb als auch zwischen den experimentellen Bedingungen identisch. Das Training begann jeweils mit der Ableitung einer fünfminütigen Baseline (BL-1), anschließend wurden sechs Trainingsdurchgänge (T, Feedback-Training) und sechs Transferdurchgänge (TF, Training ohne Feedback) von jeweils zwei Minuten Dauer durchgeführt. Die Transferdurchgänge folgten unmittelbar auf die Trainingsdurchgänge, anschließend wurden Pausen (P) von einer Minute eingelegt. Der erste Trainingsdurchgang folgte nach entsprechender Instruktion direkt auf die Baseline. Nach Ende der sechs Trainings- und Transferdurchgänge wurde eine zweite Baseline (BL-2) von zwei Minuten Dauer erhoben.

Vor und nach dem Feedback-Training füllten die Versuchspersonen Fragebögen aus. Diese waren:

(a) Einschätzung des Befindens; vor und nach dem Training,

(b) Leistungsfragebogen zur Bewertung der Trainingsleistungen und allgemeinen Angaben zur Sitzung; nach dem Training.

Nach dem Ausfüllen der Fragebögen vor dem Training wurden die für die physiologischen Messungen notwendigen Elektroden angelegt und die Versuchspersonen - soweit erforderlich - für die Sitzung instruiert. Die Registrierelektroden wurden nach dem Training wieder abgenommen, erst dann wurden die Fragebögen beantwortet. Einen Überblick über den typischen Ablauf der Trainingssitzungen gibt Schema 6. Die Dauer einer Sitzung betrug insgesamt etwa eine Stunde.

A	B						C
Ausfüllen der Fragebogen	Feedback-Training						Ausfüllen der Fragebögen
	V	BL_1	T	TF	P	BL_2	N	
		5 Min	2 Min	2 Min	1 Min	2 Min		
				6 ×				

Schema 6: Überblick über den typischen Verlauf der Trainingssitzungen.

     A: Einschätzung des Befindens vor dem Training

     B: V = Vorbereitung des Trainings (Anlegen und Überprüfen der Elektroden)

        BL_1 = Baseline 1

        T = Training (Training mit Feedback)

        TF = Transfer (Training ohne Feedback)

        P = Pause

        BL_2 = Baseline 2

        N = Nachbereitung der Sitzung (Entfernen der Elektroden)

     C: Einschätzung des Befindens nach dem Training; Leistungsfragebogen

Nach der Anwerbung der Versuchspersonen und deren Meldung
zur Teilnahme wurden diesen die für die klinisch-therapeu-
tische Untersuchung notwendigen Fragebögen zugeschickt.
Nach Rückerhalt der Fragebögen wurde die erste Anamnese-
sitzung für ein verhaltenstherapeutisches Interview vereinbart. Nach dieser Sitzung wurden weitere Fragebögen
zur Beantwortung mitgegeben. Die zweite abschließende
Anamnese mit der Entscheidung über die Aufnahme folgte
nach einer Woche. Bereits vorher wurde per Los die Zuordnung zu einer der vier Experimentalgruppen bestimmt,
die den Versuchspersonen dann mitgeteilt wurde.

Nach dieser endgültigen Entscheidung über die Aufnahme
wurden die Versuchspersonen dann über Sinn, Absicht und
Art des Biofeedback-Trainings instruiert (attributionale
Einführung). Diese Instruktion war für alle Personen gleich
und diente der Herstellung einer geeigneten, für alle Personen ähnlichen Motivation und Einstellung zum Training.
Den Versuchspersonen der Wartegruppe (KFR, Kontingentes
nicht-kontinuierliches Feedback) wurde dabei erklärt, daß
sie wegen Überbelegung des Trainings etwa 6 - 7 Wochen
auf den Trainingsbeginn warten müßten und rechtzeitig
über den Beginn des Trainings benachrichtigt würden. Zum
Ende der Wartezeit wurden diesen Personen erneut die Fragebögen zugeschickt, die sie dann zur ersten Trainingssitzung
ausgefüllt mitbrachten.

Diese Fragebögen wurden dann ebenfalls nach Abschluß des
Trainings (10. Trainingssitzung) und vor den beiden Katamnesen ausgefüllt. Bei beiden Katamnesen erfolgte zunächst das
Feedback-Training jeweils nach einer kurzen wiederholenden Instruktion über die Aufgabe, anschließend wurde jeweils das Verhaltensinterview zur Erfassung von eventuellen, durch das Feedback-Training induzierten klinisch relevanten Veränderungen
durchgeführt.

Neben der attributionalen Einführung in das Feedback-Training (nach dem zweiten Verhaltensinterview) erhielten alle Versuchspersonen in der ersten Trainingssitzung vor Therapiebeginn, jedoch nach Ausfüllen des Fragebogens zur

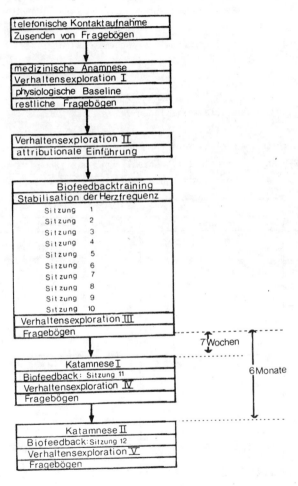

Schema 7: Zusammenfassende Darstellung des Gesamtablaufs der Untersuchung.

Befindenseinschätzung, eine spezielle Einführung in mögliche Strategien und Techniken zur Kontrolle der Herztätigkeit (s. u. Schema 13) mit der Anweisung, die für sie persönlich wirksamsten Strategien durch Ausprobieren festzustellen. Anschließend wurde das Feedback-Training durchgeführt. Eine zusammenfassende Darstellung des Gesamtablaufs der Untersuchung gibt Schema 7 wieder.

IV.2.2 Experimentelle Variationen des Feedback

Der Untersuchungsplan sieht vor, das Feedback in einem 2 x 2-Plan experimentell zu manipulieren. Variierte Faktoren sind die Kontingenz und die Kontinuität des Feedback.

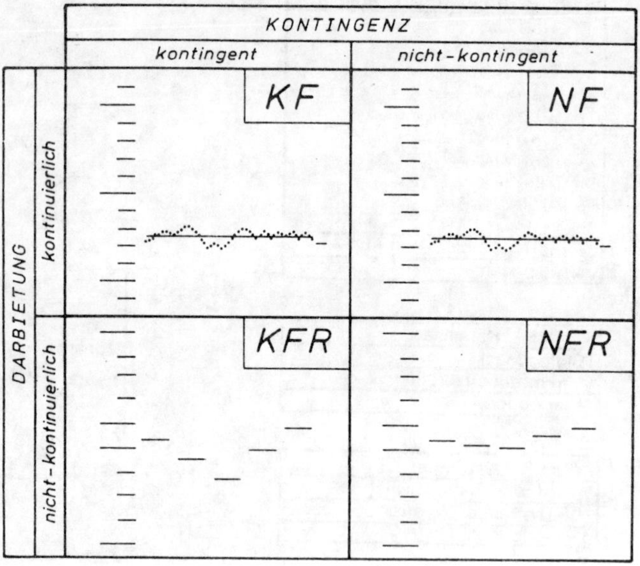

Schema 8: Die Display-Formen der vier experimentellen Feedback-Bedingungen.

KF = Kontingentes kontinuierliches Feedback
KFR = Kontingentes nicht-kontinuierliches Feedback
NF = Nicht-kontingentes kontinuierliches Feedback
NFR = Nicht-kontingentes nicht-kontinuierliches Feedback

Das Feedback selbst wird als visuelles Feedback auf einem Display geboten. Vor der Beschreibung der einzelnen Feedback-Bedingungen werden die vier Display-Formen des Feedback in Schema 8 veranschaulicht.

IV.2.2.1 Kontingentes kontinuierliches Feedback (KF)

Das kontingente kontinuierliche Feedback (KF) besteht in einer visuellen Rückmeldung der Herzfrequenz als Kardiotachogramm über die jeweils letzten 50 Herzschläge auf einem Oszillografen (Display). Dazu werden die jeweiligen Intervalle von Herzschlag zu Herzschlag, berechnet aus dem R-Zacken-Abstand des Elektrokardiogramms (EKG), von der Einheit sec/100 in die Einheit "Schläge/Minute" umgerechnet und als Kurvenpunkte des Kardiotachogramms dargestellt. Der jeweils letzte erfaßte Herzschlag (aktueller Wert) wird als Endsegment durch eine Linie aus 5 Display-Punkten auf der rechten Seite der Kardiotachogrammkurve hervorgehoben.

Zur Einordnung der Herzfrequenz in Werten der Einheit "Schläge/Minute" war auf der linken Seite des Display eine Skala mit Markierungen in Zehnerschritten von 40 bis 160 Schlägen/Minute dargestellt. Die Markierungen für 50, 100 und 150 Schläge/Minute waren durch längere Skalenmarkierungen hervorgehoben.

Bei jedem neuen Herzschlag wurde die Kardiotachogrammkurve in Richtung auf die Skala nach links verschoben, so daß der vorherige letzte (50.) Wert ausgeblendet und der neu

erfaßte Wert durch das Endsegment dargestellt wurde. Die
mittlere Herzfrequenz, berechnet aus den jeweils abgebildeten 50 Herzschlägen, wurde durch eine durchgehende
Linie dargestellt.

Das Display enthielt damit folgende Informationen:

(a) die Frequenz des jeweiligen aktuellen Herzschlages
in der Einheit "Schläge/Minute", berechnet aus der
Intervalldauer zwischen den Herzschlägen,

(b) die durchschnittliche Herzfrequenz als gleitendes
Mittel über die jeweils letzten 50 Herzschläge,

(c) die Variabilität der Herzfrequenz als Oszillation
der Kardiotachogrammkurve über die dargestellten
50 Herzschläge. Eine numerische Größe dieser Variabilität konnte dem Display nicht direkt entnommen
werden.

Zur Veranschaulichung des Feedback-Display siehe Schema 8.

IV.2.2.2 Nicht-kontingentes kontinuierliches Feedback (NF)

Mit dem nicht-kontingenten kontinuierlichen Feedback (NF)
sollte die Möglichkeit geschaffen werden, die Leistung einer
Versuchsperson bei der Aufgabe, die Variabilität der Herzschlagfolge zu kontrollieren, mit dem gleichen Display wie
beim kontingenten kontinuierlichen Feedback (KF) zu simu-
lieren. Der Anforderungskatalog war:

- gleiches Display wie bei KF,

- Möglichkeit zur gezielten Variation der Rückmeldung zwischen den Trainingsphasen einer Sitzung und über die
Sitzungen

- das Display soll echt wirken, die Manipulation soll nicht
durchschaubar sein.

Konkret bedeutete die letzte Forderung, daß kein Unterschied zwischen tatsächlicher und rückgemeldeter mittlerer Herzfrequenz bestehen sollte und daß die auf dem Display dargestellten manipulierten Herzfrequenz-Verläufe die gleiche Charakteristik haben sollten wie "echte" Kardiotachogrammkurven.

Die Datensimulation für die einzelnen Kardiotachogrammpunkte des nicht-kontingenten kontinuierlichen Feedback (NF) erfolgte deshalb durch vorzeichenrichtige Addition von unabhängig von der Herzfrequenz der Versuchspersonen und für alle in gleicher Weise festgelegten Abweichungswerten zum tatsächlichen Mittelwert (gleitendes Mittel über die letzten 50 Herzschläge). Der so berechnete Wert wurde dann als Punkt der Kardiotachogrammkurve auf dem Display ausgegeben.

Auf diese Weise war es möglich, für alle Versuchspersonen in der Bedingung NF eine Herzfrequenzkurve mit vorher festlegbarer Variabilität unter Berücksichtigung der tatsächlichen Herzfrequenz auf dem Display darzustellen. Zur Durchführung dieser experimentellen Manipulation waren zwei zusätzliche Festlegungen erforderlich:

(a) die Festlegung der rückzumeldenden manipulierten Variabilitätscharakteristiken für jede einzelne Trainingseinheit mit Feedback über alle 12 Feedbacksitzungen (einschließlich Katamnesen);

(b) eine (mathematische) Funktion zur Berechnung der gepolten Abweichungswerte, d. h. von Werten mit positiven und negativen Vorzeichen.

Die Zuordnung der Abweichungswerte sollte dann so erfolgen, daß für jeden einzelnen im Laufe der Versuche erhobenen tatsächlichen Herzschlagwert ein Abweichungswert zur Simulation herangezogen werden konnte.

<u>Zu (a)</u>: Festlegung der Variabilitätscharakteristik für das nicht-kontingente Feedback

Zur Bestimmung der Variabilitätscharakteristik des NF über alle Feedback-Trainingsphasen der zwölf Sitzungen (inklusive Katamnesen) wurden neun mögliche "Variabilitätskategorien" zur Feedback-Manipulation vorgesehen. Diese Aufteilung erfolgte aus der Bildung von drei Grundkategorien, nämlich (a) "Variabilität hoch", (b) "Variabilität mittel" und (c) "Variabilität gering" und der weiteren Dreiteilung jeder Grundkategorie in drei Subklassen. Eine Variation der manipulierten Rückmeldung in neun Abstufungen wurde als ausreichend angesehen. Die gebildeten neun Variabilitätskategorien zeigt Schema 9.

Im nächsten Schritt wurde eine "Lernmatrix" erstellt, die eine willkürliche Variation der manipulierten Rückmeldung über alle Trainingssitzungen enthielt. Die Variation innerhalb der Sitzungen erfolgte nach dem Grundsatz, daß jeweils zunächst zunehmender Erfolg bei der Kontrolle über die Herzfrequenz-Variabilität simuliert wurde, dann eine geringe Abnahme und im letzten Durchgang wieder eine Zunahme des Kontrollerfolgs. Über die Sitzungen nahm der rückgemeldete manipulierte "Lernerfolg" ebenfalls zu, jedoch wurde dieser zunehmende Erfolgstrend in den Sitzungen 3 und 7 willkürlich unterbrochen, um einer Übungsmonotonie entgegenzuwirken.

Kategorie Nr.	Grundkategorie	Subkategorie	Bezeichnung
1	Variabilität hoch (= H)	schlecht	H-
2		mittel	HØ
3		gut	H+
4	Variabilität mittel (= M)	schlecht	M-
5		mittel	MØ
6		gut	M+
7	Variabilität gering (= G)	schlecht	G-
8		mittel	GØ
9		gut	G+

Schema 9: Die 9 Variabilitätskategorien der Herzfrequenz für die Rückmeldung unter nicht-kontingenten Feedbackbedingungen.

Zusätzlich sollte dadurch für die Versuchspersonen ein motivationaler Anreiz gesetzt werden, sich weiterhin um gute Trainingsleistungen zu bemühen. Die so gewonnene "Matrix des manipulierten Lernfortschritts" für das nicht-kontingente Feedback und die mittleren kategorialen Verläufe über die Sitzungen und innerhalb der Sitzungen zeigt Schema 10.

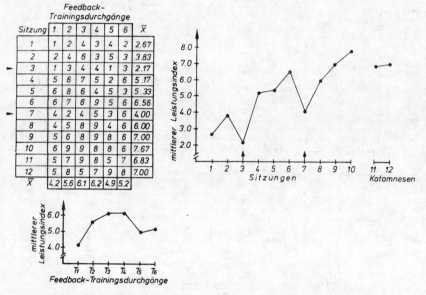

Schema 10

MATRIX des manipulierten Lernfortschrittes innerhalb einer Sitzung (graphische Darstellung unterhalb der MATRIX) und über alle Sitzungen (graphische Darstellung rechts neben der MATRIX) für die 2 nicht-kontingenten Rückmeldebedingungen der Gruppen NF und NFR (die Sitzungen 3 u. 7 sind wegen schlechterer Trainingsleistungen hervorgehoben).
Die Zahlen innerhalb der MATRIX symbolisieren 9 Leistungsstufen, wobei 1= schlechtester Lernindex, 9 = bester Lernindex bedeutet.

Zu (b): Berechnung der Abweichungskoeffizienten

Die Berechnung der Abweichungskoeffizienten orientiert sich daran, daß der Herzfrequenzverlauf durch einen zyklischen sinusförmigen Grundrhythmus gekennzeichnet ist. Dieser Grundrhythmus entsteht aus der Atemabhängigkeit der Herzschlagfolge: beim Einatmen beschleunigt sich die Herzfrequenz, d. h. die

Intervalldauern zwischen den Herzschlägen werden kürzer, beim Ausatmen verlangsamt sich die Herzfrequenz, d. h. die Intervalldauern zwischen den Herzschlägen werden länger. Dieses Phänomen wird als "respiratorische Arrhythmie" bezeichnet (auch respiratorische Sinusarrhythmie).

Es lag also nahe, die Abweichungskoeffizienten zur Simulation der Herzfrequenz als Werte einer Sinusschwingung mit dem Mittelwert 0 (Null) zu berechnen, wobei durch die Amplitude dieser Sinusschwingung die spätere Variabilitätscharakteristik der simulierten Herzfrequenz bestimmt wird. Die Zyklenlängen der Herzfrequenzschwingungen werden durch die Zyklenlänge der Sinusschwingung (= Anzahl der Einzelwerte für eine ganze Sinusschwingung) festgelegt.

Bei der Herzfrequenz gibt es jedoch keine reinen Sinusschwingungen, sondern die Verläufe sind durch mehr oder minder unsystematische Abweichungen von der reinen Sinusschwingung nur sinusähnlich. Aus diesem Grunde wurden die durch eine Sinusfunktion berechneten Abweichungskoeffizienten zusätzlich durch eine Zufallsfunktion variiert.

Des weiteren weist der Herzfrequenzverlauf zusätzlich zu den kurzfristigen, mit dem Atemrhythmus einhergehenden Zyklen sich über längere Zeiträume erstreckende Variationen auf, z. B. bei Adaptation an eine Situation eine Verlangsamung der Herzfrequenz. Solche monotonen Variationen der Herzfrequenz brauchten zur Simulation beim nicht-kontingenten, kontinuierlichen Feedback jedoch nicht besonders berücksichtigt zu werden, da dies bereits durch Einbeziehung des gleitend berechneten Herzfrequenz-Mittelwertes über die jeweils letzten 50 Schläge geschieht. Längerfristige zyklische Veränderungen der Herzfrequenz werden aber durch die gleitende Mittelung nur gedämpft wiedergegeben.

Als zusätzliche Variationsquelle bei der Herzfrequenzsimulation wurde deshalb eine durch eine weitere Sinusfunktion mit langer Zyklendauer charakterisierte "Mittellagenschwankung" vorgegeben.

Damit stehen 3 Parameter zur Erstellung der Simulationskoeffizienten zur Verfügung:

(1) Simulation der atemabhängigen zyklischen Verläufe durch eine Sinusfunktion,

(2) Variation dieser kurzen zyklischen Verläufe durch eine Zufallsfunktion,

(3) Simulation langer zyklischer Veränderungen durch eine weitere Sinusfunktion.

Die Eigenschaften der Sinusschwingungen werden dabei durch die Sinusamplitude und durch die Zyklendauer (= Anzahl der Werte zur Bildung einer ganzen Schwingung) bestimmt, die Zufallsvariationen durch die Größe des Zufallsbereichs und durch die Verteilung des Zufalls innerhalb dieses Bereichs.

Entsprechend der Matrix des manipulierten Lernfortschritts wurden durch entsprechende Variationen der obigen Parameter 9 Basisdatensätze mit jeweils 360 Abweichungskoeffizienten erstellt. Die Streuungen der Abweichungskoeffizienten für die 9 Variabilitätskategorien zeigt Tabelle 2.

Kate-gorie Nr.	Be-zeich-nung	S	Kate-gorie Nr.	Be-zeich-nung	S	Kate-gorie Nr.	Be-zeich-nung	S
1	H-	7.642	4	M-	4.423	7	G-	2.294
2	Ho	6.147	5	Mo	4.177	8	Go	1.903
3	H+	5.263	6	M+	3.143	9	G+	1.135

Tab. 2: Tatsächliche Streuungen der 9 Basisdatensätze von jeweils 360 Abweichungskoeffizienten. Zu den Bezeichnungen vgl. Schema 9.

Während der Versuche erfolgte eine Zuordnung der Abweichungskoeffizienten zu den registrierten Werten der Herzfrequenz derart, daß dem ersten registrierten Herzfrequenzwert der erste Abweichungskoeffizient zugeordnet wurde, dem 100. tatsächlichen Wert der 100. Abweichungskoeffizient usw.. Es mußte also entsprechend der Untersuchungsdauer ein genügend großer Datensatz von Abweichungskoeffizienten so aufbereitet werden, daß die vorgesehene Simulation der Herzfrequenz-Variabilität entsprechend der "Lernmatrix" (s. Schema 10) jeweils während der Trainingsphasen mit Feedback auch tatsächlich erreicht wurde.

Zur Strukturierung der Datensätze von Abweichungskoeffizienten wurde dazu eine durchschnittliche Herzfrequenz von 72 Schlägen/Minute willkürlich zugrunde gelegt. Dies bedeutet, daß auf einen Zeitabschnitt von 5 Minuten jeweils 360 Werte entfielen. Die Zuordnung von Versuchszeit und Zahl der Herzfrequenzwerte bei einer konstanten Frequenz von 72 Schlägen/Minute zeigt Schema 11.

Versuchs-abschnitt	Dauer	Zahl der Werte	von Nr.	bis Nr.	Simulations-daten für Durchgang
Baseline 1	5 Min.	360	1	360	T1
Training 1 Transfer 1 Pause 1	2 Min. 2 Min. 1 Min.	360	361	720	T1
Training 2 Transfer 2 Pause 2	2 Min. 2 Min. 1 Min.	360	721	1080	T2
Training 3 Transfer 3 Pause 3	2 Min. 2 Min. 1 Min.	360	1081	1440	T3
Training 4 Transfer 4 Pause 4	2 Min. 2 Min. 1 Min.	360	1441	1800	T4
Training 5 Transfer 5 Pause 5	2 Min. 2 Min. 1 Min.	360	1801	2160	T5
Training 6 Transfer 6 Pause 6	2 Min. 2 Min. 1 Min.	360	2161	2520	T6
Baseline 1 "Reserve"	2 Min. 3 Min.	360	2521	2880	T6
"Reserve"	5 Min.	360	2881	3200	T6

<u>Schema 11:</u> Zuordnung von Versuchszeit und Zahl der Herzfrequenzwerte bei einer konstanten Herzfrequenz von 72 Schlägen/Minute.

Die bei dieser Frequenz vorhandene "Reservezeit" von insgesamt 8 Minuten wurde eingeplant, um auch bei höheren Frequenzen einen genügend großen Datensatz von Simulationswerten zu haben.

Für jede Trainingssitzung wurde ein Datensatz von 3200 Abweichungskoeffizienten so zusammengestellt, daß die ersten 720 Werte dem der "Lernmatrix" entsprechenden Basisdatensatz für Trainingsphase 1 entnommen wurden und ab Wert 2161 bis 3200 dreimal dem für den letzten Trainingsdurchgang (Trainingsphase 6). Da die Rückmeldung nur bis zur 32. Minute einer Trainingssitzung erforderlich ist, reicht der Datensatz von 3200 Werten auch noch für Versuchspersonen mit einer mittleren Herzfrequenz von 100 Schlägen/Minute. Liegt eine Versuchsperson mit ihrer tatsächlichen Herzfrequenz oberhalb dieses Wertes, so wird der Datensatz wieder von vorn abgearbeitet. Dies wurde in den Versuchen jedoch nicht notwendig.

Weicht die mittlere Herzfrequenz einer Versuchsperson von dem angenommenen Wert von 72 Schlägen/Minute ab, so verschiebt sich die Zuordnung der Werte des Simulationsdatensatzes zu den Versuchsabschnitten. Diese Verschiebungen bringen nur bei niedrigeren Frequenzen eine Abweichung von der vorgesehenen Rückmeldung, können aber insgesamt vernachlässigt werden.

IV.2.2.3 Kontingentes nicht-kontinuierliches Feedback (KFR)

Beim kontingenten, nicht-kontinuierlichen Feedback (KFR) wurde die Rückmeldung über die Herzfrequenz-Variabilität jeweils nach einer Trainingsphase geboten. Diese Rückmeldung sollte die Charakteristik der Herzfrequenz-Variabilität unabhängig von der Herzfrequenz selbst (Höhe der Herzfrequenz) enthalten. Während sich die Versuchspersonen in den Bedingungen KF und NF selbst ein Urteil über das erreichte Ausmaß der Kontrolle über die Herzfrequenz-Variabilität bilden müssen, soll bei dieser Rückmeldung die Variabilität der Herzschlagfolge auf der Basis der

Intervalldauern zwischen den einzelnen Herzschlägen angezeigt werden. Es war dazu notwendig, einen numerischen Index dieser Variabilität zu berechnen.

Ein mittelwertsunabhängiger Index zur Bestimmung der Variabilität der Herzschlagfolgen wurde von KUHMANN (1973) entwickelt. Bei diesem Verfahren werden die Amplituden monophasischer Zyklen der Herzschlagfolge als Differenz zwischen dem Minimum und Maximum dieser Zyklen (= Anfangs- und Endwert) bestimmt. Aus der Häufigkeitsverteilung solcher Amplituden über einen Meßzeitraum können dann Kennwerte bestimmt werden, die ein Maß der zyklischen Variationen der Herzschlagfolge bilden (siehe dazu Schema 12).

Auf der Basis dieses Verfahrens wurden für die Trainingsdurchgänge mit Feedback alle registrierten Herzfrequenzwerte (als Intervalldauern zwischen den Herzschlägen, Einheit sec/100) gespeichert und unmittelbar nach Beendigung des Trainingsdurchgangs wie folgt ausgewertet:

(1) Um einen Verlauf über die jeweilige Trainingsphase durch das Feedback wiedergeben zu können, wurden die registrierten Werte in fünf gleich große Datenvektoren (gleiche Anzahl von Werten) unterteilt.

(2) Für jeden dieser fünf Datenvektoren wurde der Median seiner Amplitudenverteilung berechnet.

Die so berechneten Variabilitätskennwerte wurden dann als nebeneinanderliegende waagerechte Linien auf dem Display ausgegeben. Die Abweichung jeder Linie vom Ordinatenursprung wurde durch die Größe des Kennwertes bestimmt. Zur Darstellung von Werten, die den größten darstellbaren Wert auf dem Display überschritten, wurde die maximale Ordinatenposition benutzt.

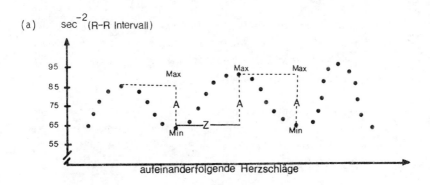

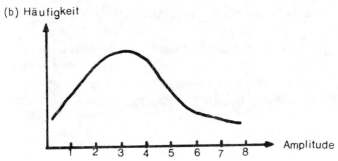

Schema 12: Kennwerte monophasischer Zyklen der Intervalldauern zwischen den Herzschlägen (12a) und Häufigkeitsverteilung über die Amplituden solcher Zyklen (12b). Die Häufigkeitsverteilung bildet die Basis für die Berechnung von Verteilungskennwerten (Median, Mittelwert, etc.).

Um den Versuchspersonen Anhaltswerte zur Beurteilung der Rückmeldung zu bieten, wurde auf der linken Seite des Display eine Skala eingeblendet. Diese Skala unterschied sich von denen bei den Bedingungen KF und NF dadurch, daß sie den gesamten Displaybereich umfaßte und diesen in neun Stufen unterteilte. Jede Skalenstufe wurde als der Bereich zwischen zwei Markierungen definiert, wobei die obere, mittlere und untere Skalenstufe durch Begrenzungslinien doppelter Länge hervorgehoben waren (zur Veranschaulichung siehe Schema 8).

Nach jeder Trainingsphase mit Feedback wurde die Rückmeldung fünf sec. lang nach vorheriger Ankündigung durch einen Signalton dargeboten und anschließend wieder ausgeblendet.

IV.2.2.4 Nicht-kontingentes nicht-kontinuierliches Feedback (NFR)

Beim nicht-kontingenten, nicht-kontinuierlichen Feedback (NFR) wurde wie in der Bedingung KFR die Rückmeldung über die Leistung in einer Trainingsphase jeweils im Anschluß an diese Trainingsphase geboten. Zusätzlich sollte damit eine Leistungssimulation wie beim nicht-kontingenten kontinuierlichen Feedback (NF) in neun Kategorien und in der gleichen Darbietungsweise wie bei KFR erreicht werden. Die Rückmeldung erfolgt deshalb wie dort durch Einblendung von fünf waagerechten Linien in Relation zur gleichen Skala.

Da durch die Skala bereits neun Skalenstufen festgelegt sind, kann die fingierte Rückmeldung sehr einfach entsprechend der "Lernmatrix" für das nicht-kontingente Feedback aufgebaut werden. Um Monotonien zu vermeiden, wurde die Lage der Rückmeldelinien innerhalb einer Skalenstufe, die der jeweiligen durch die Lernmatrix vorgegebenen Leistungskategorie entsprach, variiert. Es wurde dazu eine Folge von 100 Variationen innerhalb der Skalenstufe (= Leistungskategorie) festgelegt, die im Laufe eines Versuchs sukzessiv über alle Rückmeldungen abgearbeitet wurde.

Um auch über mehrere Sitzungen hin Wiederholungen der Abstufungsfolge zu vermeiden, wurde der Startpunkt in dieser Folge von Sitzung zu Sitzung verändert und die Reihe von diesem Startwert aus abgearbeitet. Nach Erreichen des 100. Wertes wurde beim ersten Wert der Reihe wieder begonnen. Für alle Versuchspersonen der Bedingung NFR wurden diese Variationen in der gleichen Abfolge geboten. Wie beim kontingenten, nichtkontinuierlichen Feedback (KFR) wurde die Rückmeldung durch einen Signalton angekündigt. Zur Veranschaulichung des Display siehe Schema 8.

IV.3 Instruktionen

Zu Beginn der ersten Trainingssitzung erhielten alle Versuchspersonen eine spezifische Einführung in das Feedback-Training. Diese Einführung umfaßte folgende Punkte:

(a) Art der Trainingsaufgabe (hier Besonderheit bei NFR)

(b) Art der Rückmeldung

(c) Beziehung zwischen Rückmeldung und erbrachter Leistung bei der Aufgabe

(d) Übersicht über mögliche Kontrollstrategien zur Erfüllung der Aufgabe (Strategienliste)

(e) Organisatorischer Ablauf des Trainings in jeder Trainingssitzung (Fragebögen, Training)

(f) Struktur und Zeitplan einer Trainingssitzung

(g) Begründung für die Transferphasen des Trainings

(h) Zusätzlich für die beiden Gruppen KFR und NFR die Erläuterung über den Zeitpunkt der Rückmeldung und über den Signalton.

Sämtliche Instruktionen wurden - mit Ausnahme zusätzlicher Erläuterungshilfen für die Gruppe KFR und der für alle Versuchspersonen schriftlich vorgelegten Strategienliste - mündlich gegeben. Als Standardisierungshilfe gab es für den Versuchsleiter eine "Kontrolliste" über die in der Instruktion anzusprechenden Bereiche. Damit sollten zu große Unterschiede in der Darbietung der Instruktionen vermieden werden. Nach der Abarbeitung aller Instruktionspunkte konnten die Versuchspersonen zu den noch offenen Punkten Fragen stellen. Anschließend begann das Training.

Alle Versuchspersonen erhielten die Aufgabe, die Variabilität der Herzfrequenz (Herzschlagfolge) einzuschränken. Zusätzlich wurden die Personen der Gruppe NFR (nicht-kontingentes nichtkontinuierliches Feedback) instruiert, daß eine regelmäßige Herztätigkeit zusammen mit muskulärer Entspannung und regelmäßiger Atmung die wesentlichen Kennzeichen von Entspannung seien. Die Rückmeldung bestehe daher in einem kombinierten Index, der aus Kennwerten dieser drei Variablen gebildet würde, wobei das größte Gewicht bei der Berechnung des Index auf die Herztätigkeit entfalle. Der kombinierte Rückmeldindex sei also insgesamt ein Entspannungsmaß, die Aufgabe könne damit auch als Entspannungstraining beschrieben werden.

Zu den anzuwendenden Kontrollstrategien erhielten alle Versuchspersonen den Hinweis, daß nach den bisherigen Erfahrungen mit einem solchen Training zwar eine Liste mit insgesamt wirksamen Beeinflussungsmöglichkeiten aufgestellt werden könne, jedoch die für jede einzelne Person wirksamsten Strategien individuell herausgefunden und dann systematisch geübt werden müßten. Aus diesem Grunde werde auch darauf verzichtet, spezielle Strategien und Techniken vorzugeben, sondern es werde lediglich eine Liste von Möglichkeiten geboten. Die Aufgabe der Versuchspersonen sei es dann, diese Möglichkeiten durchzuprobieren und

1. Vorstellen von Situationen, eigenen Tätigkeiten, die angenehm/unangenehm sind.

2. Sich vorstellen, wie man sich körperlich anspannt/entspannt (indem man sich vorstellt, man mache Sport, sei aggressiv etc.).

3. Sich vorstellen, wie man sich freut/Angst hat/wütend wird/völlig neutral, gleichgültig wird.

4. Belastenden Gedanken nachgehen/völlig abschalten, an nichts denken.

5. Gezieltes Atmen (Atem einhalten, tiefes Einatmen-Ausatmen, flaches Ein-Ausatmen, regelmäßiges Atmen, rhythmisches Atmen).

6. Verschiedene Körperbereiche versuchen, tatsächlich anzuspannen/zu entspannen, zu lockern.

7. Bewußt nicht/mehr an Herz und Atmung denken, an andere Körperbereiche denken und sie beobachten.

8. Auf Umweltsituation im Labor achten (z. B. auf dem Bildschirm etc.).

9. Bewußt in sich hineinhorchen.

10. Bewußt den Körper ignorieren.

Schema 13: Liste möglicher Kontrollstrategien. Diese Liste wurde allen Versuchspersonen in der ersten Trainingssitzung gegeben und erläutert.

die effektivsten Strategien selbst herauszufinden. Allen Versuchspersonen wurde angeraten, nicht gleich bei der ersten erfolgreichen Strategie zu bleiben, da es noch weitere, für sie persönlich möglicherweise viel effektivere Strategien geben könne.

Den Versuchspersonen wurden dann anhand einer Liste zehn verschiedene Strategien vorgestellt und erklärt mit dem Hinweis, daß über die darin aufgeführten Strategien hinaus noch weitere denkbar seien, insbesondere aber auch Kombinationen dieser Strategien. Die schriftlich vorgegebene Strategienliste zeigt Schema 13.

Nach der Vorgabe und Erläuterung der Strategienliste wurde das jeweilige Feedback-Display an einem Beispiel erklärt. Diese Erklärung beinhaltete Art und Informationsgehalt des jeweiligen Display und auch Hinweise auf die Relationen zwischen angezeigter Leistung und der Variabilität der Herzfrequenz. Als zusätzliche Hilfe zur Erläuterung des Feedback wurde für die Personen in der Bedingung KFR das Verhältnis zwischen Feedback und Variabilität der Herzfrequenz zusätzlich mit Hilfe einer Zeichnung veranschaulicht und erklärt (s. Schema 14).

Der nächste Punkt der Instruktionen befaßte sich mit dem zeitlichen und organisatorischen Ablauf der Trainingssitzungen (Fragebögen, Zeitschema des Trainings). Die beiden Gruppen mit nichtkontinuierlichem Feedback (KFR und NFR) erhielten zusätzliche Instruktionen darüber, wann das Feedback auf dem Display eingespielt wurde, d.h. daß das Feedback jeweils nach einer Trainingsphase und nach Vorankündigung durch einen Signalton fünf Sekunden lang eingespielt wurde. Der Signalton zeigte in diesen Bedingungen damit gleichzeitig auch jeweils das Ende einer Trainingsphase an.

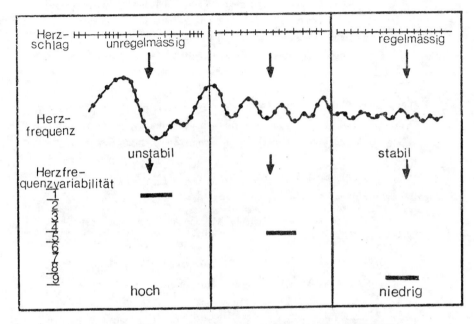

Schema 14: Graphische Veranschaulichung des Variabilitätsfeedback für die Gruppe mit kontingentem, nichtkontinuierlichem Feedback (KFR).

Alle Versuchspersonen wurden instruiert, daß jeweils nach einer Feedback-Trainingsphase ein Trainingsdurchgang ohne Feedback mit der gleichen Trainingsaufgabe angeschlossen wurde. Diese Durchgänge dienten speziell dazu, die Übertragung der mit dem Feedback gelernten Kontrollstrategien auf Nicht-Feedback-Bedingungen zu fördern. Es werde deshalb auch keine spezifische Auskunft über die jeweils erreichten Leistungen während des Transfertrainings gegeben, vielmehr sei es notwendig, daß die Versuchspersonen selbst ein Gespür für den Erfolg ihrer Kontrollstrategien entwickelten. Die nachfolgende Pause von einer Minute Dauer biete dann Gelegenheit, sich vom Trainingsbemühen zu erholen, sich anders bzw. bequemer hinzusetzen etc., da das

Training ja auch anstrengend sein könne. Nach der Aufforderung, während der Ruhephasen (Baseline 1 und 2) und der Trainings- und Transferphasen möglichst ruhig sitzen zu bleiben, damit die physiologischen Messungen nicht beeinträchtigt würden, wurde mit dem Training begonnen.

Die Instruktionen zum Training in der zweiten Trainingssitzung sollten sicherstellen, daß die Versuchspersonen die Instruktionen aus Sitzung 1 noch richtig in Erinnerung hatten. Es wurde deshalb:

- die Instruktion zum zeitlichen und organisatorischen Ablauf der Sitzungen wiederholt,
- Unklarheiten bezüglich der Aufgabe abgefragt und besprochen,
- das jeweilige Feedback noch einmal erläutert,
- die "Strategienliste" erneut vorgelegt mit der Aufforderung, sie noch einmal auf verwendbare Strategien zu prüfen.

Nach der Beseitigung aller Unklarheiten begann die 2. Trainingssitzung. In allen folgenden Sitzungen wurden die Instruktionen oder Teile daraus nur noch bei Nachfragen wiederholt.

Während des Trainings in allen Sitzungen hatten Instruktionen lediglich die Funktion, den Ablauf der Sitzungen für die Versuchspersonen zu strukturieren. Das bedeutet, daß alle Versuchsabschnitte entsprechend angekündigt wurden. Diese Instruktionen lauteten:

- Baseline 1   "Wir beginnen jetzt mit der Sitzung. Bleiben Sie bitte zunächst 5 Minuten lang einfach ruhig sitzen."

- Trainings-   "Bitte beginnen Sie jetzt mit dem Training."
  phasen

- Darbietung des Feedback (nur KFR und NFR)	Ankündigung durch einen Signalton. Das Feedback wurde erst 2 Sekunden nach dem Signalton auf dem Display eingeblendet.
- Transfer	"Bitte trainieren Sie weiter." (Der Übergang von Training- zu Transferphasen war zusätzlich durch das Ausblenden des Feedback markiert.)
- Pausen	"Sie haben jetzt eine Minute Pause."
- Baseline 2	"Wir machen noch eine abschließende Ruhemessung, bleiben Sie bitte noch 2 Minuten ruhig sitzen."

IV.4 Variablen

IV.4.1 Variablen-Auswahl

Die in dieser Untersuchung erhobenen Variablen lassen sich in drei Kategorien einteilen:

(a) Physiologische Parameter.
   Erfaßt werden die Herztätigkeit und die Atmung der Versuchspersonen.

(b) Psychologische Parameter.
   Als psychologische Parameter werden Selbsteinstufungen des Befindens, Selbstbeurteilungen des erreichten Trainingserfolges, Aussagen über Anstrengung beim Training und Reaktionen bei erlebtem Mißerfolg erhoben.

(c) Parameter des Leistungsverhaltens (Kontrollstrategien).
   Hier werden Angaben der Versuchspersonen über die von ihnen während des Trainings verwendeten Kontrollstrategien erfaßt.

Die Daten der Herztätigkeit liegen als Intervalldauern zwischen den Herzschlägen vor, gemessen aus den R-Zacken-Abständen des EKG (RR-Intervalle, Einheit sec./100). Diese Daten bilden die Basis für die Beurteilung der unmittelbar durch die experimentellen Bedingungen gesetzten Effekte.

Verwertet werden die Daten der Baseline-1 und der Trainings- und Transferphasen der 10 Trainingssitzungen. Aus den Daten der Intervalldauern zwischen den Herzschlägen (RR-Intervalle, Einheit sec./100) werden folgende Kennwerte gebildet:

1. Mittelwert der RR-Intervalle
   Variablenbezeichnung: XRR (sec./100);

2. Streuung der RR-Intervalle
   Variablenbezeichnung: SRR (sec./100);

3. Mittelwert der Amplituden der zyklischen Variation der Herzschlagfolge (s. Abschnitt IV.2.2.3)
   Variablenbezeichnung: XAMP (sec./100).

Zur Prozeßanalyse der Herztätigkeit werden die Autokorrelationen der Meßwertreihen in den jeweiligen Versuchsabschnitten betrachtet. Als Parameter aus der Autokorrelationsfunktion wird dabei die Autokorrelation bei Lag 1 verwendet, d.h. bei Verschiebung der Wertereihe gegen sich selbst um 1 Meßintervall. Die Autokorrelation Lag 1 bildet den Zusammenhang zwischen einem Wert X_n der Wertereihe und dem Folgewert X_{n+1} ab und erlaubt damit Aussagen über die Vorhersagbarkeit des unmittelbaren Folgewertes in der Zeitreihe bzw. der seriellen Abhängigkeit 1. Ordnung in der Zeitreihe. Da die Aufgabe der Versuchspersonen in dieser Untersuchung darin besteht, die Variation der Zeitreihe zu beeinflussen, scheint die Verwendung eines solchen Kennwertes sinnvoll.

Die Autokorrelationskoeffizienten bei Lag 1 werden zur weiteren Verarbeitung nach FISHER's z'-Transformation (MITTENECKER, 1968) in z'-Werte transformiert. Die Transformation

$$z' = \frac{1}{2} \ln \frac{1+r}{1-r}$$

bewirkt eine Normalverteilungstransformation von Korrelationskoeffizienten, deren Populationsparameter $\neq 0$ ist. Die so berechneten z'-Werte gehen dann als Variablen in die weitere gruppenstatistische Auswertung ein.

Im Herz-Kreislauf-System spielt die Atmung als Mediatorvariable eine entscheidende Rolle. Von ihr werden besonders die sinusförmigen Veränderungen der Herzschlagfolge (respiratorische Sinusarrhythmie) beeinflußt. Aus der Analyse der Atemtätigkeit soll somit erschlossen werden, inwieweit experimentelle Effekte erst über die Mediatorvariable Atmung vermittelt werden. Von Bedeutung ist hier die Art des Zusammenhangs zwischen Atmung und Herztätigkeit, und seine Veränderung im Laufe der Untersuchung.

Da die Atemtätigkeit durch einen Thermistor erfaßt wird, ist eine Kennwertbildung von Mittelwert, Streuung oder Amplitudenvariation wie bei der Herztätigkeit nicht möglich. Wie bei der Herztätigkeit kann jedoch die serielle Abhängigkeit 1. Ordnung durch die Autokorrelation Lag 1 bestimmt werden. Diese Kennwertbildung wird hier vorgenommen. Die berechneten Autokorrelationskoeffizienten Lag 1 werden ebenfalls z'-transformiert und dann gruppenstatistisch weiterbehandelt.

Der Zusammenhang zwischen Atmung und Herztätigkeit wird über Kreuzkorrelationsanalysen erfaßt. Betrachtet wird dabei ausschließlich eine Zeitreihenverschiebung mit der Atmung als "Führvariable", da die Atmung auch physiologisch bei der Interaktion der beiden physiologischen Funktionen die "Führvariable" ist. Aus der Kreuzkorrelationsfunktion wird zur Kennwertbildung das erste Minimum bestimmt. Auch dieser Koeffizient wird der z'-Transformation nach FISHER unterzogen.

Die psychologischen Parameter werden durch Fragebögen erfaßt. Besonders berücksichtigt werden sollen Veränderungen der Befindlichkeit der Versuchspersonen, die unmittelbar auf das Feedback-Training zurückgeführt werden können. Gerade weil die Selektion der Stichprobe ein therapeutisches Eigeninteresse der Personen impliziert, scheinen solche Veränderungen wichtig zu sein, da zwar primär eine Kontrolle über die Herztätigkeit trainiert wird, bei dieser Stichprobe aber auch eine starke Koppelung zwischen subjektiv wahrgenommenen Herzdysregulationen und dem Befinden besteht.

Verbunden mit diesem Bereich des Selbsterlebens in der Befindlichkeit dürfte in diesem Rahmen der von den Personen erreichte Trainingserfolg sein. Die Rückmeldung dieses Erfolgs wird unter den nicht-kontingenten Bedingungen (NF und NFR) systematisch manipuliert. Aus der Leistungsbewertung kann also geschlossen werden, ob diese Manipulation in der vorgesehenen Weise gelungen ist. Es ist zu vermuten, daß Änderungen der Befindlichkeit besonders dann auftreten, wenn beim Training großer Erfolg oder Mißerfolg auftritt.

Die unter Punkt (c) gefaßten Parameter des Leistungsverhaltens befassen sich mit den von den Versuchspersonen angewendeten Kontrollstrategien. Hier ist von besonderer Bedeutung, ob durch die verschiedenen experimentellen Bedingungen auch jeweils unterschiedliche Kontrollstrategien mobilisiert werden.

IV.4.2 Versuchsaufbau, Meßinstrumente

IV.4.2.1 Räume und Geräte

Für die Untersuchung waren zwei nebeneinanderliegende Räume reserviert, ein Versuchspersonen-Raum (Labor) und ein Versuchsleiter-Raum (Steuerraum), von dem aus der Versuch gesteuert wurde. In einem weiteren Raum befand sich die zentrale Versuchssteueranlage (Prozeßrechner IBM 1130), die durch ein Interface (WDV, München) und über entsprechende Leitungen mit dem Versuch verschaltet war. Steuerraum und Labor waren durch eine Sichtscheibe miteinander verbunden, zusätzlich bestand eine Verbindung über eine Gegensprechanlage zur Verständigung zwischen Versuchsleiter und Versuchspersonen. Über eine Video-Anlage konnten die Versuchspersonen während des Versuchs beobachtet werden. Während des Trainings wurden beide Räume abgedunkelt und der Steuerraum indirekt beleuchtet. Zur Abschirmung von Nebengeräuschen wurde das Labor aus einem Lautsprecher mit weißem Rauschen beschallt. Zum Training nahmen die Versuchspersonen in einem in der Neigung verstellbaren bequemen Stuhl (Entspannungsstuhl) Platz, der durch einen halboffenen Faraday'schen Käfig gegen Störspannungseinstreuungen in Richtung der größten Störquellen abgeschirmt war. Das Display (Tektronix 512) mit einem rechteckigen grünen Sichtschirm, 16.5 x 21.5 cm für das Feedback stand 1,5 m vor der Versuchsperson auf einem Tisch, daneben das Gegensprechgerät. Die Videokamera war schräg hinter dem Display aufgestellt.

Der Steuerraum war ausgerüstet mit dem Physiopolygrafen (Mingograf, SIEMENS), einem Steuerpult zur Bedienung der Versuchssteuerungsanlage, dem Rauschgenerator, Video-Monitor, Gegensprechgerät und einem Triggergerät zur Vorverarbeitung der EKG-Signale. Das Gegensprechgerät wurde vom Versuchsleiter bedient und war während des Trainings so geschaltet, daß die Versuchspersonen jederzeit Kontakt mit dem Versuchsleiter aufnehmen konnten. Sämtliche Instruktionen während des Trainings wurden über diese Gegensprechanlage geboten.

IV.4.2.2 Versuchssteuerung

Einen schematischen Überblick über das Gesamtsystem zur Versuchssteuerung mit dem Prozeßrechner IBM 1130 als zentraler Einheit gibt Schema 15.

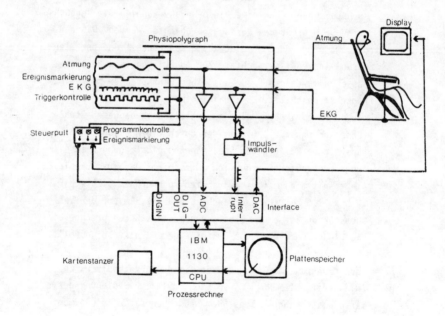

Schema 15: Blockschaltbild der Versuchssteuerung. Die Pfeile bezeichnen die Richtung des Informationsflusses. Zur weiteren Erläuterung siehe Text.

Die Aufgaben dieses Systems waren:

(a) Registrierung und Speicherung der physiologischen Parameter (Herztätigkeit und Atmung),

(b) Setzen, Registrieren und Markieren von Ereignissen, so daß eine eindeutige Zuordnung zu den gespeicherten Daten möglich war,

(c) Generierung und Ausgabe des Feedback.

Zur Erfassung der Herztätigkeit wurde das EKG (II. Ableitung nach EINTHOVEN) mit dem Physiopolygrafen verstärkt und aufgezeichnet. Von den Verstärkern wurde das Signal abgegriffen und in eine Triggereinheit (SCHMITT-Trigger) eingespeist. Die Verstärkung des EKG-Signals wurde dabei so eingeregelt, daß nur die R-Zacken des EKG die Triggerschwelle überschritten. Die Triggersignale wurden über den Interrupt-Kanal des Interface dem Rechner zugeleitet, in dem die zeitlichen Abstände zwischen den Triggerimpulsen in Millisekunden erfaßt und nach Wandlung mit kaufmännischer Rundung in der Einheit sec^{-2} sowohl auf dem Magnetplattenspeicher abgespeichert als auch dem Versuchssteuerprogramm zur Verfügung gestellt wurden.

Zur Kontrolle über die richtige Triggerung der R-Zacken des EKG wurde vom Rechner über den Digitalausgang des Interface eine sog. Triggerkontrolle ausgegeben. Bei jedem erfaßten Interrupt wurde ein Bit des Digitalausgang wie ein Flip-Flop geschaltet. Diese Markierung wurde auf dem Polygrafen registriert und ermöglichte die Erkennung von Triggerfehlern.

Die Atemtätigkeit wurde mit einem an der Nase der Versuchspersonen befestigten Thermistor erfaßt und ebenfalls auf dem Physiopolygrafen registriert. Die Verstärkung des Thermistorsignals wurde mit Hilfe eines in das Versuchssteuerungssystem integrierten Kalibrierprogramms so eingeregelt, daß bei normaler Atmung Spannungswerte von $\pm$ 2 Volt am Ausgang des Polygrafen nicht überschritten wurden. Diese Spannungswerte der Atmung wurden über den Analog-Digital-Wandler des Interface jeweils bei einem EKG-Interrupt abgegriffen und vom Zahlenbereich $\pm$ 512 (entsprechend $\pm$ 2 Volt bei 10-Bit-Wandler) auf Werte von 0 - 99 gewandelt. Diese Werte wurden ebenfalls auf dem Magnetplattenspeicher gespeichert. Jedem Wert der Herztätigkeit kann so ein Atemwert zugeordnet werden.

Um verschiedene Ereignisse bzw. verschiedene Versuchsabschnitte auch nachträglich zeitgenau den registrierten Daten zuordnen zu können, wurden jeweils zusammen mit den physiologischen Daten Ereigniskennwerte erfaßt. Diese Ereigniskennwerte gaben die zum Zeitpunkt der Registrierung per Steuerprogramm oder vom Versuchsleiter gesetzte Schalterkonfiguration des Steuerpultes wieder. Das gesamte System zur Versuchssteuerung wurde über eine Schalterkonsole mit zugeordneten Anzeigelampen (= Steuerpult) fernbedient. Vom Steuerpult aus erfolgte nach dem Starten des Gesamtsystems die Auswahl der jeweils benötigten Steuerprogramme und deren Bedienung während der Versuche. Diese Bedienung umfaßte:

- Start und Stop der Datenregistrierung auf dem Magnetplattenspeicher,

- Ein- und Ausblenden des Rückmeldedisplay,

- Setzen von anderen programmgesteuerten Ereignissen,

- Markieren von programmunabhängigen Ereignissen.

Anhand der durch Ereigniskennwerte festgehaltenen jeweiligen Konfiguration der Steuerpultelemente konnten alle während eines Programmlaufs auftretenden Ereignisse den physiologischen Daten zeitgenau zugeordnet werden.

Für die vier Rückmeldebedingungen wurden vier verschiedene Versuchssteuerprogramme erstellt. Die Steuerprogramme bestanden aus einem Basisteil für die unter allen Bedingungen gleiche Registrierung der physiologischen Daten und Ereigniskennwerte und aus einem Programmteil zur Erfüllung der versuchsspezifischen Anforderungen[1]. Diese versuchsspezifischen Anforderungen bestehen hier aus der Generierung des jeweiligen Feedback für die verschiedenen experimentellen Bedingungen (vgl. dazu die Abschnitte IV.2.2.1 bis IV.2.2.4).

IV.4.2.3 Fragebögen

Die für diese Untersuchung verwendeten Fragebögen sind:
(a) Fragebogen über das augenblickliche Befinden,
(b) Leistungsfragebogen.

Der Fragebogen über das augenblickliche Befinden wurde vor und nach jedem Training gegeben, der Leistungsfragebogen jeweils nur nach dem Training.

zu (a): Fragebogen über das augenblickliche Befinden

Mit diesem Fragebogen sollen aktuelle Gefühlsreaktionen erfaßt werden. Grundlage für den hier verwendeten Fragebogen mit 18 bipolaren Itempaaren bildet das EMI (Emotionalitätsinventar) von ULLRICH & ULLRICH de MUYNCK (1975). Aus der

---

[1] Das gesamte Basis-Programmsystem ("System PULS") wurde von Herrn Dipl.-Psych. H.-J. Kenkmann erstellt. Von ihm stammt auch die gesamte nicht fertig konfektionierte Elektronik (Steuerpult, Trigger, Displayadaptation). Die für diese Untersuchung spezifischen Programmteile wurden vom Autor selbst erstellt und integriert. Die Entwicklung des Systems "PULS" wurde teilweise aus Mitteln der Deutschen Forschungsgemeinschaft unterstützt (Az.: VA 37/1).

Liste von 70 polaren Eigenschaftswörterpaaren wurden aus den den 6 Faktoren des EMI zugeordneten Itemgruppen insgesamt 14 Items entnommen und 4 weitere Skalen analog ergänzt. Dieser Fragebogen wurde von COHORS-FRESENBORG et al. (1976) erfolgreich eingesetzt und von EBERT-HAMPEL (1982) mit Hilfe von Clusteranalyse-Verfahren neu analysiert. Eine nicht-hierarchische Clusteranalyse mit simultaner Itemgruppierung (nach STEINHAUSEN & LANGER, 1977) teilte die 18 Itempaare dabei 8 Clustern zu. Diese Clusterlösung wird auch hier verwendet. Schema 16 zeigt die Zuordnung der Items zu den 8 Clustern. Die beiden Versionen des Fragebogens für vor und nach dem Training befinden sich im Anhang (Schema 1).

Cluster		Item		Faktor*
Nr.	Benennung	Nr.	Zahl	
1	Verspannung (psychomotorischer Aspekt von Angst)	3, 4	2	III, A1
2	Energielosigkeit (gefühlsbetonter Aspekt von Erschöpfung)	1, 2, 12, 14	4	I
3	Vorsicht	5	1	IV
4	Konzentrationslosigkeit (kognitiver Aspekt von Erschöpfung)	15, 17	2	I
5	Unzufriedenheit	8, 18	2	II, VI
6	Ängstlichkeit (psychischer Aspekt von Angst)	7, 11	2	V
7	Nervosität (vegetativer Aspekt von Angst)	9, 10, 16	3	III, A2, A1
8	Fehlen von Dynamik (bewegungsbezogener Aspekt von Erschöpf.)	6, 13	2	I

Schema 16: Zuordnung der 18 Items des Fragebogens über das augenblickliche Befinden zu den 8 Clustern (aus: EBERT-HAMPEL, 1982, S. 134)

* Faktor = Faktorenbezeichnung bei ULLRICH & ULLRICH de MUYNCK (1975)
I = Erschöpfung, II = Aggression, III = körperlich empfundene Angst (A1 = psychomotorisch; A2 = vegetativ), IV = Hemmung, V = psychische Angst (= A3), VI = Depression.

zu (b): Leistungsfragebogen

Der Leistungsfragebogen besteht aus 19, zum Teil weiter unterteilten Fragen, mit denen verschiedene Aspekte der Untersuchung erfaßt werden sollten. Die Fragen waren nicht standardisiert und dienten als Ersatz für ein freies Interview nach dem Training. Einige der Fragen fordern eine freie Beantwortung, andere sind dem Multiple-Choice-Verfahren nachgebildet, der Rest der Fragen gibt siebenstufige Skalen zur Beantwortung vor. Die Fragen befassen sich mit folgenden Themen:

- Umgebungsbedingungen während des Trainings (Fragen 1, 2, 3, 4)
- Interesse am Training (Fragen 6, 8)
- Wert der Pausen zwischen den einzelnen Trainingsabschnitten (Frage 5)
- Erfolg beim Training insgesamt (Frage 7)
- Bemühen beim Training und Anstrengung (Fragen 9, 10)
- Beunruhigung durch die Rückmeldung (Fragen 11, 12)
- verwendete Kontrolltechniken und deren spezifische Wirksamkeit (Fragen 13, 14, 15)
- Verhalten bei Mißerfolg (Frage 16)
- Zusammenhang zwischen Herzfrequenz und anderen Vorgängen (Fragen 17, 18)
- Erwartung an die nächste Sitzung (Frage 19).

In dieser Untersuchung interessieren besonders die leistungsbezogenen Fragen und die von den Versuchspersonen angegebenen Kontrolltechniken, da diese evtl. differentielle Effekte der Experimentalbedingungen wiedergeben können. Der Fragebogen ist im Anhang wiedergegeben (Schema 2).

IV.5 Auswertung

Alle erhobenen Datenanalysen werden, mit Ausnahme der Analyse zu den verwendeten Kontrollstrategien, mittels Varianzanalyse durchgeführt. Dabei werden zur Beantwortung der verschiedenen Untersuchungsfragen zwei verschiedene varianzanalytische Modelle eingesetzt.

1. Zur Prüfung, ob sich für eine Untersuchungsgruppe die Trainings- und Transferdaten von den Baseline-Werten unterscheiden, wird eine zweifaktorielle Varianzanalyse mit Meßwiederholung auf beiden Faktoren getrennt für jede zu untersuchende Gruppe gerechnet.
   Nach LEE (1975) wird dieses Modell mit dem Design-Symbol S x A x B gekennzeichnet.
   Es ist: A = Meßwiederholung über die experimentellen Phasen (Baseline, Training, Transfer),
          B = Meßwiederholung über Sitzungen,
          S = Personen.
   Die drei Parameter dieses Modells (S, A, B) sind vollständig gekreuzt.

2. Zur Prüfung der Unterschiede zwischen den Gruppen wird eine dreifaktorielle Varianzanalyse mit Meßwiederholung auf dem dritten Faktor verwendet. Ein zusätzlicher Personenfaktor ist dabei in die beiden ersten Faktoren genestet.
   Das Design-Symbol ist S (A x B) x C (LEE, 1975). In der gewählten Darstellungsform gilt für diese Untersuchung:
         A = Faktor "Kontingenz des Feedback"
            Abstufungen: a_1 = Kontingentes Feedback
                              a_2 = Nicht-kontingentes Feedback

B = Faktor "Kontinuität des Feedback"
  Abstufungen: b_1 = Kontinuierliches Feedback
              b_2 = Nicht-kontinuierliches Feedback

C = Faktor "Meßwiederholung"
  Meßwiederholungen sind: Sitzungen (10)
                          Trainingsphasen (6)
                          Transferphasen (6)

S = Personen-Faktor (genestet in A und B).

Die statistische Analyse der beim Training verwendeten Kontrollstrategien erfolgt mittels verschiedener χ^2-Tests (LIENERT, 1973).

Die Auto- und Kreuzkorrelationskoeffizienten für die Zeitreihen von Herztätigkeit und Atmung werden als Produkt-Moment-Koeffizienten berechnet.

Alle angegebenen Streuungen, auch in den Varianzanalysen, gelten für die jeweiligen Stichproben. Sie werden daher ohne Korrektur für N < 30 nach der Formel

$$s = \sqrt{\frac{\Sigma X^2 - \frac{(\Sigma X)^2}{N}}{N}}$$

berechnet. Dadurch werden die Streuungen der Stichproben im Vergleich zu den Populationsparametern unterschätzt, sie sind jedoch repräsentativ für die Stichprobe.

Vor der Variablenbildung aus den Daten der Herztätigkeit für jede Versuchsperson werden die erhobenen "Rohdaten" (= Meßreihen der RR-Intervalle) auf Artefakte kontrolliert. Artefakte entstehen durch:

(a) Einstreuungen von Elektromyogramm-Potentialen (EMG) in das EKG, deren Amplituden die Triggerschwelle überschreiten. Solche Artefakte ergeben zu kurze RR-Intervalle.

(b) Überschreiten der Triggerschwelle durch die Amplitude der T-Welle des EKG. es werden ebenfalls zu kurze RR-Intervalle erzeugt.

(c) Unterschreiten der Triggerschwelle durch die Amplitude der R-Welle des EKG. Es werden dadurch zwei oder mehr hintereinander folgende RR-Intervalle nur als ein (zu großes) RR-Intervall erfaßt.

(d) Extrasystolen. Extrasystolen bewirken die Erfassung eines verkürzten RR-Intervalls mit darauffolgendem überlangem RR-Intervall ("kompensatorische Pause"). Beide Werte werden als Artefakte betrachtet.

Zur Variablenbildung werden Artefakte in den Zeitreihen der RR-Intervalle und in den Zeitreihen der Atmung die diesen Artefakten zugeordneten Atemwerte nicht berücksichtigt, d.h. ersatzlos aus den Zeitreihen entfernt.

V. Ergebnisse

Die folgende Ergebnisdarstellung ist in vier Teilbereiche gegliedert, die an den verschiedenen Datenebenen dieser Untersuchung orientiert sind. Im ersten Teilbereich geht es um die Beschreibung der physiologischen Primärdaten. Als physiologische Primärdaten werden die Parameter bzw. Variablen bezeichnet, welche die Streuung, das Ausmaß der zyklischen Variation und die Mittellage der Herztätigkeit (Herzfrequenz), berechnet aus den RR-Intervallen, wiedergeben.

Im zweiten Teilbereich erfolgt eine Analyse von Prozeßparametern sowohl der Herztätigkeit als auch der Atmung, d. h. hier werden Aspekte der Determiniertheit der beiden Prozesse und Aspekte ihrer Kovariation betrachtet.

Aus beiden Teilbereichen, nämlich den Primär- und den Prozeßanalysen, ergeben sich Hinweise und Rückschlüsse auf das Verhalten der Versuchspersonen unter den experimentellen Bedingungen. Im dritten Analyseteil werden daher die von den Versuchspersonen gemachten Angaben über ihr Trainingsverhalten untersucht. Diese Angaben über das Trainingsverhalten sind auf die eingesetzten Trainings- und Kontrollstrategien beim Training sowie deren von der Versuchsperson wahrgenommene Wirksamkeit eingegrenzt. Aus der Analyse dieser Daten sollen Hinweise darauf gewonnen werden, inwieweit die Selbstschilderungen mit den Ergebnissen aus den beiden vorigen Datenbereichen übereinstimmen bzw. ob sich diese ineinander überführen lassen.

Der vierte Teil der Datenanalyse befaßt sich dann mit emotionalen Aspekten des durchgeführten Biofeedback-Trainings. Anzunehmen ist ja, daß die erfolgreiche oder mißlungene Durchführung der gestellten Aufgabe Rückwirkungen emotionaler Art haben wird. Ziel dieser Analysen wird sein, die Schnittstelle für solche durch das Training oder die Gesamtsituation vermittelte Effekte zu lokalisieren. Mit der Beschreibung dieses Bereichs wird die Ergebnisdarstellung abgeschlossen.

Am Anfang eines jeden Teilbereichs wird jeweils kurz die Erhebungsprozedur der diesem Bereich zugeordneten Variablen und ihre inhaltliche Bedeutung bzw. die Interpretationsmöglichkeiten beschrieben.

Innerhalb eines jeden Teilbereichs der Datenanalyse folgt die Beschreibung einem festen Raster. Dieses Raster sieht vor, jeweils nach der Einzelbeschreibung einer Gruppe zusammengehöriger Variablen die Ergebnisse für diese Variablengruppe zu strukturieren und zusammenzufassen. Der Abfolge und der Strukturierung der vier Teilbereiche entsprechend werden dabei Ergebnisse aus vorhergehenden Teilen jeweils wieder aufgegriffen, soweit sie zum besseren Verständnis neu hinzugekommener Ergebnisse und ihrer Einordnung beitragen.

Für jede einzelne zu beschreibende Variable wird dabei zunächst eine an die grafischen Darstellungen angelehnte Beschreibung vorgenommen. Alle dort verwendeten Begriffe, auch wenn sie Ähnlichkeit mit statistisch fundierten Aussagen haben, sind als reine Beschreibungsmerkmale aufzufassen. Erst im nächsten Schritt werden diese Aussagen auf ihre statistische Haltbarkeit hin untersucht, d. h. erst hier beruhen die Aussagen auf inferenzstatistischen Analysen.

V.1 Beschreibung der physiologischen Primärdaten

V.1.1 Analyse von Trainingseffekten bei der Kontrolle der Herzfrequenzvariabilität über die Sitzungen

V.1.1.1 Streuung der RR-Intervalle (Variable SRR)

In einem ersten Analyseschritt soll für jede Untersuchungsgruppe geprüft werden, ob und wie sich die physiologischen Primärdaten (XRR, SRR, XAMP, s. Abschnitt IV.4.1) in den Trainings- und Transferphasen der Sitzungen von den Baseline-Daten unterscheiden, d. h. ob Trainingseffekte nachweisbar sind. Trainingsaufgabe der Versuchspersonen ist es ja, die Variabilität der Herzschlagfolge einzuschränken. Maße für diese Variabilität sind die Streuung der RR-Intervalle (SRR, sec./100) und die zyklische Variation der Herzschlagfolgen (XAMP, sec./100) jeweils innerhalb eines Versuchsabschnitts.

Für die Analyse der Trainingseffekte werden jeweils die 6 Trainings- und die 6 Transferdurchgänge getrennt als Mittelwerte zusammengefaßt. Damit steht pro Trainingssitzung und Versuchsperson jeweils ein Kennwert für die Baseline (BL), die Trainingsphasen (T) und die Transferphasen (TF) zur

Verfügung. Die Verläufe für die Variable SRR (sec./100) für die 4 Untersuchungsgruppen über die 10 Trainingssitzungen veranschaulicht Abbildung 4.

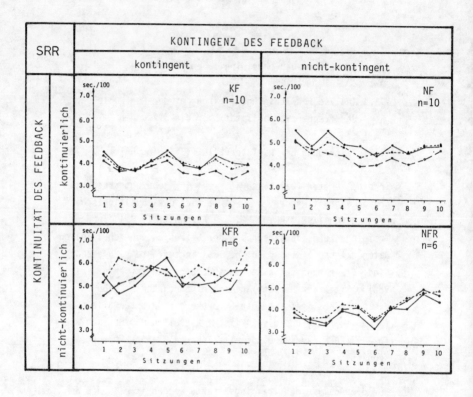

Abb. 4: Mittlere Streuungen der RR-Intervalle (SRR, sec./100) in den Baselines (BL), Trainingsphasen (T, Mittel aus T1 - T6) und Transferphasen (TF, Mittel aus TF1 - TF6) der zehn Trainingssitzungen unter den vier experimentellen Bedingungen.

    KF: Kontingentes kontinuierliches Feedback
    KFR: Kontingentes nicht-kontinuierliches Feedback
    NF: Nicht-kontingentes kontinuierliches Feedback
    NFR: Nicht-kontingentes nicht-kontinuierliches Feedback
    BL: ●——●   T: ○—— ——○   TF: ▲- - - -▲

Bei einem Trainingseffekt in der beabsichtigten Richtung
müssen die Variabilitätskennwerte in den Trainings- und
Transferphasen kleiner sein als die in den Baselines.
Dies ist auf den ersten Blick unter den beiden kontinuierlichen Feedback-Bedingungen der Fall. Bei den beiden Gruppen
KF (kontingentes kontinuierliches Feedback) und NF (nicht-
kontingentes kontinuierliches Feedback) sind die Streuungen
der RR-Intervalle in den Trainingsphasen jeweils geringer
als in den Baselines, die Transferphasen liegen jeweils
etwa auf dem Niveau der Baseline-Durchgänge.

Für die Gruppe NF ist dabei die Differenz zwischen Baseline
und Training über alle 10 Sitzungen numerisch größer als
bei der Gruppe KF (KF: Diff. BL - T = 0.385; NF: Diff.BL - T
= 0.524), wobei es aber anscheinend nur unter der Bedingung
KF zu einem Anstieg der Differenzwerte über die Sitzungen
kommt. Dieser Anstieg über die Sitzungen wäre mit einem
Lernzuwachs über die Sitzungen gleichzusetzen.

Unter nicht-kontinuierlichen Feedback-Bedingungen (Gruppen
KFR und NFR) kommt es offensichtlich nicht zu solchen Effekten. Die Verläufe der Gruppe KFR (kontingentes nicht-kontinuierliches Feedback) für Baseline, Training und Transfer
überschneiden sich, obwohl die durchschnittliche Veränderung
über die 10 Sitzungen insgesamt für die Trainingsphasen eine
geringere Variabilität als in den Baselines aufweist (KFR:
Diff. BL - T = 0.128). Unter der Bedingung NFR (nicht-kontingentes nicht-kontinuierliches Feedback) scheint sich der
Effekt umzukehren: insgesamt ist hier die Variabilität der
Herztätigkeit in den Trainingsphasen größer als in den Baselines (NFR: Diff. BL - T = -0.160).

Die getrennt für jede Gruppe gerechneten 2-faktoriellen Varianzanalysen (Design S X A X B) bestätigen einen Unterschied zwischen den Versuchsabschnitten (Baseline, Training, Transfer) in der Variablen SRR (sec./100) nur für die Bedingung KF ($F (2/18) = 4.676$, $p < .05$; s. dazu Tab. 1 bis 7 im Anhang), die Unterschiede zwischen den Versuchsabschnitten bleiben bei allen anderen Gruppen im Zufallsbereich. Bei der Gruppe NF verfehlt dabei der F-Wert der Varianzanalyse knapp das Signifikanzniveau von 5 % (NF: $F (2/18) = 3.179$), d. h. hier sind die Unterschiede zwischen Baseline und Training trotz der numerisch größeren Differenz nicht so systematisch wie in der Bedingung KF. In dieser allerdings unterscheiden sich nur die Leistungen der Trainingsdurchgänge von der Baseline, nicht die der Transferphasen (BL vs. T: $F (1/9) = 5.882$, $p < .05$; BL vs. TF: $F (1/9) = 0.254$). Noch deutlicher als zwischen Baseline und Training ist in dieser Gruppe der Unterschied zwischen Training und Transfer (T vs. TF: $F (1/9) = 20.276$, $p < .01$).

V.1.1.2 Zyklische Variation der Herzschlagfolge (Variable XAMP)

Anders als die Streuung der RR-Intervalle (SRR, sec./100) bietet die Variable XAMP (sec./100) ein mittelwertunabhängiges Variationsmaß über die Herzschlagfolge, d. h. die durch eventuelle Niveauverschiebungen der Herzfrequenz (bzw. der Größe der RR-Intervalle) verursachten Änderungen der Streuungen um den Mittelwert werden eliminiert. Zusätzlich

berücksichtigt dieses Maß ausschließlich die Größe dieser
zyklischen Veränderungen innerhalb der regelmäßigen Abfolge
der Zyklen, so daß es eher dem physiologischen, im wesentlichen durch die Atmung bestimmten Ablauf der Funktionsregelung (respiratorische Sinusarrhythmie) entspricht (vgl.
Abschnitt II.4). Ein Effekt im Sinne der Trainingsaufgabe
würde also einer Kontrolle über die Schwingungsamplituden
der Herztätigkeit ohne wesentliche Veränderung der zyklischen
Verlaufscharakteristik entsprechen. Abbildung 5 zeigt den
Verlauf der Variablen XAMP (sec./100) für die Baselines sowie die Trainings- und Transferphasen über die 10 Trainingssitzungen (s. auch Tab. 8 bis 14 im Anhang).

Bei der Variablen XAMP vergrößern sich bei allen Untersuchungsgruppen die Werte von den Baselines zu den Trainings-
und Transferphasen, d. h. unter keiner der 4 Experimentalbedingungen erfolgt eine Reduktion der Amplituden der zyklischen Variation der Herzschlagfolge. Die über die Sitzungen gemittelten Differenzen zur Baseline sind Tabelle 4
(S. 145) zu entnehmen.

Die größte Zunahme in der Variablen XAMP ist bei der Gruppe
NFR (nicht-kontingentes nicht-kontinuierliches Feedback)
sowohl für die Trainings- als auch für die Transferphasen
zu verzeichnen.

Eine signifikante Abweichung von den Baseline-Werten besteht
nur für die Gruppe NFR ($F_{(2/10)} = 7.448$, $p < .05$), hier aber
sowohl für die Trainings- als auch für die Transferphasen (BL
vs. T: $F_{(1/5)} = 8.741$, $p < .05$; BL vs. TF: $F_{(1/5)} = 7.821$,
$p < .05$). Die Trainings- und Transferphasen unterscheiden
sich nicht voneinander ($F_{(1/5)} = 0.367$).

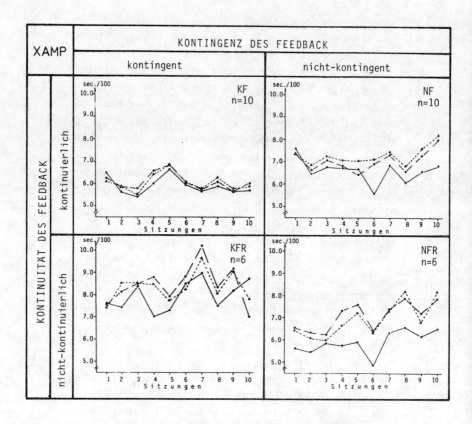

Abb. 5: Mittlere Amplituden der zyklischen Variation der Herzschlagfolge (XAMP, sec./100) in den Baselines (BL), Transferphasen (T, Mittel aus T1 - T6) und Transferphasen (TF, Mittel aus TF1 - TF6) der zehn Trainingssitzungen unter den vier experimentellen Bedingungen.

KF: Kontingentes kontinuierliches Feedback
KFR: Kontingentes nicht-kontinuierliches Feedback
NF: Nicht-kontingentes kontinuierliches Feedback
NFR: Nicht-kontingentes nicht-kontinuierliches Feedback

BL:●———●   T:o———o   TF:▲-----▲

V.1.1.3 Mittelwert der RR-Intervalle (Variable XRR)

Die Analyse der Variablen XRR (sec./100) soll Aufschluß darüber geben, ob Veränderungen in den Variablen SRR und XAMP (s. Abschnitt V.1.1.1 und V.1.1.2) eventuell auf Veränderungen in der Mittellage der Herzfrequenz (bzw. der RR-Intervalle) zurückzuführen sind. Generell korrelieren sowohl die Streuungen der RR-Intervalle (SRR) als auch die mittleren Amplituden der zyklischen Variation (XAMP) positiv mit der Größe der RR-Intervalle bzw. negativ mit der Höhe der Herzfrequenz, d. h. je größer die durchschnittliche Dauer der RR-Intervalle ist, desto größer sind auch die Werte der beiden Variationsmaße. KUHMANN (1973) erhielt eine Korrelation von $r = -.54$ (Spearman Rang-Korrelation) für den Zusammenhang zwischen der Höhe der Herzfrequenz (Schläge/Minute) und einem Amplitudenkennwert der zyklischen Variation der Herztätigkeit (3. Quartil). Eine ähnliche Korrelation zwischen der Höhe der Herzfrequenz und der mittleren Amplitude der zyklischen Variation der Herzschlagfolge (XAMP) wird von COHORS-FRESENBORG et al. (1976) berichtet ($r = -0.562$, Produkt-Moment-Korrelation). Da die Beziehung zwischen der Höhe der Herzfrequenz (Schläge/Minute) und dem Mittelwert der RR-Intervalle (XRR, sec./100) invers ist, sind die Koeffizienten durchaus für die Beziehung zwischen den Variablen XRR und XAMP vergleichbar.

Für die vorliegende Untersuchung bedeutet dies, daß mit einer Vergrößerung der Herzfrequenzvariabilität, gemessen mit den Variablen SRR und XAMP, dann zu rechnen ist, wenn

z. B. durch Habituationseffekte die Herzfrequenz der Versuchspersonen systematisch absinkt, d. h. die RR-Intervalle größer werden. Der bei der Gruppe KF beobachtete Trainingseffekt würde dann dieser Erwartung widersprechen, d. h. er wäre um so eher auf die experimentellen Bedingungen zurückzuführen.

Die Verläufe der Variablen XRR (sec./100) über die zehn Trainingssitzungen zeigt Abbildung 6. Bei allen vier

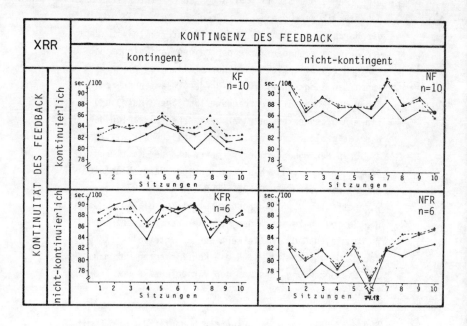

Abb. 6: Mittlere RR-Intervalle (XRR, sec./100) in den Baselines (BL), Trainingsphasen (T, Mittel aus T1 - T6) und Transferphasen (TF, Mittel aus TF1 - TF6) der zehn Trainingssitzungen unter den vier experimentellen Bedingungen.

KF: Kontingentes kontinuierliches Feedback
KFR: Kontingentes nicht-kontinuierliches Feedback
NF: Nicht-kontingentes kontinuierliches Feedback
NFR: Nicht-kontingentes nicht-kontinuierliches Feedback
BL: ●——●   T: ○—— ——○   TF: ▲- - - -▲

Gruppen ist eine mehr oder minder große Zunahme der durchschnittlichen Größe der RR-Intervalle innerhalb der jeweiligen Versuchstage zu beobachten, d. h. während der Trainingssitzungen sinkt im Durchschnitt von Beginn bis zum Ende der Versuche die Höhe der Herzfrequenz ab. Dieser Effekt wird für alle 4 Gruppen signifikant (s. Tab. 3 und Tab. 19 bis 26 im Anhang). Eine zusammenfassende Bewertung dieser Ergebnisse für die 3 Variablen SRR, XAMP und XRR soll im folgenden Abschnitt erfolgen.

Gruppe	Vergleiche								
	BL - T - TF			BL - T			BL - TF		
	F	df	p <	F	df	p <	F	df	p <
KF	10.035	2/18	.01	12.763	1/9	.01	11.559	1/9	.01
KFR	4.576	2/10	.05	25.977	1/5	.01	2.655	1/5	-
NF	9.637	2/18	.01	16.663	1/9	.01	8.547	1/9	.01
NFR	10.687	2/10	.01	9.025	1/5	.05	15.164	1/5	.05

Tab. 3: Zusammenstellung der varianzanalytischen Vergleiche der mittleren RR-Intervalle (XRR, sec./100) über die zehn Trainingssitzungen für die 4 Untersuchungsgruppen.
 KF: kontingentes kontinuierliches Feedback
 KFR: kontingentes nicht-kontinuierliches Feedback
 NF: nicht-kontingentes kontinuierliches Feedback
 NFR: nicht-kontingentes nicht-kontinuierliches Feedback

V.1.1.4 Zusammenfassende Bewertung der Ergebnisse für die
         Variablen SRR, XAMP und XRR

Die signifikante Abnahme der Höhe der Herzfrequenz bei allen
vier Untersuchungsgruppen bedeutet zunächst, daß die Versuchspersonen zur Erzielung instruktionsgemäßer Leistungen gegen
den Effekt der physiologischen Vergrößerung der Variabilität
der Herztätigkeit arbeiten müssen. Im Durchschnitt gelingt
dies den Gruppen KF, KFR und NF für die Streuung der RR-Intervalle (SRR, sec./100), da hier die Differenzen zwischen der
Baseline und den Trainings- bzw. Transferphasen positiv, d. h.
die Baseline-Werte größer sind.

Bei der Variablen XAMP, die ja eher als die Variable SRR den
Ablauf der zyklischen Steuerung der Herztätigkeit erfaßt,
gilt dieses Ergebnis nicht. In allen Gruppen nehmen die durchschnittlichen Amplituden der zyklischen Variabilität der Herztätigkeit zu. Statistisch bedeutsam wird dies jedoch nur für
die Gruppe NFR (nicht-kontingentes nicht-kontinuierliches Feedback). Diese Gruppe erhielt aber zusätzlich zur Instruktion,
die Variabilität der Herztätigkeit einzuschränken, die Information, daß diese Einschränkung zusammen mit ruhiger Atmung
und geringer Muskelspannung ein wesentliches Merkmal von Entspannung sei. Mit dieser Instruktion sollte geprüft werden,
ob eine Reduktion der Herzfrequenzvariabilität eher eine zu-
standsabhängige Veränderung oder eher eine Kontrolleistung
im Sinne des motorischen Lernens darstellt. Die bisher beschriebenen Ergebnisse sprechen dabei eher für die zweite
Annahme.

Es wäre also zu prüfen, ob die Versuchspersonen der Gruppe KFR tatsächlich einen Trainingseffekt im Sinne einer eher unspezifischen Entspannungsinduktion erzielt haben. Die Tatsache, daß diese Gruppe in dem atemabhängigen Maß der zyklischen Variabilität als einzige eine signifikante Zunahme der Werte von der Baseline zu den Trainings- und Transferdurchgängen erzielt, spricht für einen solchen Effekt. Hinzukommt, daß nur bei dieser Gruppe über die Sitzungen eine signifikante Veränderung der durchschnittlichen Größe der RR-Intervalle (XRR, sec./100) auftritt ($F (9/45) = 2.407$, $p < .05$, s. auch Tab. 18 im Anhang), und zwar so, daß diese über die Sitzungen hin zunehmen, d. h. die Herzfrequenz abnimmt. Auch dieser Effekt spricht für eine Art unspezifischer Entspannungsinduktion bei der Gruppe KFR, die im Laufe der Sitzungen anscheinend bereits in den Baselines von den Versuchspersonen durchgeführt wird.

Bei den anderen Gruppen, deren Trainingsinstruktionen als eher spezifisch und aktivitätsorientiert gelten können, tritt ein solcher Effekt nicht auf. Zu vermuten ist, daß die Versuchspersonen der Gruppe NFR im Laufe der Sitzungen bereits in den Baselines mit unspezifischen Entspannungsbemühungen begannen und diese dann während der Trainings- und Transferdurchgänge weiter fortsetzen. Die Versuchspersonen der anderen drei Gruppen könnten im Vergleich dazu jeweils erst ab der 1. Trainingsphase mit dann eher spezifischen Strategien zur Kontrolle der Herzfrequenzvariabilität begonnen haben.

V.1.1.5 Prüfung der Hypothesen zu den Kontrolleistungen
unter den experimentellen Bedingungen

An dieser Stelle soll auf die in Abschnitt III.2 formulierten Hypothesen zu den Kontrolleistungen bei der Einschränkung der Variabilität der Herztätigkeit unter den experimentellen Bedingungen eingegangen werden. Als Maß für die Kontrolleistungen können die Differenzen zwischen Baseline und Training bzw. Transfer in den Variablen SRR (sec./100) und XAMP (sec./100) gelten.

Die Vergleiche dieser Parameter zwischen den Gruppen werden mittels Varianzanalyse (Design S(A x B) x C, siehe Abschnitt IV.5) durchgeführt, da die Hypothesen als Erwartungen für Unterschiede zwischen den Gruppen formuliert sind. Es spielt also zunächst für diese Betrachtung keine Rolle, ob die während des Trainings erzielten Leistungen signifikante Veränderungen innerhalb der jeweiligen Gruppe wiederspiegeln, sondern es geht hier um den Unterschied der Trainingseffekte zwischen den Gruppen.

Eine Differenzbildung zwischen Baseline und Training bzw. Transfer für die Variablen SRR und XAMP ist hier auch deshalb vorzuziehen, weil für die Variable SRR (sec./100) über die Baseline der vier Gruppen eine varianzanalytische Wechselwirkung existiert, d. h. in dieser Variablen gibt es Ausgangswertunterschiede zwischen den Gruppen (siehe dazu Tab. 27 im Anhang und Abb. 7 und 8). Entsprechend der Diskussion zu Ausgangswertkorrekturen bei MYRTEK et al. (1977) wird hier eine Differenzbildung anderen Korrekturmodellen vorgezogen. Für die beiden anderen bisher diskutierten Variablen XAMP und XRR bestehen keine Ausgangswertunterschiede zwischen den Gruppen (s. Tab. 28 bis 29 im Anhang).

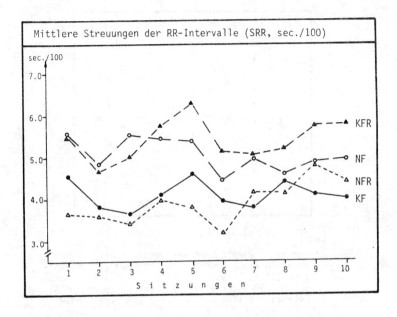

Abb. 7: Mittlere Streuungen der RR-Intervalle (SRR, sec./100) in den Baselines der zehn Trainingssitzungen unter den vier experimentellen Bedingungen.

KF: Kontingentes kontinuierliches Feedback

KFR: Kontingentes nicht-kontinuierliches Feedback

NF: Nicht-kontingentes kontinuierliches Feedback

NFR: Nicht-kontingentes nicht-kontinuierliches Feedback

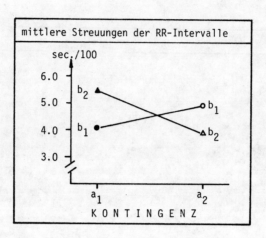

Abb. 8: Grafische Darstellung der varianzanalytischen Wechselwirkung "Kontingenz des Feedback" x "Kontinuität des Feedback" für die mittleren Streuungen der RR-Intervalle (SRR, sec./100) in den Baselines, abstrahiert über die zehn Trainingssitzungen.

a_1: kontingentes Feedback
a_2: nicht-kontingentes Feedback
b_1: kontinuierliches Feedback
b_2: nicht-kontinuierliches Feedback

Die Abbildungen 9 und 10 zeigen die Verläufe für die Variablen SRR und XAMP jeweils als Differenzen zur Baseline für die Trainings- und Transferphasen in den zehn Trainingssitzungen (s. auch Tab. 30 bis Tab. 33 im Anhang). Die über die zehn Trainingssitzungen gemittelten Differenzen zur Baseline gibt Tab. 4 wieder.

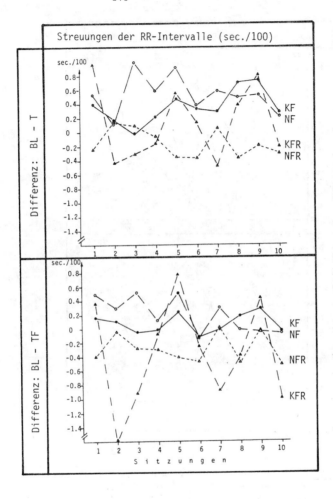

Abb. 9: Mittlere Differenzen zur Baseline (BL) für die Streuungen der RR-Intervalle (SRR, sec./100) in den Trainingsphasen (BL - T, Mittel aus T1 - T6; oben) und Transferphasen (BL - TF, Mittel aus TF1 - TF6; unten) der zehn Trainingssitzungen unter den vier experimentellen Bedingungen.

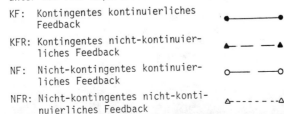

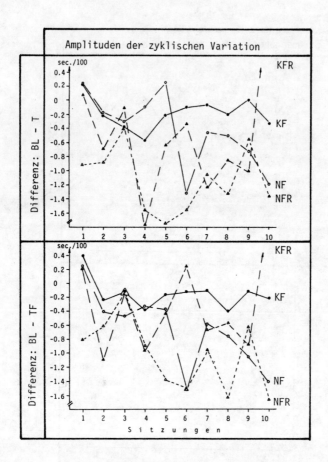

Abb. 10: Mittlere Differenzen zur Baseline (BL) für die Amplituden der zyklischen Variation der Herzschlagfolge (XAMP, sec./100) in den Trainingsphasen (BL - T, Mittel aus T1 - T6; oben) und Transferphasen (BL - TF, Mittel aus TF1 - TF6; unten) der zehn Trainingssitzungen unter den vier experimentellen Bedingungen.

KF: Kontingentes kontinuierliches Feedback

KFR: Kontingentes nicht-kontinuierliches Feedback

NF: Nicht-kontingentes kontinuierliches Feedback

NFR: Nicht-kontingentes nicht-kontinuierliches Feedback

		SRR		XAMP	
Gruppe	M	BL - T	BL - TF	BL - T	BL - TF
KF	10	0.358	0.072	-0.186	-0.146
KFR	6	0.128	-0.354	-0.483	-0.333
NF	10	0.524	0.196	-0.424	-0.668
NFR	6	-0.160	-0.295	-1.139	-1.027

Tab. 4: Durchschnittliche Differenzen zur Baseline (BL) für die Trainingsphasen (T) und die Transferphasen (TF) unter den 4 experimentellen Bedingungen, gemittelt über die Sitzungen 1 - 10 für die Variablen SRR (sec./100) und XAMP (sec./100).

KF: Kontingentes kontinuierliches Feedback
KFR: Kontingentes nicht-kontinuierliches Feedback
NF: Nicht-kontingentes kontinuierliches Feedback
NFR: Nicht-kontingentes nicht-kontinuierliches Feedback

Variable SRR (sec./100)

In der Variablen SRR (sec./100) erzielt Gruppe NF (nicht-kontingentes kontinuierliches Feedback) die durchschnittlich größten Kontrolleistungen (positive Differenzen entsprechen einer Abnahme der Variabilität), Gruppe KF (kontingentes kontinuierliches Feedback) die zweitgrößten. Die beiden anderen Gruppen erzielen im Durchschnitt keine Reduktion der Variabilität der Herztätigkeit. Die größte Fluktuation der Werte zeigt sich unter kontingentem aber nicht-kontinuierlichem Feedback (KFR).

In den Differenzen zwischen Baseline und Training (BL - T) gibt es jedoch keine signifikanten Unterschiede zwischen den vier Bedingungen (s. Tab. 30 im Anhang), obwohl die größten Unterschiede zwischen kontinuierlichem und nicht-kontinuierlichem Feedback bestehen (Gruppen KF und NF vs. Gruppen KFR und NFR; $F(1/28) = 3.59$, $p \approx .08$). Der hier in der Tendenz gedeutete Unterschied bestätigt sich allerdings für die Differenzen zwischen Baseline und Transfer (BL - TF; $F(1/28) = 5.72$, $p < .05$; s. Tab. 31 im Anhang). Der Unterschied besteht darin, daß unter kontinuierlichem Feedback (Gruppen KF und NF) im Durchschnitt eine Verringerung der Variabilität der Herztätigkeit erzielt wird und unter nicht-kontinuierlichem Feedback (Gruppen KFR und NFR) sich die Variabilität der Herztätigkeit im Durchschnitt erhöht. Damit kann gesagt werden, daß unter kontinuierlichem Feedback unter den Bedingungen dieses Experiments in den Transferdurchgängen eher eine Kontrolle der Variabilität der Herztätigkeit gelingt, während unter nicht-kontinuierlichem Feedback sich die Variabilität eher erhöht. Unter den beiden Formen des kontinuierlichen Feedback (KF und NF) gelingt eine tatsächliche Kontrolle (gemessen durch die Variable SRR (sec./100)) allerdings nur unter kontingenten Feedback-Bedingungen (Gruppe KF, s. Abschnitt V.1.1.1).

Variable XAMP (sec./100)

Für die Variable XAMP (sec./100) erreicht im Durchschnitt über die Sitzungen keiner der vier Experimentalgruppen eine Einschränkung der Amplituden der zyklischen Variation der

Herzschlagfolge, weder in den Trainings- noch in den Transferphasen (s. Tab. 4). In dieser Variablen unterscheiden sich auch die Veränderungswerte von der Baseline zum Training oder Transfer zwischen den vier Gruppen nicht (s. Tab. 32 und 33 im Anhang).

Zu den Hypothesen 1 - 5

Hypothese 1: Die Kontrolleistungen unter kontingentem Feedback sind größer als unter nicht-kontingentem Feedback (s. Abschnitt III.2).

Diese Hypothese kann nicht bestätigt werden: zur Bestätigung müßten die Varianzanalysen einen signifikanten Effekt für den Hauptfaktor A (Kontingenz des Feedback) aufweisen. Dies ist weder für die Trainings- noch für die Transferphasen bei beiden Variabilitätsmaßen (SRR und XAMP) der Fall (s. Tab. 30 bis 33 im Anhang). Unter den gegebenen Bedingungen dieses Experiments läßt sich eine generelle Überlegenheit des kontingenten Feedback bei der Kontrolle der Variabilität der Herztätigkeit unabhängig von der Zusatzbedingung "Kontinuität des Feedback" nicht sichern.

Hypothese 2: Die Kontrolleistungen unter kontinuierlichem Feedback sind größer als unter nicht-kontinuierlichem Feedback (s. Abschnitt III.2).

Die Varianzanalysen zeigen für die Variable SRR (sec./100) für die Transferphasen einen signifikanten Haupteffekt ("Kontinuität des Feedback", für die Trainingsphasen wird das Prüfniveau von = 5 % knapp verfehlt ($F (1/28) = 3.59$, $p \alpha .08$). Für die Streuung der RR-Intervalle um den Mittelwert innerhalb der jeweiligen Versuchsabschnitte läßt sich damit die Hypothese aufrecht erhalten: kontinuierliches Feedback ist, gemessen durch die Variable SRR (sec./100), nicht-kontinuierlichem Feedback überlegen.

Wird jedoch ein anderer Aspekt der Variation der Herztätigkeit, nämlich die durchschnittliche Größe der zyklischen Herzschlagfolge betrachtet, so kann die Aussage nicht aufrecht erhalten werden. In diesem Fall, d. h. für diesen Aspekt der Regelung der Herztätigkeit, wird keine Kontrolle über die Herztätigkeit erreicht und es ergeben sich auch keine Unterschiede zwischen den experimentellen Bedingungen.

Hypothese 3: Unter kontingentem Feedback werden bei kontinuierlichem Feedback bessere Kontrolleistungen erzielt als unter nicht-kontinuierlichem Feedback.

Wie bereits bei Hypothese 2 kann die Aussage dieser Hypothese nur teilweise, nämlich für die Variable SRR (sec./100) aufrecht erhalten werden. Der signifikante Haupteffekt B (Faktor "Kontinuität des Feedback" für diesen Parameter in den Transferphasen (Differenz zur Baseline) und das Ergebnis für die Trainingsphasen lassen die Aussage zu, daß unter allen Stufen des Faktors "Kontingenz" Unterschiede zwischen den Stufen des Faktors "Kontinuität" bestehen, und demnach auch für die Gruppen KF (kontingentes kontinuierliches Feedback) und KFR (kontingentes nicht-kontinuierliches Feedback).

Die Tatsache, daß nur unter der Bedingung KF eine signifikante Einschränkung der Variabilität der Herztätigkeit (Variable SRR) erreicht wird, trägt weiter zur Stützung der vorherigen Aussage bei. Für die Variable XAMP (sec./100), also einem anderen Aspekt der Kontrolle über die Variabilität der Herztätigkeit, gilt die Aussage dieser Hypothese nicht.

Hypothese 4: Unter nicht-kontingentem Feedback kann nicht
davon ausgegangen werden, daß sich die Kontrolleistungen
zwischen kontinuierlichem und nicht-kontinuierlichem Feedback unterscheiden.

Ähnlich wie bei den Aussagen zu Hypothese 3 läßt der signifikante Haupteffekt "Kontinuität" die Aussage zu, daß zumindest für die Transferphasen zwischen den Bedingungen NF (nicht-kontingentes kontinuierliches Feedback) und NFR (nicht-kontingentes nicht-kontinuierliches Feedback) für die Variable SRR (sec./100) ein Unterschied besteht, der sich in der Tendenz auch für die Trainingsphasen zeigt.
Für diese Variable kann also die Aussage als widerlegt gelten, d. h. auch unter nicht-kontingentem Feedback zeigt sich ein Unterschied zwischen kontinuierlichem und nicht-kontinuierlichem Feedback.

Auch für die Variable XAMP (sec./100) scheint die Aussage der Hypothese angesichts des großen Unterschieds zwischen der Bedingung NFR und allen anderen Bedingungen (s. Tab. 4) zweifelhaft, zumal sich für diese Gruppe ein signifikanter Unterschied zwischen Baseline und sowohl Trainings- als auch Transferphasen zeigt.

Es muß zur Bewertung der Aussage allerdings die Zusatzbedingung bei den Trainingsinstruktionen für die Gruppe NFR (nicht-kontingentes nicht-kontinuierliches Feedback) berücksichtigt werden. Die gefundenen Ergebnisse könnten ja weniger auf den Unterschied zwischen den Abstufungen des Faktors "Kontinuität des Feedback" zurückzuführen sein als auf gerade diese Zusatzbedingungen, nämlich die spezifische Instruktion. Weitere Aussagen hierzu sowie Bewertungen dieser Befunde sollen daher bis zur Analyse weiterer Untersuchungsdaten zurückgestellt werden.

Hypothese 5: Unter jeder der beiden Bedingungen des Faktors "Kontinuität des Feedback" wird erwartet, daß kontingentes Feedback zu besseren Kontrolleistungen führt als nicht-kontingentes Feedback.

Hypothese 5 kann für beide enthaltenen Aussagen verworfen werden, da sich in beiden Variabilitätsmaßen weder ein Haupteffekt für den Faktor "Kontingenz des Feedback" noch eine Wechselwirkung mit dem Faktor "Kontinuität des Feedback" nachweisen läßt. Auch treten keine Wechselwirkungen mit dem Faktor "Meßwiederholung über die Sitzungen" auf, so daß auch eventuell im Einzelvergleich vorhandene Unterschiede zwischen den Gruppen KF und NF oder KFR und NFR nicht interpretiert werden dürften.

V.1.2 Analyse der physiologischen Primärdaten innerhalb der Sitzungen

In den vorhergehenden Analysen wurde jeweils über die Verläufe innerhalb der Trainingssitzungen abstrahiert, um Aussagen über die generelle Veränderung der Parameter im Laufe der Trainingssitzungen machen zu können. In den nachfolgenden Betrachtungen soll jeweils über die Trainingssitzungen abstrahiert werden,

d. h. es werden Kennwerte der Variablen SRR, XAMP und XRR
als Mittelwerte über die zehn Sitzungen jeweils für die
Trainingsphasen 1 - 6 und die Transferphasen 1 - 6 gebildet.
Diese Verläufe sollen zwischen den Gruppen verglichen werden,
dabei ist u. a. von Interesse, ob die bei der Konstruktion
des nicht-kontingenten Feedback vorgegebenen Verläufe der
rückgemeldeten Leistung sich auch in den Daten der entsprechenden Gruppen abbilden.

Da es bei diesen Analysen um die Verläufe innerhalb der Sitzungen geht und außerdem Ausgangswertunterschiede zwischen den
Gruppen für die Variable SRR (sec./100) bestehen (s. Abschnitt
V.2 und Tab. 27 im Anhang), sollen die Verläufe ausschließlich
als Differenzwerte zur Baseline betrachtet werden. Da über die
Sitzungen abstrahiert wird und somit für die Baselines nur ein
Bezugswert pro Gruppe vorhanden ist, hat diese Transformation
keinen Einfluß auf die Verläufe der Variablen sondern lediglich
auf deren Niveau. Die Reihenfolge der Analysen entspricht dem
Vorgehen bei der Analyse der Trainingseffekte über die Sitzungen.

Zur Verdeutlichung sei hier nochmals darauf hingewiesen, daß
während der Versuche die Trainings- und Transferphasen jeweils
abwechselnd hintereinander folgten und hier lediglich für die
Datananalyse getrennt betrachtet werden.

V.1.2.1 Streuung der RR-Intervalle (Variable SRR)

Die durchschnittlichen Verläufe der Variablen SRR (sec./100)
innerhalb der Trainingssitzungen über die sechs Trainings-
und Transferphasen veranschaulicht Abbildung 11 (s. auch Tab.
36 und 37 im Anhang).

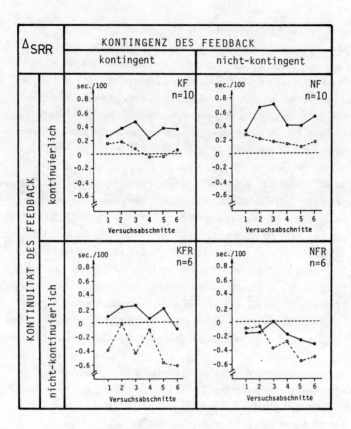

Abb. 11: Mittlere Differenzen zur Baseline (BL) für die Streuungen der RR-Intervalle (SRR, sec./100) in den sechs Trainingsphasen (T1 - T6) und Transferphasen (TF1 - TF6) unter den vier experimentellen Bedingungen, zusammengefaßt über die zehn Trainingssitzungen.

KF: Kontingentes kontinuierliches Feedback
KFR: Kontingentes nicht-kontinuierliches Feedback
NF: Nicht-kontingentes kontinuierliches Feedback
NFR: Nicht-kontingentes nicht-kontinuierliches Feedback

T: ●——●   TF: ○— — —○

Für das Niveau der Differenzwerte zur Baseline für die
Variable SRR wiederholt sich bei dieser Darstellung der
bereits bei der Analyse über die Sitzungen festgestellte
Effekt: für die beiden Gruppen unter kontinuierlichem
Feedback (KF und NF) gilt, daß sie im Durchschnitt nicht
nur über die Sitzungen sondern auch innerhalb der Sitzungen während der Trainingsphasen eine Reduktion der Variabilität der Herztätigkeit, gemessen durch die Variable
SRR, erreichen (s. auch Tab. 4). Dies gilt auch für die
Transferphasen.

Unter nicht-kontinuierlichem Feedback (Gruppen KFR und NFR)
zeigen sich zwar für das kontingente Feedback (KFR) noch
insgesamt positive Abweichungen von der Baseline (= Reduktion der Variabilität) in den Trainingsphasen, jedoch nicht
mehr für die Transferphasen. Bei der Gruppe NFR nimmt die
Variabilität der Herztätigkeit im Verlauf innerhalb der
Sitzungen anscheinend systematisch zu.

Während des Trainings nimmt unter allen Bedingungen die Kontrolleistung bis zur 3. Trainingsphase zu (dies gilt sogar
übertragen auch für die Gruppe NFR, die ja eigentlich gar
keine Kontrolle über die Variabilität der Herztätigkeit
erreicht). Bei allen Gruppen fällt die Leistung dann etwa
wieder auf das Niveau in Trainingsphase 1, um dann - außer
bei Gruppe NF, bei der die Leistung sich dann nicht verändert, und bei Gruppe NFR - wieder anzusteigen.

Der Verlaufsform nach ergibt sich damit bei den beiden Gruppen
mit kontinuierlichem Feedback (KF und NF) und annähernd auch
bei Gruppe KFR jeweils in den Trainingsphasen ein Verlauf, wie
er für die Leistungsrückmeldung unter nicht-kontingentem Feedback in der "Matrix des manipulierten Lernfortschritts" konzipiert wurde (s. Abschnitt IV.2.2.2 und Schema 10).

Der Kurvenform nach am deutlichsten ausgeprägt ist dieser
Verlauf bei Gruppe NF, welche die kontinuierliche Form
der manipulierten Rückmeldung erhielt. Da ähnliche Trends
aber auch unter den anderen experimentellen Bedingungen
vorliegen, muß hier eher auf allgemein wirksame Faktoren
als auf einen spezifischen Effekt der Manipulation des
Feedback in Bezug auf die Verlaufsform der Kontrolleistungen
bei Gruppe NF geschlossen werden. Ein solcher Faktor könnte
z. B. eine dieser Verlaufsform entsprechende Variation des
Leistungsbemühens und damit auch der Aktiviertheit der
Versuchspersonen sein. Erst über den Parameter "Aktiviertheit" würde dann die Verlaufsform der Kontrolleistungen beeinflußt. Eine erhöhte Leistungsanstrengung wäre dabei
größerer Aktiviertheit gleichzusetzen. Ein höheres Ausmaß an Aktiviertheit wiederum könnte dann zu einer Abnahme
der Variabilität der Herztätigkeit führen, im Sinne der
Trainingsaufgabe also zu einer Leistungssteigerung. Diese
genannten Aspekte sollen in der Diskussion der Befunde
wieder aufgegriffen werden.

In den Transferphasen sind unter allen experimentellen Bedingungen die Leistungen geringer als in den Trainingsphasen,
Überschneidungen der Leistungsverläufe gibt es nur bei Gruppe
NFR. Insgesamt scheinen die Leistungen von Transferphase 1
bis Transferphase 6 abzusinken, auch wenn bei den beiden
Gruppen KF und NF (jeweils kontinuierliches Feedback) jeweils zum Ende wieder eine geringe Leistungsverbesserung
stattfindet.

Wie die Diskussion über die Effekte bei der Gruppe NFR in
den vorherigen Abschnitten gezeigt hat (s. V.1.1.1 bis
V.1.1.5) müssen für diese Gruppe bei der Interpretation der

Befunde die experimentellen Zusatzbedingungen bei der
Instruktion berücksichtigt werden (Entspannungsinstruktion). Die bisherigen Ergebnisse scheinen damit eher
der Ausdruck dafür zu sein, daß die Versuchspersonen
dieser Gruppe (NFR) während der Trainingssitzungen eher
Strategien zur allgemeinen Entspannungsinduktion eingesetzt haben, die z. B. über die Mediatorvariable Atmung
bei tiefer und langsamer Atmung zur Vergrößerung der Variabilität der Herztätigkeit führt. Besonders deutlich
kommt dieser Effekt dann in der Variablen XAMP (sec./
100) zum Ausdruck.

Die getrennt für die Trainings- und Transferdaten durchgeführten Varianzanalysen zeigen für beide Versuchsphasen
einen deutlichen Effekt für die Meßwiederholung, d. h.
für den Verlauf über die Trainings- und Transferphasen
(T: $F_{(5/140)} = 2.84$, $p < .05$; TF: ($F_{(5/140)} = 2.92$,
$p < .05$; s. auch Tab. 36 und 37 im Anhang). Der Niveauunterschied in den Leistungen unter kontinuierlichem Feedback (KF und NF) gegenüber nicht-kontinuierlichem Feedback
(KFR und NFR) wird durch den signifikanten Haupteffekt
"Kontinuität" (Faktor B) für die Transferphasen gesichert,
für die Trainingsphasen wird dieser Effekt knapp verfehlt
(s. auch Abschnitt V.1.1.5).

Insgesamt kann aus dem Ergebnis für die Verläufe der Variablen
SRR innerhalb der Sitzungen gefolgert werden, daß diese Verlaufsformen nicht nur zufälligen Schwankungen entsprechen,
sondern auf systematische Einflüsse zurückzuführen sind.

V.1.2.2 Zyklische Variation der Herzschlagfolge (Variable XAMP)

In der folgenden Diskussion der Verläufe für die Variable XAMP (sec./100) sollen ausschließlich die Verläufe innerhalb der Sitzungen betrachtet werden. Unterschiede zwischen den Niveaus der Trainings- oder Transferphasen oder der Baselines konnten über die Sitzungen nicht festgestellt werden (s. Abschnitt V.1.1.5), es bestand lediglich für die Gruppe KFR eine Abweichung der Trainings- und Transferdurchgänge von den Baselines (s. Abschnitt V.1.1.2).

Ein ähnliches Bild ergibt sich für die durchschnittlichen Verläufe innerhalb der Sitzungen. Trotz numerischer Unterschiede in den Differenzen zur Baseline gibt es weder in den Trainings- noch in den Transferphasen Unterschiede zwischen den Gruppen, außerdem fehlen Effekte der Meßwiederholungen, d. h. Veränderungen innerhalb der Sitzungen lassen sich nicht als systematische Effekte sichern (s. Tab. 38 und 39 im Anhang). In den Trainingsphasen ähneln die Verläufe für die Variable XAMP denen für die Variablen SRR bei den beiden Gruppen KF und NF (beide Gruppen erhielten kontinuierliches Feedback), die berechneten varianzanalytischen Ergebnisse lassen allerdings zunächst keine weitere Interpretation für diesen Parameter zu. Verläufe innerhalb der Sitzungen für die Trainings- und Transferphasen als Differenzwerte zur Baseline zeigt Abbildung 12.

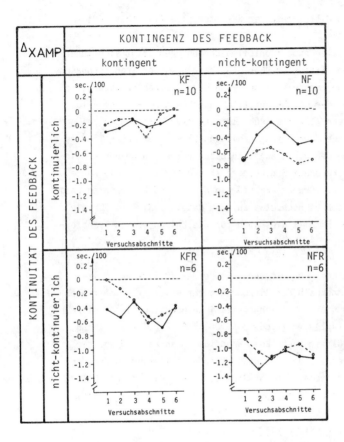

Abb. 12: Mittlere Differenzen zur Baseline für die Amplituden der zyklischen Variation der Herzschlagfolge (XAMP, sec./100) in den sechs Trainingsphasen (T1 - T6) und Transferphasen (TF1 - TF6) unter den vier experimentellen Bedingungen, zusammengefaßt über die zehn Trainingssitzungen.

KF: Kontingentes kontinuierliches Feedback
KFR: Kontingentes nicht-kontinuierliches Feedback
NF: Nicht-kontingentes kontinuierliches Feedback
NFR: Nicht-kontingentes nicht-kontinuierliches Feedback

T:●——●   TF:o- - -o

V.1.2.3 Mittelwerte der RR-Intervalle (Variable XRR)

Unter allen experimentellen Bedingungen zeigt sich innerhalb der Sitzungen über die Trainings- und Transferphasen eine zunehmende Verlangsamung der Herzfrequenz bzw. eine Zunahme der durchschnittlichen Größe der RR-Intervalle (XRR, sec./100 ; s. Abb. 13: negative Differenzen zeigen hier wegen der Differenzbildung Bl - T bzw. BL - TF eine Zunahme der Werte an). Lediglich unter den beiden kontingenten Feedback-Bedingungen KF und KFR liegen die Werte in der 2. (Gruppe KF) bzw. in der 1. und 2. Trainingsphase (Gruppe KFR) noch etwa auf dem Baseline-Niveau. Für die Gruppe KFR gilt dies auch für die beiden ersten Transferphasen.

Die Zunahme der mittleren Größe der RR-Intervalle im Verlauf innerhalb der Sitzungen unter allen experimentellen Bedingungen läßt sich statistisch hochsignifikant sichern (T: $F_{(4/140)} = 17.06$, $p < .001$; TF: $F_{(5/140)} = 16.28$, $p < .001$; s. auch Tab. 40 und 41 im Anhang), d. h. die Herzfrequenz der Versuchspersonen sinkt während der Versuche systematisch ab. Dies bedeutet, daß offensichtlich das Feedback-Training bzw. während des Feedback-Trainings eingesetzte Strategien und Kontrolltechniken nicht mit der Verlangsamung der Herztätigkeit konkurrieren. Unklar ist, ob sie diesen Effekt nicht sogar verstärken können. Zu erwarten wäre ein solcher Effekt besonders bei Gruppe NFR (nicht-kontingentes nicht-kontinuierliches Feedback), welche die entspannungsorientierte Zusatzinstruktion erhielt. Daß sich die Gruppen jedoch im Ausmaß der Veränderungen nicht unterscheiden, spricht eher gegen eine solche Annahme.

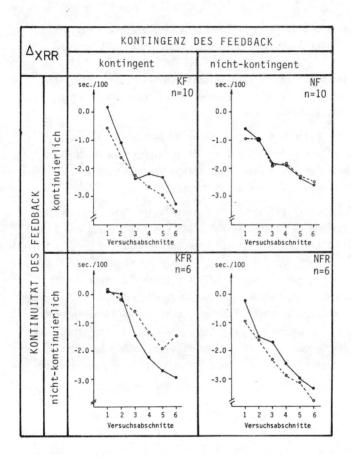

Abb. 13: Mittlere Differenzen zur Baseline (BL) für die RR-Intervalle (XRR, sec./100) in den sechs Trainingsphasen (T1 - T6) und Transferphasen (TF1 - TF6) unter den vier experimentellen Bedingungen, zusammengefaßt über die zehn Trainingssitzungen.

    KF: Kontingentes kontinuierliches Feedback
    KFR: Kontingentes nicht-kontinuierliches Feedback
    NF: Nicht-kontingentes kontinuierliches Feedback
    NFR: Nicht-kontingentes nicht-kontinuierliches Feedback

        T: ●——●   TF: o- - -o

V.1.2.4 Zusammenfassende Bewertung der Verläufe innerhalb
der Sitzungen für die Variablen SRR, XAMP und XRR

Die Verläufe der drei physiologischen Primärdaten SRR, XAMP und XRR innerhalb der Sitzungen lassen insgesamt auf zwei wesentliche Effekte schließen:

1. Unter allen Bedingungen treten Adaptationseffekte auf, d. h. die Herztätigkeit der Versuchspersonen verlangsamt sich systematisch vom Anfang bis zum Ende der Sitzungen (Zeitbereich 35 Minuten).
2. Unter allen Bedingungen scheinen in den Kontrolleistungen, gemessen durch die Variablen SRR und XAMP, durch die Dauer der Sitzungen bedingte Effekte aufzutreten.

Die unter Punkt 2 genannten Effekte treten besonders unter Trainingsbedingungen auf, also dann, wenn während des Trainings oder unmittelbar danach Feedback geboten wird (Trainingsdurchgänge). Der angesprochene Effekt kann auch als "Leistungskurve" mit der Tendenz zu Leistungsverbesserungen über die ersten drei Trainingsphasen mit anschließendem Leistungsrückgang beschrieben werden.

Die bereits in der Konstruktion der nicht-kontingenten Rückmeldung eingeflossene implizite Vermutung, daß rückgemeldeter Leistungsrückgang zu erneuten Leistungsanstrengungen stimuliert, wird durch die Verläufe in der Variablen SRR unter kontingentem Feedback bestätigt (Gruppen KF und KFR). Der gleiche Kurvenverlauf zeigt sich unter nicht-kontingentem kontinuierlichem Feedback (Gruppe NF), hier läßt sich allerdings nicht entscheiden, auf welche Einflußfaktoren dieser Verlauf zurückzuführen ist:

besteht insgesamt eher eine Auswirkung des unter dem Begriff "Leistungskurve" subsumierten Leistungsverhaltens auf die Leistungsmaße, oder ist dieser Verlauf als eher direkter Effekt der Manipulation der Rückmeldung zu betrachten? Die Tatsache, daß die Leistungskoeffizienten der Gruppe NF in der Variablen SRR (sec./100) die numerisch größten Werte haben, scheint auf solche Effekte hinzudeuten. Es kommt dabei jedoch innerhalb der Gruppe nicht zu so systematischen Veränderungen wie dann, wenn das kontinuierliche Feedback die tatsächlichen Verhältnisse in der Variabilität der Herztätigkeit wiedergibt (Gruppe KF), und damit eine Anpassung von Kontrollstrategien an die objektiven Gegebenheiten ermöglicht. Dies ist unter nicht-kontingentem Feedback nicht der Fall, so daß dadurch die Versuchspersonen der Gruppe NF insgesamt weniger einheitliche Leistungstendenzen zeigen. Dieser Effekt verhindert dann auch im Vergleich der Versuchsabschnitte eine statistische Absicherung der erreichten Kontrolleistungen bei der Gruppe NF (s. Abschnitt V.1.1.2), obwohl hier die durchschnittlich größten Veränderungsbeträge erreicht wurden.

V.2 Beschreibung von Prozeßparametern der Herztätigkeit und der Atmung

Zusätzlich zu den bereits beschriebenen, eher statischen Parametern der Herztätigkeit sind die folgenden Ausführungen Prozeßparametern der Herztätigkeit und der Atemtätigkeit gewidmet. Prozessuale Merkmale der Herztätigkeit scheint bereits der vorher diskutierte Parameter XAMP (sec./100) abzubilden, da er aus den zyklischen Veränderungen der Herztätigkeit gebildet wird.

Es soll an dieser Stelle noch einmal kurz auf die Bildung der im folgenden zu beschreibenden Prozeßparameter eingegangen werden. Die hier angesprochenen Parameter werden aus den Auto- und Kreuzkorrelationen der jeweiligen Zeitreihen der Herztätigkeit (RR-Intervalle, sec./100) und der Atemtätigkeit gebildet. Die Atemtätigkeit wird mittels eines an der Nase der Versuchspersonen befestigten Thermistors gemessen, die Ausgangswerte sind die durch die Veränderung der Atemlufttemperatur abgebildeten Ein- und Ausatemzyklen. Die Erfassung der den Temperaturwerten entsprechenden Spannungswerte wird von der Herztätigkeit getriggert. Jedem erfaßten Parameter der Herztätigkeit (RR-Intervall) wird somit ein Wert der Atemtätigkeit zugeordnet, d. h. die Parameter der beiden Funktionen werden synchron erfaßt.

Von allen möglichen für solche Zeitreihen zu bildenden Prozeßparametern werden für diese Arbeit ausgewählt:

1. Zur Beschreibung eines Merkmals der unmittelbaren Vorhersagbarkeit eines Wertes der Zeitreihe bei Kenntnis des vorhergehenden Wertes wird der Autokorrelationskoeffizient Lag 1 für Atmung und Herztätigkeit verwendet.

2. Zur Beschreibung eines Merkmals der gemeinsamen Variation von Atmung und Herztätigkeit wird aus der Kreuzkorrelationsfunktion der erste Maximalwert bestimmt, das ist der erste größte negative Kreuzkorrelationskoeffizient.

Alle Koeffizienten werden z'-transformiert (z'-Transformation nach FISHER, s. Abschnitt IV.4.1) und dann gruppenstatistisch ausgewertet. Die Auswertung erfolgt nach dem gleichen Schema wie für die Variablen SRR, XAMP und XRR, d. h. es werden zunächst die Veränderungen der gebildeten Kennwerte innerhalb der Gruppen und dann die Unterschiede zwischen den Gruppen untersucht.

Von den Autokorrelationen der Zeitreihen der untersuchten Parameter sollen Aufschlüsse über Einflußgrößen auf den Regelprozeß in der jeweiligen Zeitreihe gewonnen werden. Das Analysemodell geht dabei davon aus, daß die Autokorrelationen unbeeinflußter Zeitreihen sich über die Versuche und innerhalb der Versuche nicht unterscheiden. Treten Veränderungen der Koeffizienten auf, so soll daraus geschlossen werden, daß Verstellungen an den Regelgrößen der jeweiligen Funktion stattgefunden haben. Zu unterscheiden wäre dabei zwischen der Zunahme der Autokorrelationen (Lag 1) und der Abnahme dieser Koeffizienten.

Eine Abnahme der Autokorrelation Lag 1 entspricht einem unregelmäßigeren, weniger gut vorhersagbaren Funktionsablauf. Eine solche Abnahme der Determiniertheit des physiologischen Prozesses kann z. B. durch Störung der Rhythmik erfolgen, wenn auf den aktuell dominierenden Grundrhythmus ein oder mehrere andere aufgeschaltet werden. Speziell bei der Atmung ist eine Variation der Rhythmik leicht möglich, nämlich dann, wenn Personen ihre Atmung gezielt verstellen und variieren. Eine solche Variation der Rhythmik würde sich in einer Abnahme der Determiniertheit des Prozesses ausdrücken, d. h. in kleineren Autokorrelationskoeffizienten. Eine Zunahme der

Autokorrelation Lag 1 kann entsprechend als Zunahme der
Regelhaftigkeit im Sinne der größeren Dominanz eines
festen Grundrhythmus interpretiert werden. Es ist dabei
davon auszugehen, daß dies im Vergleich zur willkürlichen
Kontrolle z. B. der Atemtätigkeit ein physiologischer
Rhythmus ist.

Für diese Untersuchung wird erwartet, daß unter beiden
Bedingungen des kontinuierlichen Feedback (Gruppen KF
und NF) es aufgrund der Informationshäufigkeit und der
differenzierten Information über die Variation der Herztätigkeit - ob nun richtig oder falsch - eher zu willkürlichen Beeinflussungen der Herztätigkeit insbesondere
durch Variationen der Atmung kommen wird als unter nicht-
kontinuierlichen Bedingungen (KFR und NFR). Die Analysen
der Zeitreihen von Herztätigkeitswerten und Atmung durch
Auto- und Kreuzkorrelationen sollen daher primär darüber
Auskunft geben, ob sich in der Determiniertheit der untersuchten Prozesse bzw. in ihrer gemeinsamen Variation Veränderungen ergeben.

V.2.1 Effekte über die Sitzungen

V.2.1.1 Autokorrelationen der Zeitreihen der Parameter der Herztätigkeit (RR-Intervalle)

Abbildung 14 veranschaulicht die durchschnittlichen Autokorrelationen Lag 1 (z') über die RR-Intervalle (sec./100)
für die Versuchsabschnitte Baseline (BL), Training (T) und
Transfer (TF) für die zehn Trainingssitzungen. Eine Differenzierung der Koeffizienten für die drei Versuchsabschnitte

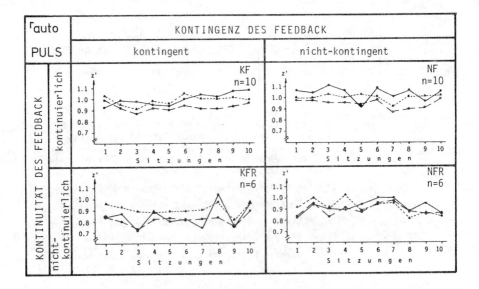

Abb. 14: Mittlere Autokorrelation Lag 1 (z'-Wandlung nach FISHER) der Zeitreihen der RR-Intervalle (sec./100) in den Baselines (BL), Trainingsphasen (T, Mittel aus T1 - T6) und Transferphasen (TF, Mittel aus TF1 - TF6) der zehn Trainingssitzungen unter den vier experimentellen Bedingungen.

KF: Kontingentes kontinuierliches Feedback
KFR: Kontingentes nicht-kontinuierliches Feedback
NF: Nicht-kontingentes kontinuierliches Feedback
NFR: Nicht-kontingentes nicht-kontinuierliches Feedback

BL: ●——●   T: ○——○   TF: ▲-----▲

zwischen Baseline und Training oder Transfer scheint erwartungsgemäß am ehesten unter kontinuierlichen Feedback-Bedingungen (KF und NF) zu erfolgen. Die durchschnittlichen Differenzen der Koeffizienten zwischen Baseline und Training bzw. Transfer gibt Tabelle 5 wieder.

| Diffe- | Experimentelle Bedingungen | | | |
renz	KF	KFR	NF	NFR
BL - T	0.075	0.032	0.097	0.019
BL - TF	0.012	-0.066	0.041	0.009

Tab. 5: Durchschnittliche Abweichungen der Autokorrelationen Lag 1 (z'-Transformation nach FISHER) der RR-Intervalle in den Trainingsphasen (T) und Transferphasen (TF) von den Baselines (BL), gemittelt über die zehn Trainingssitzungen.

KF: Kontingentes kontinuierliches Feedback
KFR: Kontingentes nicht-kontinuierliches Feedback
NF: Nicht-kontingentes kontinuierliches Feedback
NFR: Nicht-kontingentes nicht-kontinuierliches Feedback

Eine positive Differenz bedeutet eine Abnahme der Koeffizienten von den Baselines zum Training oder Transfer.

Die getrennt für die einzelnen Gruppen durchgeführten Varianzanalysen bestätigen Unterschiede zwischen den Versuchsphasen (BL, T, TF) für die Gruppe KF (kontingentes kontinuierliches Feedback, $F(2/18) = 4.061$, $p < .05$) und NF (nicht-kontingentes kontinuierliches Feedback, $F(2/18) = 6.797$, $p < .01$; s. auch Tab. 42 bis 45 im Anhang). Bei Gruppe KF besteht dieser Unterschied zwischen Training und sowohl Baseline als auch Transfer, d. h. hier sind die Autokorrelationen Lag 1 in den Trainingsdurchgängen kleiner als in den beiden anderen Versuchsabschnitten, bei der Gruppe NF unterscheiden sich nur die Autokorrelationen Lag 1 (z') von Baseline und Training (s. Tab. 46 bis 51 im Anhang). Für die beiden anderen Gruppen (KFR und NFR) finden sich solche Unterschiede nicht.

Entsprechend den Ausführungen in Abschnitt V.2 können die
gefundenen Reduktionen in den Autokorrelationen Lag 1 (z')
über die Zeitreihen der RR-Intervalle in den jeweiligen
Versuchsabschnitten als Ausdruck dafür aufgefaßt werden,
daß die Versuchspersonen durch das kontinuierliche Feedback
einen Anreiz zu einem Verhalten bekommen, das den Regelungsablauf der Herztätigkeit im Sinne einer Störung des zyklischen
Ablaufs beeinflußt und damit eine Reduktion der unmittelbaren
Vorhersagbarkeit von Werten der Zeitreihe bewirkt. Die Analyse
der Autokorrelationen Lag 1 (z') für die Atemtätigkeit soll
klären, ob und wie die Atmung die wesentliche Stellgröße dafür ist.

V.2.1.2 Autokorrelationen der Zeitreihen der Atemtätigkeit

Im Gegensatz zu den Autokorrelationen der Herztätigkeit, bei
denen bei den beiden Gruppen KF und NF die Koeffizienten in
den Trainingsdurchgängen gegenüber der Baseline erniedrigt
waren, fällt bei den Autokorrelationen Lag 1 (z') der Atmung
bei den beiden Gruppen KFR und NFR (kontingentes nicht-kontinuierliches Feedback und nicht-kontingentes nicht-kontinuierliches Feedback) eine Zunahme der Werte von der Baseline zu
den Trainings- und Transferdurchgängen auf (s. Abb. 15). Diese
Differenzierung scheint sich jedoch erst ab etwa der 3. Trainingssitzung auszubilden. Die durchschnittlichen Differenzen
zur Baseline zeigt Tabelle 6.

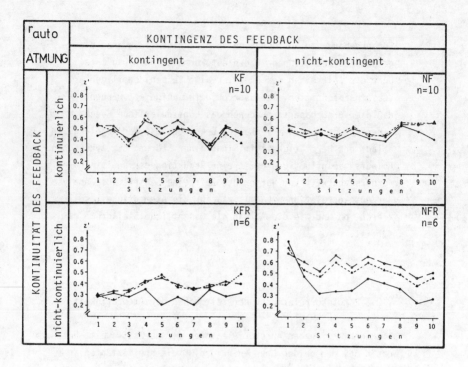

Abb. 15: Mittlere Autokorrelationen Lag 1 (z'-Wandlung nach FISHER) der Zeitreihen der Atmung in den Baselines (BL), Trainingsphasen (T, Mittel aus T1 - T6) und Transferphasen (TF, Mittel aus TF1 - TF6) der zehn Trainingssitzungen unter den vier experimentellen Bedingungen.

KF: Kontingentes kontinuierliches Feedback
KFR: Kontingentes nicht-kontinuierliches Feedback
NF: Nicht-kontingentes kontinuierliches Feedback
NFR: Nicht-kontingentes nicht-kontinuierliches Feedback

BL: ●———●   T: ○———○   TF: ▲------▲

Diffe-	Experimentelle Bedingungen			
renz	KF	KFR	NF	NFR
BL - T	-0.045	-0.089	-0.047	-0.184
BL - TF	-0.011	-0.088	-0.054	-0.131

Tab. 6: Durchschnittliche Abweichungen der Autokorrelationen Lag 1 (z'-Transformation nach FISHER) der Atmung in den Trainingsphasen (T) und Transferphasen (TF) von den Baselines (BL), gemittelt über die zehn Trainingssitzungen.

KF: Kontingentes kontinuierliches Feedback
KFR: Kontingentes nicht-kontinuierliches Feedback
NF: Nicht-kontingentes kontinuierliches Feedback
NFR: Nicht-kontingentes nicht-kontinuierliches Feedback

Insgesamt erfolgt bei allen Gruppen eine Zunahme der Autokorrelationen Lag 1 (z') für die Atmung von den Baselines sowohl zu den Trainings- als auch zu den Transferphasen, die größten durchschnittlichen Abweichungen bestehen jedoch für die beiden Gruppen unter nicht-kontinuierlichem Feedback (KFR und NFR). Für diese beiden Gruppen wird dieser Effekt varianzanalytisch bestätigt (KFR: $F_{(2/10)}$ = 5.909, $p < .05$; NFR: $F_{(2/10)}$ = 7.792, $p < .01$; s. auch Tab. 52 bis 61 im Anhang).

Über die Sitzungen hin verändern sich die Autokorrelationen Lag 1 (z') der Atmung am deutlichsten bei der Gruppe NFR (nicht-kontingentes nicht-kontinuierliches Feedback, entspannungsorientierte Zusatzinstruktion), und zwar nehmen die Koeffizienten über die Sitzungen hin ab. Der varianzanalytische Haupteffekt

"Meßwiederholung über die Sitzungen" (F (9.45) = 3.292, p < .01) bestätigt, daß dies im Durchschnitt für alle drei Versuchsphasen gilt (BL, T, TF). Besonders deutlich ausgeprägt ist dieser Verlauf über die Sitzungen für die Baselines.

V.2.1.3 Erstes Minimum der Kreuzkorrelationsfunktion von Atmung und Herztätigkeit

Die Kreuzkorrelationsfunktion zweier Zeitreihen drückt die Enge des Zusammenhangs zwischen diesen Zeitreihen für die jeweilige Verschiebung gegeneinander aus. Für die hier miteinander korrelierten Zeitreihen von Atmung und Herztätigkeit besteht bei Lag 0 eine negative Korrelation. Dies liegt an der Polung der Parameter der beiden Wertereihen: eine Zunahme der Größe der Atemwerte zeigt den Einatemzyklus an, eine Abnahme der Werte den Ausatemzyklus. Physiologisch wird die Herztätigkeit durch den Einatemzyklus beschleunigt, d. h. die RR-Intervalle (sec./100) werden kleiner. Das Kleinerwerden der RR-Intervalle bei gleichzeitiger Zunahme der Atemwerte bedingt die negative Korrelation der beiden Zeitreihen, wenn sie nicht gegeneinander verschoben sind.

Da zusätzlich physiologisch die Beschleunigung der Herztätigkeit beim Einatemzyklus verzögert einsetzt, besteht die maximale (hier negative) Kreuzkorrelation nicht bei Lag 0, sondern erst bei Verschiebung der beiden Zeitreihen um die Zahl von Meßintervallen gegeneinander, um die der Beschleunigungseffekt in der Herztätigkeit gegenüber dem Beginn des Einatemzyklus verzögert ist. Die hier gewählte 1. maximale negative Kreuzkorrelation (= 1. Minimum der Kreuzkorrelationsfunktion) gibt also den maximalen Zusammenhang zwischen Herztätigkeit und Atmung wieder, der um die physiologische Verzögerungszeit der Wirkung der Atemtätigkeit auf die Herztätigkeit bereinigt ist. Abbildung 16 veranschaulicht die durchschnittlichen 1. Minima der Kreuzkorrelationsfunktion über die zehn Trainingssitzungen.

Unter allen experimentellen Bedingungen nimmt der maximale Zusammenhang zwischen Atmung und Herztätigkeit, gemessen durch das 1. Minimum der Kreuzkorrelationsfunktion (z') von den Baselines zu den Trainings- und Transferphasen der Sitzungen zu, den im Durchschnitt größten Zuwachs der Koeffizienten erzielt Gruppe NFR (nicht-kontingentes nicht-kontinuierliches Feedback). Zwischen den Gruppen sind dabei die Baseline-Koeffizienten in der ersten Trainingssitzung fast identisch, d. h. zumindest in diesen Sitzungen kann von gleichen Ausgangswerten zwischen den Gruppen ausgegangen werden (s. auch Abschnitt V.2.1.4).

Für alle Gruppen wird die beschriebene Änderung des Zusammenhangs zwischen Atmung und Herztätigkeit jeweils durch einen signifikanten Haupteffekt für den Faktor "Versuchsabschnitte" (BL - T - TF, s. Tab. 62 bis 65 im Anhang) in den getrennt für die Gruppen durchgeführten Analysen bestätigt. Die Detailanalyse ergibt für alle Gruppen einen Unterschied zwischen Baseline und Training (im Einzeltest wird bei Gruppe KF für den Vergleich Baseline vs. Training die Signifikanzgrenze von 5 % knapp verfehlt), die Transferphasen unterscheiden sich jedoch nur für die beiden Gruppen mit nicht-kontingentem Feedback (NF und NFR) von den Baselines (s. Tab. 66 bis 77 im Anhang).

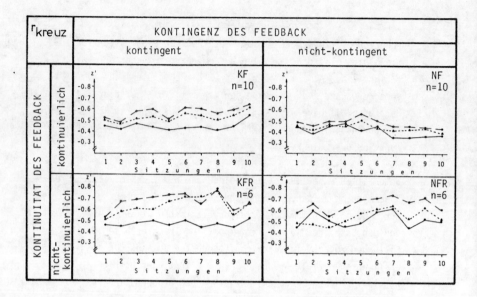

Abb. 16: Mittlere Kreuzkorrelationen (z'-Wandlung nach FISHER) von Atmung und Herztätigkeit (RR-Intervalle, sec./100) beim ersten Minimum der Kreuzkorrelationsfunktion in den Baselines (BL), Trainingsphasen (T, Mittel aus T1 - T6) und Transferphasen (TF, Mittel aus TF1 - TF6) der zehn Trainingssitzungen unter den vier experimentellen Bedingungen. Die Atmung ist Führvariable.

KF: Kontingentes kontinuierliches Feedback
KFR: Kontingentes nicht-kontinuierliches Feedback
NF: Nicht-kontingentes kontinuierliches Feedback
NFR: Nicht-kontingentes nicht-kontinuierliches Feedback

BL: ●——●   T: ○——○   TF: ▲- - - -▲

V.2.1.4 Zusammenfassende Bewertung der Zeitreihenparameter aus den Auto- und Kreuzkorrelationsfunktionen von Atmung und Herztätigkeit

Da die bisherigen Analysen jeweils Intra-Gruppen-Analysen waren, soll vor der weiteren Bewertung der Ergebnisse zunächst ein Vergleich zwischen den Gruppen vorgenommen werden. Verglichen werden jeweils die Baselines, die Trainingsphasen und die Transferphasen zwischen den Gruppen für die drei Prozeßvariablen (Autokorrelation Lag 1 (z') für Herztätigkeit und Atmung, 1. Minimum der Kreuzkorrelationsfunktion (z') von Atmung und Herztätigkeit).

Für alle drei Parameter bestehen zwischen den Gruppen keine Unterschiede in den Niveaus der Koeffizienten. Dies gilt sowohl für die Baselines als auch für die Trainings- und Transferphasen der zehn Sitzungen (s. Tab. 78 bis 86 im Anhang).

Dennoch unterscheiden sich innerhalb der Gruppen die Trainings- oder Transferphasen von den Baselines. Dabei gilt, daß für alle Gruppen die 1. Minima der Kreuzkorrelationsfunktionen von Atmung und Herztätigkeit von den Baselines zu den Trainingsphasen zunehmen, und bei den beiden Gruppen mit nicht-kontingentem Feedback (NF und NFR) auch von den Baselines zu den Transferdurchgängen. Zu vermuten ist also, daß hier die Abstufungen der Kontingenz des Feedback eine Rolle spielen. Eine Analyse der Differenzen der 1. Minima der Kreuzkorrelationsfunktionen zwischen Baseline und Transfer (BL - TF), d. h. der Veränderungsbeträge von der Baseline zu den beiden anderen Versuchsphasen, bestätigt diesen Eindruck für die Differenzen Baseline - Transfer (BL - TF: $F(1/28) = 7.23$, $p < .05$ für den Faktor "Kontingenz"; s. Tab. 91 und 92 im Anhang).

Festzuhalten bleibt also: zwischen den Gruppen bestehen keine Unterschiede im Niveau der Kreuzkorrelationen Atmung - Herztätigkeit (1. Minimum der Kreuzkorrelationsfunktion), wenn jeweils die Baselines, Trainingsphasen oder Transferphasen untereinander verglichen werden. Bei allen Gruppen nimmt aber das Ausmaß des korrelativen Zusammenhangs zwischen Atmung und Herztätigkeit von den Baselines zu den Trainings- und Transferphasen zu. Werden diese Veränderungsbeträge zwischen den Gruppen verglichen, so zeigt sich die eindeutig größte Zunahme unter nicht-kontingentem Feedback (Gruppen NF und NFR), d. h. hier kann zunächst einmal ein anderes Atemverhalten vermutet werden, da die Atmung ja die wesentliche determinierende Variable ist. Für die Gruppe NFR scheint dies plausibel, denn diese Gruppe erhielt ja die entspannungsorientierte Zusatzinstruktion. Ebenso könnte für die Gruppe NF vermutet werden, daß hier wegen der durch das nicht-kontingente Feedback bewirkten Entkoppelung von Herztätigkeit und Rückmeldung die Versuchspersonen ihre Atemtätigkeit weniger bewußt kontrollieren als unter kontingenten Feedback-Bedingungen, die ja zumindest beim kontingenten kontinuierlichen Feedback den Einfluß der Atemtätigkeit auf die Herztätigkeit deutlich wiedergeben.

Aus dem geschilderten Befund wäre demnach eine Veränderung der Autokorrelationen Lag 1 (z') der Atmung für den Faktor "Kontingenz des Feedback" derart zu erwarten, daß unter kontingentem Feedback eher eine Abnahme oder keine Veränderung erfolgt, und unter nicht-kontingentem Feedback eher eine Zunahme. Dies ist jedoch nicht der Fall: für die Autokorrelationen Lag 1 (z') sowohl der Atmung als auch der Herztätigkeit scheint die wesentliche experimentelle Einflußgröße die Kontinuität des Feedback zu sein.

Die beiden Abstufungen des Faktors "Kontinuität des Feedback" zeigen dabei differentielle Effekte auf die Veränderungen der Prozesse von Herztätigkeit und Atmung: Unter kontinuierlichem Feedback (Gruppen KF und NFR) sind die Veränderungen in der Determiniertheit der Herztätigkeit größer als unter nicht-kontinuierlichem Feedback (die Determiniertheit nimmt stärker ab); umgekehrt zeigen sich unter nicht-kontinuierlichem Feedback (Gruppen KFR und NFR) größere Veränderungen in der Atmung, deren Determiniertheit zunimmt. Letzteres wird durch den signifikanten Haupteffekt für den Faktor "Kontinuität" für die Veränderungsbeträge von den Baselines zu den Transferphasen untermauert (BL - TF: $F(1/28) = 5.00$, $p < .05$, s. Tab. 90 im Anhang).

Die Aufgliederung der Effekte bei den Prozeßparametern deutet komplexe Zusammenhangs- und Interaktionsstrukturen an: Der Zusammenhang zwischen Herztätigkeit und Atmung wird unter allen Bedingungen enger, nur unter nicht-kontinuierlichem Feedback wird die Atmung regelmäßiger und wahrscheinlich auch tiefer, dennoch aber ergeben sich nur unter kontinuierlichem Feedback Veränderungen im Prozeß der Herztätigkeit, die als geringere Vorhersagbarkeit im Sinne einer Unterbrechung eines durch die Atmung bedingten regelmäßigen Rhythmus zu werten sind. Kontinuierliches Feedback scheint also beim Training Bedingungen zu setzen, die aufgrund einer Veränderung des Variationsmusters der Herztätigkeit überhaupt erst eine Kontrolle der Variabilität der Herzschlagfolge im Sinne der experimentellen Aufgabe erlauben (s. Abschnitte V.1.1.4 und V.1.1.5).

Als Erklärung für dieses Phänomen könnte der für das kontinuierliche Feedback angenommene Wirkmechanismus dienen: Kontinuierliches Feedback führt durch seine Charakteristik zur

Ausbildung differenzierterer Kontrollstrategien, die vorwiegend dann wirksam werden, wenn sie die Regelung der Atemtätigkeit betreffen. Beide Formen des kontinuierlichen Feedback fordern die Versuchspersonen durch die differenzierte Verlaufsinformation zu kurzfristigen Interventionen heraus, wobei dann allerdings nur unter kontingentem Feedback der Zusammenhang zwischen eingesetzten Kontrollstrategien und den durch das Feedback angezeigten Veränderungen zuverlässig erkannt werden kann, da nur dann die tatsächlichen Reaktionen der Herztätigkeit auf die Kontrollmaßnahmen angezeigt werden.

Das nicht-kontingente kontinuierliche Feedback müßte demnach zwar auch zur Mobilisierung verschiedenster Kontrollstrategien führen, läßt aber auf Dauer wegen der vorprogrammierten und vom tatsächlichen Verlauf der Herztätigkeit unabhängigen Veränderungen keine stabilen Zusammenhänge zwischen diesen Strategien und dem Verlauf der Herztätigkeit erkennen. Unter nicht-kontingentem kontinuierlichen Feedback führt letzlich jede beliebige Kontrollstrategie zum - experimentell vorgeplanten - Erfolg.

Das nicht-kontinuierliche Feedback bietet im Vergleich zum kontinuierlichen Feedback weniger Anreize zur Ausbildung differenzierter Kurzzeit-Strategien, und - auch in seiner kontingenten Version - nur wenig Möglichkeiten zur Überprüfung ihrer spezifischen Wirksamkeit. Ebensowenig kann die Wirkung von kurzfristigen Atemmanövern auf die Herztätigkeit entsprechend überprüft werden. Die Zunahme der Regelhaftigkeit der Atmung wäre dann Ausdruck dafür, daß die Versuchspersonen insgesamt unter diesen Bedingungen

sich weniger auf die Atmung konzentrieren und eher
ein lockeres, ungezwungenes Atemmuster unter den
wahrscheinlich angenehmen und entspannungsfördernden
Trainingsbedingungen ausbilden. Dieser Effekt ist dann am
deutlichsten ausgeprägt, wenn diese Haltung noch durch die
Instruktion gefördert wird, wie dies bei der Gruppe NFR
mit nicht-kontingentem nicht-kontinuierlichem Feedback der
Fall ist. Diese Gruppe zeigt entsprechend den größten Zuwachs der Autokorrelationn Lag 1 (z') bei der Atmung, als
einzige eine signifikante Zunahme der durchschnittlichen
Amplituden der zyklischen Variation der Herzschlagfolge
(Variable XAMP, s. Abschnitt V.1.1.2) und auch als einzige
eine Verlangsamung der Herzfrequenz über die Trainingssitzungen (Variable XRR, s. Abschnitt V.1.1.4).

Ob die aufgrund der Analyse der physiologischen Primär- und
Prozeßparameter aufgestellten Vermutungen über die spezifischen Effekte der experimentellen Rückmeldebedingungen zutreffen, soll im folgenden durch die Analyse der von den
Versuchspersonen eingesetzten Kontrollstrategien weiter
geklärt werden. Zuvor jedoch werden die Verläufe innerhalb
der Trainingssitzungen über die Trainings- und Transferphasen analysiert.

V.2.2 Analyse der Prozeßparameter von Herztätigkeit und Atmung innerhalb der Sitzungen

Wie bereits bei den physiologischen Primärparametern sollen
die Verläufe der Prozeßparameter über die Trainings- und
Transferphasen als Differenzen zur Baseline betrachtet werden,

obwohl hier für die drei Prozeßparameter keine Baseline-
Unterschiede zwischen den Gruppen vorliegen. Von Interesse
ist bei dieser Betrachtung, ob sich für die Prozeßparameter
ähnliche Verläufe ergeben wie für die Primärparameter, d. h.
ob aus der Variation von Prozeßparametern die Variation der
erzielten Trainingsleistungen unter den experimentellen Bedingungen abgeleitet werden kann.

V.2.2.1 Autokorrelationen der Zeitreihen der Herztätigkeit

Für die Autokorrelationen Lag 1 (z') der Herztätigkeit ergeben
sich insgesamt über die Trainings- und Transferphasen nur geringe Abweichungen von den Baseline-Werten (s. Abb. 17 und
Tab. 93 bis 94 im Anhang). Dabei ähnelt der Verlauf der Koeffizienten über die Trainingsphasen denen der Variablen SRR
(sec./100; = mittlere Streuungen der RR-Intervalle, s. Abschnitt V.1.2.1) und XAMP (sec./100; = mittlere Amplituden
der zyklischen Variation der Herzschlagfolge, s. Abschnitt
V.1.1.2) unter kontinuierlichem Feedback (Gruppen KF und NF).
Bis zur 3. Trainingsphase nehmen die Koeffizienten zu und
werden dann wieder geringer, wobei bei der Gruppe KF unmittelbar wieder ein Anstieg mit anschließendem geringen Abfall zur
6. Trainingsphase erfolgt. Bei der Gruppe NF steigen die Koeffizienten nur während der 6. Trainingsphase nochmals an.

Im Niveau unterschiedlich, aber ansonsten identisch mit denen
der Gruppe NF, verändern sich die Koeffizienten bei der Gruppe
NFR, bei der auch die Verläufe in den Transferphasen mit denen
der Trainingsphasen fast identisch sind. Bei den anderen drei

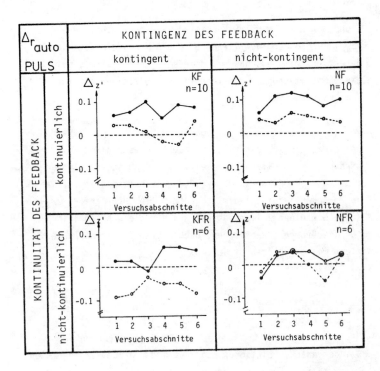

Abb. 17: Mittlere Differenzen zur Baseline für die Autokorrelationen Lag 1 (z'-Wandlung nach FISHER) der RR-Intervalle (sec./100) in den sechs Trainingsphasen (T1 - T6) und Transferphasen (TF1 - TF6) unter den vier experimentellen Bedingungen, zusammengefaßt über die zehn Trainingssitzungen.

KF: Kontingentes kontinuierliches Feedback
KFR: Kontingentes nicht-kontinuierliches Feedback
NF: Nicht-kontingentes kontinuierliches Feedback
NFR: Nicht-kontingentes nicht-kontinuierliches Feedback

T:●───●   TF:o───o

Gruppen (KF, KFR und NF) bestehen mehr oder minder große
Abweichungen der Koeffizienten in den Transferphasen von
denen der Trainingsphasen. Insgesamt gesehen sind dabei
die Koeffizienten in den Transferphasen kleiner als in
den Trainingsphasen.

Varianzanalytisch sind systematische Unterschiede zwischen
den einzelnen Trainings- oder Transferphasen nicht zu
sichern. Die dreifache Wechselwirkung "Kontingenz x Kontinuität x Meßwiederholung" für die Transferphasen (s. Tab.
94 im Anhang) zeigt lediglich punktuelle Unterschiede zwischen einzelnen Zellen des Designs an, die wahrscheinlich
für die Gruppe NFR bestehen. Dieser Effekt soll hier aber
nicht weiter untersucht werden.

V.2.2.2 Autokorrelationen der Zeitreihen der Atmung

Bei den Autokorrelationen Lag 1 (z') der Atmung ergeben sich
keine solchen Veränderungen wie bei den Koeffizienten der
Herztätigkeit. Insgesamt scheint hier eine Änderung der Koeffizienten eher als linearer Anstieg über die Trainings-
und Transferphasen für die beiden nicht-kontingenten Feedback-Bedingungen (NF und NFR) zu bestehen (s. Abbildung 18),
wobei die Koeffizienten einen Trend in Richtung auf die Ausgangswerte (Baseline) zeigen. Unter allen Bedingungen sind
dabei die mittleren Koeffizienten der Trainings- und Transferphasen größer als in den Baselines (= negative Differenzwerte BL - T bzw. BL - TF, s. auch Abschnitt V.2.1.2).

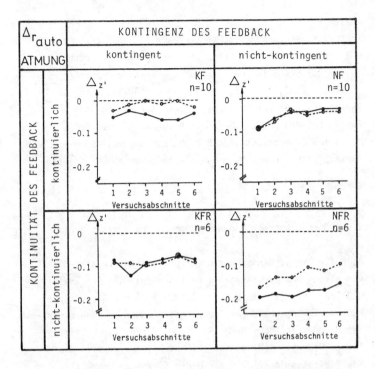

Abb. 18: Mittlere Differenzen zur Baseline für die Autokorrelationen Lag 1 (z'-Wandlung nach FISHER) der Atmung in den sechs Trainingsphasen (T1 - T6) und Transferphasen (TF1 - TF6) unter den vier experimentellen Bedingungen, zusammengefaßt über die zehn Trainingssitzungen.

KF: Kontingentes kontinuierliches Feedback
KFR: Kontingentes nicht-kontinuierliches Feedback
NF: Nicht-kontingentes kontinuierliches Feedback
NFR: Nicht-kontingentes nicht-kontinuierliches Feedback

T: ●——●   TF: o - - - o

Trotz der nahezu identischen Verläufe in den Trainings-
und Transferphasen ergeben sich signifikante Änderungen
im Verlauf der Sitzungen nur für die Transferphasen (F
(5/140) = 2.30, p < .05, s. Tab. 95 und 96 im Anhang).
Im wesentlichen dürfte dieser Effekt auf die Veränderungen bei den Gruppen NF und NFR zurückzuführen sein,
bei allen Gruppen ist jedoch davon auszugehen, daß die
Koeffizienten in Richtung auf die Ausgangswerte tendieren.

V.2.2.3 Kreuzkorrelationen von Atmung und Herztätigkeit

Auch für die 1. Minima der Kreuzkorrelationsfunktionen (z')
von Atmung und Herztätigkeit bestehen zwischen den Trainings-
und Transferphasen annähernd gleiche Verläufe der Veränderungswerte innerhalb der Trainingssitzungen bei den einzelnen Gruppen (s. Abbildung 19). Unter den beiden kontinuierlichen Feedback-Bedingungen (KF und NF) nähern sich die
Koeffizienten jeweils im Laufe der Sitzungen den Werten
der Baselines an, beim nicht-kontinuierlichen Feedback
(KFR und NFR) kann dies wohl nur für die Transferphasen
gelten.

Dieser Verlauf der Koeffizienten in Richtung auf die Baseline-Werte wird durch die Varianzanalysen für die Trainings-
und Transferphasen bestätigt (Haupteffekt "Meßwiederholungen"
T: F (5/140) = 4.48, p < .05; TF: F (5/140) = 4.46, p < .05;
s. Tab. 97 und 98 im Anhang). Es kann also von signifikanten
Niveauunterschieden der Veränderungswerte (entsprechend auch

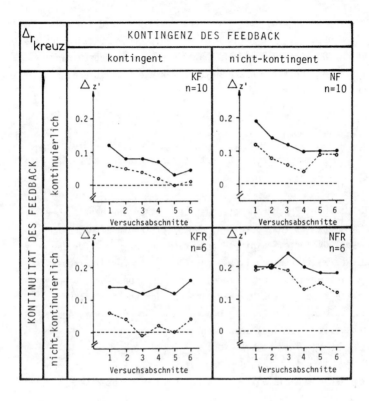

Abb. 19: Mittlere Differenzen zur Baseline für die Kreuzkorrelationen (z'-Wandlung nach FISHER) von Atmung und Herztätigkeit (RR-Intervalle, sec./100) beim ersten Minimum der Kreuzkorrelation in den sechs Trainingsphasen (T1 - T6) und Transferphasen (TF1 - TF6) unter den vier experimentellen Bedingungen, zusammengefaßt über die zehn Trainingssitzungen. Die Atmung ist Führvariable.

KF: Kontingentes kontinuierliches Feedback
KFR: Kontingentes nicht-kontinuierliches Feedback
NF: Nicht-kontingentes kontinuierliches Feedback
NFR: Nicht-kontingentes nicht-kontinuierliches Feedback

T: ●——●   TF: o- - -o

der Ursprungswerte) über die sechs Trainings- und Transferphasen unter allen experimentellen Bedingungen ausgegangen werden. Dabei sind im Durchschnitt die Veränderungsbeträge in den letzten Versuchsabschnitten geringer als zu Beginn der Sitzungen.

V.2.2.4 Zusammenfassende Bewertung der Verläufe innerhalb der Sitzungen

Für die drei Prozeßparameter der Zeitreihen von Herztätigkeit und Atmung ist festzustellen, daß signifikante Effekte im Verlauf über die Trainings- und Transferphasen nur für die Autokorrelationen Lag 1 (z') der Atmung und für die Kreuzkorrelationen von Herztätigkeit und Atmung bestehen. Diese Effekte sind als eher lineare Tendenz der Koeffizienten in den Trainings- und Transferphasen in Richtung auf die Ausgangswerte (Baseline) anzusehen.

Für die Interpretation des Verlaufs der Trainingsleistungen, gemessen durch die physiologischen Primärparameter SRR (sec./100) und XAMP (sec./100) liefern diese Effekte aber keine verwertbare Information, außer daß die Leistungsverläufe innerhalb der Trainingssitzungen über die 6 Trainings- und Transferphasen offensichtlich nicht von entsprechenden gleichsinnigen Veränderungen der gewählten Prozeßparameter der Atmung allein oder des Zusammenhangs zwischen Atmung und Herztätigkeit begleitet werden.

Gleichsinnige Verläufe wie bei den Leistungsmaßen SRR und
XAMP treten jedoch beim Prozeßparameter der Herztätigkeit
(Autokorrelationen Lag 1) auf, und zwar derart, daß unter
kontinuierlichem Feedback die unmittelbare Vorhersagbarkeit der Herztätigkeit zunimmt, wenn die Trainingsleistung
zunimmt und umgekehrt. Für die beiden Gruppen mit kontinuierlichem Feedback (KF und NF) entspricht damit die Variation der Trainingsleistungen bei der Kontrolle der
Variabilität der Herztätigkeit einer Variation der seriellen Abhängigkeit in der Herztätigkeit. Für die beiden Gruppen KFR und NFR mit nicht-kontinuierlichem Feedback kann
dies nicht behauptet werden.

Für die Gruppe KF (kontingentes kontinuierliches Feedback)
sind die Verläufe bei der Streuung der RR-Intervalle (SRR)
und der Autokorrelationen Lag 1 der Herztätigkeit sowohl
in den Trainingsphasen als auch in den Transferphasen nahezu identisch (wenn auch in einem anderen Maßstab). Gruppe
KF ist diejenige Gruppe, die als einzige signifikante Trainingsleistungen aufzuweisen hatte, obwohl bei der Gruppe
NF sogar numerisch größere Trainingseffekte auftraten.

Unter allen experimentellen Bedingungen scheinen die Verläufe der Variablen SRR denen der Autokorrelationen Lag 1
(z') der Herztätigkeitswerte (RR-Intervalle) ähnlicher zu
sein als die der Variablen XAMP, d. h. Variationen in der
Determiniertheit des Herztätigkeitsprozesses werden eher
von Variationen des Parameters für die Trainingsleistungen
(Variable SRR) begleitet als von solchen der Amplituden
der zyklischen Variation der Herzschlagfolge (Variable
XAMP). Letztere scheinen sich eher gemeinsam mit der Determiniertheit des Atemprozesses zu ändern: bei der Gruppe,

die bei den Autokorrelationen Lag 1 (z') der Atemzeitreihen die größte Veränderung von den Baselines zu den Trainings- und Transferphasen aufweist, nämlich Gruppe NFR, zeigen sich auch signifikante Veränderungen bei den Amplituden der zyklischen Variation der Herzschlagfolge. Bei beiden Variablen nimmt die Ausprägung von den Baselines zu den Trainings- und Transferphasen zu.

Noch ein weiterer Hinweis auf die Trainingsbedingungen läßt sich aus den Veränderungen der Determiniertheit des Atemprozesses gewinnen: unter allen Trainingsbedingungen nimmt sowohl die Determiniertheit des Atemprozesses als auch das Ausmaß der Amplituden der zyklischen Variation der Herzschlagfolge zu. Aus den Autokorrelationen läßt sich auf die Zunahme in der Regelmäßigkeit der Atemzyklen schließen, die höchstwahrscheinlich auch von größeren Atemamplituden begleitet sind. Eine direkte Aussage über die Atemamplituden läßt sich zwar wegen des verwendeten Meßverfahrens (Thermistormethode) nicht treffen, es kann jedoch aus den Veränderungen der Variablen XAMP auf insgesamt ausgeprägtere Atemamplituden indirekt geschlossen werden.

Nur bei Gruppe KF, die bei diesen beiden Indikatoren (Autokorrelation Lag 1 und Variable XAMP) für die Zyklizität und - indirekt - die Amplituden der Atmung die geringsten Änderungen aufweist, ist eine Einschränkung der Gesamtvariabilität der Herztätigkeit (Variable SRR) festzustellen. Wird die Atmung rhythmischer - mit wahrscheinlich gleichzeitig stärker ausgeprägten Atemamplituden - so reduzieren sich die Trainingsleistungen entsprechend (Maßstab ist dabei nicht die absolute Größe der Differenz zwischen Baseline und Training, sondern die "Signifikanz" der Effekte). Konzentrieren sich die Versuchspersonen auch noch zusätzlich darauf, einen möglichst hohen Grad an Entspannung zu erreichen, wie dies bei den Versuchspersonen der Gruppe NFR angenommen werden kann, so scheint dies wegen der engen Kopplung von Atmung und Herztätigkeit nicht mit einer gleichzeitigen Reduktion der Variabilität der Herztätigkeit (Variable SRR) vereinbar zu sein.

Es reicht allerdings zur Erzielung von Kontrolleistungen nicht aus, nur eine größere Regelmäßigkeit und eine Zunahme der Amplituden der Atmung zu verhindern, wie dies allem Anschein nach allein schon durch das kontinuierliche Feedback geschieht. Desgleichen scheint allein die kontingente Rückmeldung über die Trainingsleistungen noch keine ausreichende Bedingung für Trainingserfolg zu sein. Als zusätzliche Bedingung muß offensichtlich noch die gebotene Rückmeldung kontingente, d. h. richtige Informationen über den Ablauf der Herztätigkeit liefern, damit Trainingsleistungen erzielt werden können. Erst dann scheinen die Versuchspersonen effektive Kontrollstrategien entwickeln oder zumindest ungeeignete ausschließen zu können. Diese Kontrollstrategien sollen daher im nächsten Abschnitt untersucht werden.

V.3 Beschreibung der Kontrollstrategien beim Feedback-Training

Die von den Versuchspersonen beim Training eingesetzten Kontrollstrategien werden jeweils im Anschluß an die Sitzungen erfaßt. Die Versuchspersonen geben dabei in <u>freier Beschreibung</u> an, welche Trainingstechniken sie benutzt haben und wie wirksam diese waren (Skala von 1 bis 7; 1 = überhaupt nicht wirksam, 7 = sehr wirksam). Zur Skalierung wurden die Versuchspersonen aufgefordert, alle in der Sitzung verwendeten Kontrollstrategien aufzuschreiben. Die Versuchspersonen brauchten jedoch keine Angaben darüber zu machen, innerhalb welcher Trainings- oder Transferphasen sie die verschiedenen Strategien benutzt hatten.

Die in dieser freien Form von den Versuchspersonen beschriebenen Kontrollstrategien werden in verschiedenen Kategorien zusammengefaßt. Dazu wurden zunächst drei Grundkategorien gebildet, innerhalb derer dann weitere Differenzierungen vorgenommen werden können. Die Zuordnung der Strategien zu den Grundkategorien erfolgt nach folgenden Gesichtspunkten:

Kategorie I	Auf die Atmung bezogene Strategien und Techniken;
Kategorie II	Auf die Herztätigkeit bezogene Strategien und Techniken;
Kategorie III	Auf Entspannung/Aktivität oder auf kognitive/gedankliche Aspekte bezogene Strategien und Techniken.

Die Einteilung der Trainingsstrategien in diese drei Kategorien schien sinnvoll, weil es bei diesem Feedback-Training darum geht, die Herztätigkeit - genauer den Rhythmus der Herztätigkeit - zu beeinflussen. Effektive Kontrollmöglichkeiten auf die Herztätigkeit bestehen physiologisch über den Mediator "Atmung". In der Kategorie I werden daher solche Antworten erfaßt, in denen die Versuchspersonen die Atmung oder bestimmte Atemtechniken als Kontrollstrategie benennen.

In der Kategorie II werden die Antworten erfaßt, bei denen die Versuchspersonen direkt die Herztätigkeit oder das Herz als Ziel ihrer Bemühungen angeben, z. B. "Konzentration auf den Herzschlag", aber auch "absichtlich nicht auf den Herzschlag achten".

Neben solchen direkt auf die Zielvariable (Herz bzw. Herztätigkeit) oder auf die wesentliche Mediatorvariable (Atmung) gerichteten Strategien können die Versuchspersonen auch eher unspezifische Kontrollmaßnahmen anwenden, z. B. durch Konzentration auf Entspannung[1] oder eher kognitive Strategien ("Sich etwas Schönes vorstellen", "Probleme strukturieren" etc.). Kontrollstrategien dieses Typs werden in Kategorie III erfaßt.

Mit den genannten drei Kategorien sollen nur solche Strategien erfaßt werden, die sich eindeutig dem jeweiligen Kategorientyp zuordnen lassen. Nicht eindeutig erfaßbar sind damit Kombinationsstrategien z. B. des Typs I + II oder II + III, d. h. Strategien, die aus Teilstrategien verschiedener Kategorien zusammengesetzt sind. Beispiele für solche Strategien sind: "Ruhig atmen und dabei auf das Herz achten", "Auf das Herz konzentrieren und störende Gedanken abschalten" oder

---

[1] Hier ist besonders zu beachten, daß Gruppe NFR (nicht-kontingentes nicht-kontinuierliches Feedback) explizit eine entspannungsorientierte Zusatzinstruktion erhielt; s. auch Abschnitte III.1 und IV.3).

auch "Muskeln entspannen und tief atmen". Diese Strategien sollen daher als Mischstrategien bzw. Kombinationsstrategien gesondert erfaßt werden, wobei zwischen Kombinationstypen I + II (Kombination von atmungs- und herztätigkeitsbezogenen Kontrolltechniken) und allen anderen (Kombinationen I + III oder II + III) unterschieden wird. Diese Unterteilung trennt damit zwischen Kombinationsstrategien, die ausschließlich auf die Zielvariable und die wesentliche Mediatorvariable gerichtet sind (Herztätigkeit und Atmung = Typ Kombi I + II) und solchen, bei denen auch entspannungs- und gedankenbezogene Aspekte vertreten sind (Kombi-Rest).

Für den Fall, daß sich eine von den Versuchspersonen angegebene Strategie keiner der drei Grundkategorien zuordnen läßt, wird sie einer Restkategorie IV zugeordnet. Weiter ausgewertet werden sollen solche Strategien nur dann, wenn sie in Kombination mit einer Strategie der drei Grundtypen auftreten. In diesem Fall werden sie der zweiten Kombinationskategorie (alle Mischtypen außer I + II, d. i. "Kombi-Rest") zugeordnet.

Zur Auswertung werden für jede Versuchsperson folgende Parameter erfaßt:

(1) Art der verwendeten Strategie(n),

(2) eingeschätzte Wirksamkeit dieser Strategie(n) in den Trainingssitzungen, in denen diese Strategie benutzt wurde.

V.3.1 Verwendungshäufigkeiten der verschiedenen Trainingsstrategien

Aus der gerade beschriebenen Datenmenge (Abschnitt V.3) der in den Trainingssitzungen von den Versuchspersonen verwendeten Strategien und deren Effektivität wird für jede der gebildeten Kategorien pro Person und Trainingssitzung kodiert, ob Strategien des entsprechenden Typs benutzt wurden oder nicht (Kategorien I, II, III, Kombi I + II, Kombi-Rest). Mehrfachnennungen für Strategien des gleichen Typs innerhalb der gleichen Sitzung werden dabei nicht gesondert erfaßt. Über die verschiedenen Kategorien-Typen werden die Nennungen jedoch als unabhängige Angaben behandelt, d. h. die Nennung z. B. einer Strategie der Kategorie I schließt die Nennung von Strategien anderer Kategorien nicht aus. Für jede Gruppe wird danach die Anzahl der Versuchspersonen bestimmt, die Strategien des jeweiligen Typs verwendet haben. Da die Gruppen unterschiedlich groß sind, ist es zum Vergleich zwischen den Gruppen notwendig, diese absoluten in relative Häufigkeiten (%) umzuwandeln. Da die Nennungen in den verschiedenen Kategorien unabhängig voneinander sind, können sich die Prozentwerte über verschiedene Kategorien zu mehr als 100 % addieren. Die relative Anzahl der Personen (%) pro Gruppe und Sitzung, welche einen bestimmten Kategorientyp benutzt haben, zeigt Tabelle 7.

In den folgenden Abschnitten werden zuerst die Verteilungen der Fallzahlen für die einzelnen Strategientypen beschrieben, d. h. es wird zwischen den Untersuchungsgruppen verglichen, wieviele Personen jeweils die einzelnen Strategien verwendet haben. Anschließend werden diese Ergebnisse zusammengefaßt

STRAT. (KATEG.)	GRUPPE	S1	S2	S3	S4	S5	S6	S7	S8	S9	S10	MITTEL	MEDIAN
I	KF	80	60	60	60	50	60	60	50	70	60	61.0	
	KFR	50	50	16	50	33	33	50	50	33	50	41.5	50
	NF	50	60	30	40	60	30	50	40	50	40	45.0	
	NFR	33	33	16	33	0	0	0	0	0	0	11.5	
II	KF	20	10	30	10	10	20	20	10	20	10	16.0	
	KFR	33	66	50	50	16	16	16	16	33	16	31.2	20
	NF	30	40	30	60	20	20	10	30	30	10	28.0	
	NFR	33	50	33	16	16	33	16	0	0	0	19.7	
III	KF	50	50	40	50	50	40	50	50	40	50	47.0	
	KFR	100	83	66	66	50	66	50	50	50	50	63.1	50
	NF	80	80	80	70	70	60	50	60	70	50	67.0	
	NFR	83	83	83	83	66	66	66	50	50	50	68.0	
KOMBI I+II	KF	10	10	0	10	10	0	10	10	0	10	7.0	
	KFR	16	0	0	0	0	16	0	0	0	0	3.2	0
	NF	0	0	10	0	10	10	10	10	0	10	7.0	
	NFR	0	0	0	0	0	0	0	0	0	0	0.0	
KOMBI REST	KF	10	10	10	10	20	10	10	10	10	10	11.0	
	KFR	66	33	33	33	33	33	33	50	33	16	36.3	30
	NF	20	30	30	20	10	10	30	20	20	30	22.0	
	NFR	50	50	33	50	50	66	66	66	66	66	56.3	

RELATIVER ANTEIL VON VPN MIT BESTIMMTEN TRAININGSSTRATEGIEN (%)

Tab. 7: Relative Anzahl der Versuchspersonen pro Gruppe und Trainingssitzung, die Trainingsstrategien der verschiedenen Kategorien benutzt haben (Angaben in %).

KF: Kontingentes kontinuierliches Feedback
KFR: Kontingentes nicht-kontinuierliches Feedback
NF: Nicht-kontingentes kontinuierliches Feedback
NFR: Nicht-kontingentes nicht-kontinuierliches Feedback
I: atembezogene Strategien
II: herztätigkeitsbezogene Strategien
III: entspannungs- und kognitionsbezogene Strategien

und bewertet. Von besonderem Interesse ist dabei, ob die aufgrund der Differenzierungen in den physiologischen Primärparametern und in den Prozeßparametern von Atmung und Herztätigkeit aufgestellten Vermutungen zu den Trainingsstrategien mit den von den Versuchspersonen gemachten Angaben übereinstimmen.

Insgesamt ist aufgrund der genannten physiologischen Befunde zu vermuten, daß einerseits die Versuchspersonen unter kontinuierlichen Feedback-Bedingungen (KF und NF) eher differentiell wirkende Atemstrategien zur Kontrolle der Herztätigkeit einsetzen als unter nicht-kontinuierlichem Feedback (KFR und NFR), und andererseits speziell Gruppe NFR (nicht-kontingentes nicht-kontinuierliches Feedback) mit der entspannungsorientierten Zusatzinstruktion vorwiegend globale und tatsächlich entspannungsähnliche Strategien verwendet. Diese Vermutungen wurden auch in Abschnitt III.2 als Hypothesen zu den eingesetzten Kontrollstrategien formuliert.

V.3.1.1 Auf die Atmung bezogene Strategien (Typ I)

Über alle Gruppen gesehen werden Strategien des Typs I, in denen die Atmung oder bestimmte Atemtechniken angegeben werden, etwa von der Hälfte der Versuchspersonen eingesetzt (s. Tab. 7). Am häufigsten werden diese atemzentrierten Strategien dabei von Gruppe KF (kontingentes kontinuierliches Feedback), am wenigsten von Gruppe NFR (nicht-kontingentes nicht-kontinuierliches Feedback) genutzt. Bei Gruppe NFR kommen atemzentrierte Strategien ab der fünften Trainingssitzung nicht mehr ohne Kombination mit anderen Strategien vor.

Der Vergleich der relativen Häufigkeiten, mit denen Strategien dieses Typs von den Gruppen verwendet werden, mit dem k-Stichproben-Mediantest (LIENERT, 1973, S. 184 f.) ergibt zwischen den Gruppen überzufällige Abweichungen, d. h. die Gruppen unterscheiden sich in der Verteilung der relativen Fallzahlen oberhalb und unterhalb des gemeinsamen Medians. Anders ausgedrückt: Strategien des Typs I werden von den Experimentalgruppen nicht mit gleicher Häufigkeit eingesetzt (χ^2 = 22.93, df = 3, p < .001).
In Gruppe KF wird dabei dieser Strategientyp in acht Sitzungen von mehr als der Hälfte der Versuchspersonen eingesetzt, in Gruppe NF in zwei Sitzungen. Bei den beiden anderen Gruppen (KFR und NFR) werden diese Strategien in keiner Sitzung von mehr als der Hälfte der Versuchspersonen eingesetzt.

V.3.1.2 Auf die Herztätigkeit bezogene Strategien (Typ II)

Strategien des Typs II werden von den Versuchspersonen aller Gruppen seltener angegeben als die des Typs I. Der Median der relativen Häufigkeiten solcher Strategien, bei denen das Herz oder die Herztätigkeit als Ziel der Bemühungen angegeben werden, liegt bei 20 % (s. Tab. 7). Fallzahlen oberhalb des gemeinsamen Medians kommen bei allen vier Untersuchungsgruppen vor. Der Mediantest ergibt zwischen den

Gruppen keine Unterschiede in der relativen Benutzungshäufigkeit für Strategien des Typs II, d. h. sie werden von allen Gruppen etwa gleich häufig als Trainingsstrategie angegeben (χ^2 = 5.83, df = 3).

V.3.1.3 Auf Entspannung oder Aktivität und kognitive oder gedankliche Aspekte bezogene Strategien (Typ III)

Von den Angaben über die verwendeten Trainingsstrategien entfallen die meisten Angaben auf eher kognitive oder entspannungszentrierte Techniken. Strategien dieses Typs werden von mehr als der Hälfte aller Versuchspersonen während des Trainings eingesetzt (s. Tab. 7). Am seltensten vertreten sind Kategorien des Typs III bei Gruppe KF (kontingentes kontinuierliches Feedback), bei der in keiner Sitzung mehr als 50 % der Versuchspersonen solche ausschließlich in Kategorie III einzuordnenden Strategien benutzten. Bei Gruppe KFR (kontingentes nicht-kontinuierliches Feedback) werden Strategien der Kategorie III in fünf Sitzungen von mehr als der Hälfte der Versuchspersonen benutzt, bei Gruppe NFR (nicht-kontingentes nicht-kontinuierliches Feedback) in sieben Sitzungen und bei Gruppe NF (nicht-kontingentes kontinuierliches Feedback) in acht Sitzungen.

Der Mediantest bestätigt einen Unterschied zwischen den Gruppen (χ^2 = 15.2, df = 3, p < .01). Dieser Unterschied besteht zwischen Gruppe KF und den anderen drei Gruppen (für die Gruppen KFR, NF und NFR bestehen keine Unterschiede:

Mediantest χ^2 = 0.95 bei df = 3), d. h. in Gruppe KF
benutzen insgesamt weniger Versuchspersonen entspannungs-
oder gedankenzentrierte Trainingsstrategien als in den
anderen Gruppen.

V.3.1.4 Mischstrategien des Typs I + II

Kombinierte Strategien, die gleichzeitig auf die Atmung
und die Herztätigkeit zentriert sind, werden nur von sehr
wenigen Versuchspersonen eingesetzt. In allen Gruppen benutzt über die Trainingssitzungen jeweils höchstens eine
Versuchsperson Strategien dieses Typs, dies allerdings
bei den Gruppen KF und NF (jeweils kontinuierliches Feedback) in mehr Sitzungen als in den Gruppen KFR und NFR
(jeweils nicht-kontinuierliches Feedback, s. Tab. 7).
Wegen der insgesamt geringen Auftretenshäufigkeit dieses
Mischtyps wird auf eine statistische Bewertung der Gruppen-
unterschiede verzichtet.

V.3.1.5 Sonstige Mischstrategien außer Typ I + II

In der zweiten Mischkategorie der Trainingsstrategien werden
alle diejenigen Angaben der Versuchspersonen erfaßt, bei
denen Kombinationen des Typs I + III (atmungs- und entspan-
nungsbezogen), II + III (herztätigkeits- und entspannungs-
bezogen) oder des Typs I, II oder III mit der Restkategorie
IV (nicht in Grundtypen I, II oder III einzuordnende Strate-

gien) vorkommen. Im Vergleich zum Kombinationstyp I +
II ist diese Mischkategorie relativ hochbesetzt, wobei
Gruppe NFR (nicht-kontingentes nicht-kontinuierliches
Feedback) den höchsten Anteil von Personen aufweist,
die Kombinationsstrategien dieses Typs einsetzen (s.
Tab. 7). Am wenigsten wird dieser Strategientyp von
Gruppe KF mit kontingentem kontinuierlichem Feedback
verwendet. Sowohl bei Gruppe KF als auch bei Gruppe NF
treten dabei in keiner Sitzung Fallzahlen oberhalb des
Medians der vier Gruppen auf, bei Gruppe KFR jedoch in
neun und bei Gruppe NFR sogar in allen zehn Trainingssitzungen. Diese Verteilungsunterschiede ergeben im
Mediantest einen hochsignifikanten Unterschied zwischen
den Gruppen (χ^2 = 36.39, df = 3, p < .001), wobei sich
die Gruppen KF und NF von den beiden Gruppen KFR und
NFR unterscheiden.

V.3.1.6 Zusammenfassende Bewertung der relativen Verwendungshäufigkeiten von Trainingsstrategien der verschiedenen Typen

Der Aufstellung in Tabelle 7 ist zu entnehmen, daß die
einzelnen Strategietypen von den Versuchspersonen der
vier Experimentalgruppen unterschiedlich bevorzugt werden.
Außer beim Kombinationstyp I + II, bei dem wegen der geringen Fallzahlen keine statistische Prüfung vorgenommen
wurde, und beim Typ II ergibt der Mediantest bei allen
anderen Strategientypen signifikante Unterschiede zwischen

den Gruppen, d. h. es unterscheidet sich die relative
Anzahl von Versuchspersonen, die Strategien des jeweiligen Typs verwenden. Die Ergebnisse der Tests sind in
Tabelle 8 noch einmal zusammengefaßt.

Kategorientyp	χ^2	df	Signifikanz
I	22.93	3	$p < .001$
II	5.83	3	n.s.
III	15.2	3	$p < .01$
Kombi I + II	-	-	--
Kombi Rest	36.39	3	$p < .001$

Tab. 8: Zusammenstellung der Ergebnisse des Mediantests
für die Prüfung der Unterschiede zwischen den
Gruppen bei der Verwendung von Trainingsstrategien
verschiedener Kategorientypen.

I   = atembezogene Strategien
II = herztätigkeitsbezogene Strategien
III = entspannungs- und kognitionsbezogene
      Strategien.

Es treten jedoch nicht nur Unterschiede zwischen den Gruppen
in der Bevorzugung bestimmter Strategientypen derart auf,
daß sich die Gruppen überhaupt voneinander unterscheiden,
sondern es werden anscheinend auch über alle Gruppen hin
die verschiedenen Strategien unterschiedlich häufig eingesetzt. Bevorzugt werden dabei offensichtlich insgesamt Strategien, die sich auf Entspannung oder bestimmte Gedanken und
Vorstellungen zentrieren (Typ III), und solche, bei denen die

Atmung als Zielvariable angegeben wird. Eine Zusammenstellung über die mittleren Häufigkeiten (%), mit denen die verschiedenen Strategientypen eingesetzt werden, und die Rangreihenfolgen jeweils innerhalb der Gruppen gibt Tabelle 9 wieder.

KATEGORIE	MITTLERE REL. HAEUFIGKEITEN				RANGREIHENFOLGEN INNERHALB DER GRUPPEN			
	KF	KFR	NF	NFR	KF	KFR	NF	NFR
I	61.0	41.5	45.0	11.5	1	2	2	4
II	16.0	31.2	28.0	19.7	3	4	3	3
III	47.0	63.1	67.0	68.0	2	1	1	1
KOMBI I+II	7.0	3.2	7.0	0.0	5	5	5	5
KOMBI-REST	11.0	36.3	22.0	56.3	4	3	4	2

Tab. 9: Zusammenstellung der mittleren relativen Häufigkeiten (%) der Verwendung bestimmter Strategientypen und ihre Rangreihenfolge innerhalb der Gruppen. Die Daten sind aus Tabelle 7 zusammengestellt.

I = atembezogene Strategien
II = herztätigkeitsbezogene Strategien
III = entspannungs- und kognitionsbezogene Strategien.

Tabelle 9 ist zu entnehmen, daß die beiden Strategientypen I und III gegenüber allen anderen bevorzugt werden. Bei drei Gruppen (KFR, NF, NFR) wird der Strategientyp III von mehr Versuchspersonen der Gruppen eingesetzt als jeder andere Typ. Für Strategientyp I gilt dies bei Gruppe KF. Strategientyp Kombi I + II wird insgesamt bei allen Gruppen von den wenigsten Versuchspersonen eingesetzt.

Zur Ermittlung der Rangreihenfolge der verschiedenen Strategientypen über alle Gruppen werden die Rangdominanzen bestimmt, d. h. es wird für jeden Strategientyp ausgezählt, wie oft er in der Verwendungshäufigkeit vor jedem anderen rangiert. Die Matrix der Rangdominanzen zeigt Tabelle 10.

Strategien des Typs III werden eindeutig von mehr Versuchspersonen eingesetzt als jede andere Strategie. In der Rangreihe der Bevorzugung folgen die Kategorien I, Kombi-Rest, II und Kombi I + II. Die letzte Kategorie wird aber nur von sehr wenigen Versuchspersonen eingesetzt (s. auch Tab. 7 und 9 sowie Abschnitt V.3.1.4).

Unterschiede zwischen den Gruppen in der relativen Anzahl derjenigen Versuchspersonen, die bestimmte Typen von Strategien während des Trainings zur Kontrolle der Herztätigkeit einsetzen, gibt es für die Kategorien I, III und Kombi-Rest (s. Abschnitte V.3.1.1 - V.3.1.5). Der Kategorie Kombi-Rest werden solche Strategien zugeordnet, die aus einer Kombination von Anteilen der Kategorie III mit Anteilen der Kategorien I oder II bestehen (die zusätzliche Einordnung von Kombinationen beliebiger Typen mit der Rest-

über \ dominant	I	II	III	Kombi I + II	Kombi Test
I	-	0	3	0	1
II	4	-	4	0	2
III	1	0	-	0	0
Kombi I + II	4	4	4	-	4
Kombi Rest	3	2	4	0	-
Summe	12	6	15	0	7

<u>Tab. 10</u>: Matrix der Rangdominanz bei den relativen Häufigkeiten der verschiedenen Strategientypen. Eingetragen ist, wie häufig eine bestimmte Strategie von den Gruppen öfter als jede andere verwendet wird. Die dominante Strategie ist in der Kopfzeile angegeben.

I = atembezogene Strategien
II = herztätigkeitsbezogene Strategien
III = entspannungs- und kognitionsbezogene Strategien.

kategorie IV spielt dabei keine nennenswerte Rolle. Die Unterschiede zwischen den Gruppen bei diesen drei Kategorientypen sind wie folgt (s. auch V.3.1.1 - V.3.1.5):
  Kategorie I   : KF / NF / KFR > NFR,
  Kategorie III : NFR / NF / KFR > KF,
  Kombi-Rest   : NFR / KFR > NF / KF.

Zusammengefaßt: Gruppe NFR benutzt weniger atembezogene Strategien (Kategorie I) als die anderen drei Gruppen, dafür aber - zusammen mit Gruppe NF und KFR - mehr entspannungs- und kognitionszentrierte Strategien als Gruppe KF. Außerdem verwenden

mehr Versuchspersonen der Gruppen KFR und NFR Strategien
des Typs III als Strategienanteile in Kombination mit
anderen Teilkomponenten. Bei den direkt auf die Herztätigkeit gerichteten Strategien (Typ II) besteht insgesamt
kein Unterschied zwischen den Gruppen.

Damit bestätigt sich die Vermutung über die Verteilung von
Trainingsstrategien verschiedener Kategorien über die Experimentalgruppen zumindest für Gruppe NFR, deren Versuchspersonen insgesamt überwiegend Strategien der Kategorie III
entweder allein oder in Kombination mit anderen (Kategorie
Kombi-Rest) einsetzen. Einzelstrategien des Typs I werden
dabei von Gruppe NFR ab der fünften und solche des Typs II
ab der achten Trainingssitzung nicht mehr eingesetzt, d. h.
in den letzten drei Sitzungen werden ausschließlich Strategien des Typs III allein oder in Kombination mit anderen
verwendet (s. auch Tab. 7).

Da Gruppe NFR zusätzlich jeweils von allen Gruppen den höchsten Anteil an Versuchspersonen aufweist, die solche auf
Entspannung oder bestimmte Gedanken und Vorstellungen zentrierten Strategien und gleichzeitig den geringsten Prozentsatz bei Strategien des Typs I einsetzen, scheint die Aussage
gerechtfertigt, daß hier die Zusatzinstruktion zu einer Verschiebung der Präferenz in Richtung auf Strategien des Typs III
oder Kombinationen damit geführt hat. Diese Präferenz für solche -
in diesem Zusammenhang eher als global einzustufende - Strategien entsteht dabei eher dadurch, daß Strategien des Typs
I (atembezogen) oder II (herztätigkeitszentriert) nicht

als Einzelstrategien sondern vielmehr in Kombination
mit Entspannungs- und Vorstellungstechniken eingesetzt
werden (Typ Kombi-Rest).

Im Vergleich zur Gruppe NFR verwendet Gruppe KF (kontingentes kontinuierliches Feedback) überwiegend Strategien des Typs I und auch des Typs III, selten aber in Kombination mit anderen Strategien (Kategorien Kombi I + II bzw. Kombi-Rest). Können Strategien des Typs III als eher globale Strategien angesehen werden, so sind im Vergleich dazu Strategien des Typs I eher differentielle, auf bestimmte Parameter (hier der Atmung) gerichtete Techniken. Auch hier besteht also Übereinstimmung zwischen den von den Versuchspersonen gemachten Angaben über ihre Trainingsstrategien und den an den physiologischen Parametern gemessenen Effekten des Feedback-Trainings.

Abgesehen von den Aussagen für die beiden Gruppen KF und NFR lautete eine zusätzliche Hypothese, daß das kontinuierliche Feedback generell zu differenzierteren Trainingstechniken anregt als das nicht-kontinuierliche Feedback, unabhängig davon, ob es richtig oder falsch ist. Zu prüfen wären also Unterschiede zwischen KF/NF und KFR/NFR.

Diese Prüfung wird mittels des Vier-Felder-χ^2-Tests (LIENERT, 1973, S. 169 f.) bei einseitiger Fragestellung vorgenommen. Dazu werden in das Vier-Felder-Schema die Häufigkeiten, mit denen Strategien des Typs I oder II bzw. III oder Kombi-Rest mit Fallzahlen größer oder gleich dem Median verwendet werden, eingetragen. Tabelle 11a zeigt das Vier-Felder-Schema und die

Berechnung der Prüfgröße u für die einseitige Fragestellung. Arbeitshypothese dabei ist, daß differenzierte Trainingsstrategien (Typ I und II) unter kontinuierlichem Feedback von mehr Versuchspersonen eingesetzt werden als globalere Strategien (Typ III und Kombi-Rest), die unter nicht-kontinuierlichen Feedback-Bedingungen von den Versuchspersonen bevorzugt werden.

Der einseitige Vier-Felder-Test bestätigt den Unterschied in der Verwendungshäufigkeit der Strategien unter kontinuierlichem und nicht-kontinuierlichem Feedback. Der Unterschied zwischen den beiden Stufen des Faktors "Kontinuität des Feedback" ist dabei darauf zurückzuführen, daß unter nicht-kontinuierlichem Feedback (Gruppen KFR und NFR) eher globalere Strategien bevorzugt werden. Unter kontinuierlichem Feedback sind differenziertere und globalere Kontrollstrategien gleich häufig mit Fallzahlen über bzw. gleich dem Median vertreten. Damit bestätigt sich nur der zweite Teil der Arbeitshypothese, daß unter nicht-kontinuierlichem Feedback globalere Kontrollstrategien im Vergleich zu differenzierteren von mehr Versuchspersonen eingesetzt werden. Die bei den beiden Gruppen mit kontinuierlichem Feedback (KF und NF) vorhandenen gegenläufigen Tendenzen in der Verwendung differenzierterer und globaler Kontrollstrategien heben sich bei der obigen Betrachtungsweise auf (s. auch Tab. 7).

Ebenso wie für den Faktor "Kontinuität des Feedback" wurden auch für die Abstufungen des Faktors "Kontingenz des Feedback" Unterschiede bei den Verwendungshäufigkeiten von globalen und differenzierteren Strategien postuliert. Auch

(a)

Strategientyp	Feedback kontinuierlich	Feedback nicht-kontinuierlich	Σ
differenziert	20 a	b 10	30
global	20 c	d 31	31
Σ	40	41	81

$u = \sqrt{x^2} = 2.33$ bei df = 1; $p < .025$

(b)

Strategientyp	Feedback kontingent	Feedback nicht kontingent	Σ
differenziert	19 a	b 7	26
global	19 c	d 29	48
Σ	38	36	74

$u = \sqrt{x^2} = 2.751$ bei df = 1; $p < .025$

(c)

	Feedback kontingent	Feedback nicht kontingent	Σ
kontinuierlich	10 KF / KFR	5 NF / NFR	15
nicht-kontinuierlich	6	1	7
Σ	16	6	22

Differenzierte Trainingsstrategien

	Feedback kontingent	Feedback nicht kontingent	Σ
kontinuierlich	7 KF / KFR	10 NF / NFR	17
nicht-kontinuierlich	12	19	31
Σ	19	29	48

Globale Trainingsstrategien

Tab. 11 (a)-(c): Legende hierzu siehe nächste Seite

Tab. 11: Verwendungshäufigkeiten differenzierter (Typ I und II) und globaler (Typ III und Kombi-Rest) Kontrollstrategien unter den experimentellen Bedingungen. Alle Werte wurden aus den Daten der Tabelle 7 ausgezählt.

(a) Vier-Felder-χ^2-Test bei einseitiger Prüfung für die Differenzierung von Trainingsstrategien zwischen den beiden Abstufungen des Faktors "Kontinuität des Feedback".

(b) Vier-Felder-χ^2-Test bei einseitiger Prüfung für die Differenzierung von Trainingsstrategien zwischen den beiden Abstufungen des Faktors "Kontingenz des Feedback".

(c) Vier-Felder-Schemata über die Verwendungshäufigkeiten differenzierter (links) bzw. globaler Trainingsstrategien (rechts) mit Fallzahlen oberhalb oder gleich dem Gesamtmedian unter den vier experimentellen Bedingungen.

KF: Kontingentes kontinuierliches Feedback
KFR: Kontingentes nicht-kontinuierliches Feedback
NF: Nicht-kontingentes kontinuierliches Feedback
NFR: Nicht-kontingentes nicht-kontinuierliches Feedback

diese Vermutung wird mit dem Vier-Felder-χ^2-Test bei einseitiger Fragestellung überprüft. Die Arbeitshypothese lautet, daß unter kontingentem Feedback differenziertere Kontrollstrategien bevorzugt werden. Das Ergebnis der Prüfung gibt Tabelle 11 b wieder.

Das Ergebnis bestätigt, daß auch unter den beiden Abstufungen der Kontingenz des Feedback die verschiedenen Typen der Kontrollstrategien unterschiedlich bevorzugt werden. Auch hier gilt allerdings, daß der Unterschied weniger auf das kontingente, sondern vielmehr auf das nicht-kontingente Feedback zurückzuführen ist, unter dem globalere Strategien deutlich bevorzugt werden.

Nimmt man die Aussagen der Versuchspersonen über die von
ihnen eingesetzten Strategien als Indikatoren für das tatsächliche Trainingsverhalten, so läßt sich feststellen,
daß beide experimentelle Faktoren klare Auswirkungen auf
das Verhalten der Versuchspersonen zeigen. Die Effekte
sind dabei primär auf die als weniger lernförderlich anzusehenden Abstufungen zurückzuführen, nämlich auf die nichtkontingenten und auf die nicht-kontinuierlichen Ausformungen
des Feedback. Unter der Kombination dieser beiden Abstufungen
(Gruppe NFR) treten die stärksten Effekte auf.

Betrachtet man nun nicht die Differenzierung zwischen globalen und differenzierten, sondern jeweils nur die Häufigkeiten differenzierter oder globaler Trainingsstrategien
unter den experimentellen Bedingungen, so bietet sich das
Bild von Tabelle 11c. Hier sind die Fallzahlen eingetragen,
mit denen die Strategientypen oberhalb oder gleich dem Gesamtmedian verwendet werden. Auch hier ergeben sich klare
Abstufungen des Trainingsverhaltens entsprechend den experimentellen Bedingungen. Das extremste Verhalten zeigen
dabei die Versuchspersonen der Gruppe NFR (nicht-kontingentes nicht-kontinuierliches Feedback).

V.3.2 Die Effektivität der eingesetzten Kontrollstrategien

In diesem Abschnitt soll die Frage beantwortet werden, für
wie effektiv die Versuchspersonen die von ihnen eingesetzten
Trainingsstrategien halten. Grundsätzlich von Interesse sind
dabei zwei Aspekte, nämlich (a) ob sich die Gruppen in ihren

Einschätzungen generell, d. h. im Niveau der Schätzwerte
unterscheiden, und (b) ob die Effektivitätsschätzungen
die vorgenommenen Manipulationen unter nicht-kontingentem
Feedback reflektieren.

Der erste Aspekt kann durch den Vergleich der Schätzwerte
zwischen den Gruppen über alle zehn Trainingssitzungen geklärt werden. Unterschiede zwischen den Gruppen müßten sich
bei dieser Betrachtung als varianzanalytische Haupteffekte
bei den Faktoren "Kontingenz des Feedback" oder "Kontinuität
des Feedback" oder in einer Wechselwirkung dieser beiden Faktoren zeigen.

Die zweite Frage, ob die vorgenommenen Manipulationen in
den Einschätzungen der Versuchspersonen sichtbar werden,
beinhaltet verschiedene Fragestellungen gleichzeitig. Zum
einen wäre zu prüfen, ob bei den Gruppen mit nicht-kontingentem Feedback die Schätzwerte synchron mit den experimentellen Manipulationen des Feedback variieren. Es wäre zu erwarten, daß die Einschätzung der Effektivität der Kontrollstrategien entsprechend der Feedback-Manipulation einen
generellen Trend zur Einschätzung besserer Leistungen aufweist, darüberhinaus aber auch besonders Effekte der Rückmeldung schlechterer Trainingsleistungen in den dafür ausgewählten Sitzungen 3 und 7 wiedergibt. Abhängig davon, ob
sich bei Prüfung der Fragestellung (a) Unterschiede zwischen
den Gruppen ergeben oder nicht, könnte auch speziell für die
Sitzungen 3 und 7 der Unterschied zwischen allen Gruppen geprüft werden in der Erwartung, daß sich die Versuchspersonen
unter nicht-kontingentem Feedback dann schlechter einschätzen.

Bei den Gruppen mit kontingentem Feedback spiegelt das
Feedback die tatsächlichen Leistungen wider, es sollte
also zumindest einigen Versuchspersonen gelingen, Erfolgsrückmeldungen zu erhalten. Beim nicht-kontingenten Feedback
ist jedoch davon auszugehen, daß alle Versuchspersonen dieser Bedingungen mehr oder minder eindeutig in diesen Sitzungen Mißerfolg erleben. Zu erwarten wäre also bei einer Testung
zwischen den Gruppen nur in den Sitzungen 3 und 7 ein Effekt
des Faktors "Kontingenz der Rückmeldung" derart, daß die Gruppen mit nicht-kontingentem Feedback sich schlechter einschätzen
als die Gruppen mit kontingentem Feedback. Diese Testung scheint
jedoch nur dann sinnvoll, wenn keine generellen Unterschiede in
den Effektivitätsschätzwerten zwischen den Gruppen bestehen.

Zu jeder Angabe über eine Trainingsstrategie gehört die Einschätzung der Wirksamkeit dieser Strategie (Skala 1 bis 7,
1 = überhaupt nicht wirksam, 7 = sehr wirksam). Diese jeweils auf eine spezifische Strategie bezogenen Wirksamkeits-
schätzungen werden pro Person und Sitzung zu einem mittleren
Schätzwert zusammengefaßt. Aufgrund der Angaben jeweils für
die gesamte Sitzung ist aus den Schätzungen im Nachhinein
nicht mehr zu entnehmen, wie häufig oder intensiv innerhalb
der Sitzungen bei mehr als einer Angabe die einzelnen Strategien verwendet wurden, so daß auch keine Gewichtungen bei
der Zusammenfassung vorgenommen werden können. Die berechneten mittleren Effektivitätsschätzwerte aus den Angaben pro
Trainingsstrategie und Sitzung zeigt Tabelle 99 im Anhang.
In Abbildung 20 werden die mittleren Schätzwerte pro Gruppe
und Sitzung veranschaulicht.

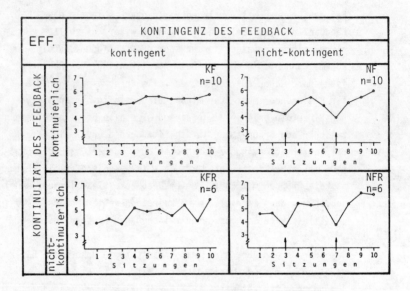

Abb. 20: Mittlere Effektivitätsschätzwerte der eingesetzten Kontrollstrategien in den zehn Trainingssitzungen unter den vier experimentellen Bedingungen. Die Einschätzungen wurden jeweils nach dem Training erhoben. In den Sitzungen 3 und 7 wurden unter nicht-kontingentem Feedback schlechtere Trainingsleistungen rückgemeldet (Markierung durch Pfeile).

KF: Kontingentes kontinuierliches Feedback

KFR: Kontingentes nicht-kontinuierliches Feedback

NF: Nicht-kontingentes kontinuierliches Feedback

NFR: Nicht-kontingentes nicht-kontinuierliches Feedback.

Polung 1 = überhaupt nicht wirksam
   7 = sehr wirksam

In allen Gruppen liegen die Effektivitätsschätzwerte in den ersten beiden Sitzungen zwischen 4 und 5, d. h. im indifferenten Schätzbereich (Skalenbereich 1 - 7). Die Versuchspersonen schätzen die Wirksamkeit der von Ihnen verwendeten Strategien insgesamt eher als "mittelmäßig" ein. Die beiden ersten Trainingssitzungen könnten daher als "Referenz-Sitzungen" betrachtet werden.

Unter allen Bedingungen scheint über die zehn Trainingssitzungen ein Trend zu positiveren Einschätzungen zu bestehen. Den "glattesten Trend" bzw. den konsistentesten Verlauf zeigt dabei Gruppe KF (kontingentes kontinuierliches Feedback). Bei den anderen drei Gruppen treten über die Sitzungen hin mehrmals deutliche Einbrüche in der eingeschätzten Wirksamkeit der Trainingsstrategien auf. Besonders deutlich ist dieser Effekt bei Gruppe NFR (nicht-kontingentes nicht-kontinuierliches Feedback). Sowohl bei Gruppe NFR als auch bei Gruppe NF (nicht-kontingentes kontinuierliches Feedback) werden die Trainingsstrategien in den Sitzungen 3 und 7 als weniger wirksam eingeschätzt. Bei beiden Gruppen haben die mittleren Schätzwerte in diesen Sitzungen die geringsten Werte, d. h. die Trainingsstrategien werden als vergleichsweise wenig effektiv empfunden, oder anders ausgedrückt, die Versuchspersonen schätzen ihre Leistungen in diesen Sitzungen als gering ein. Dies gilt auch im Vergleich zu den "Referenz-Sitzungen 1 und 2".

Bei Gruppe KFR (kontingentes nicht-kontinuierliches Feedback) sind deutliche Abnahmen in der Effektivitätseinschätzung in den Trainingssitzungen 3, 7 und 9 zu beobachten. Gruppe KFR erhält jedoch im Vergleich zu NF und NFR kontingentes Feedback über die Trainingsleistungen. Bei den Gruppen NF und NFR wird jedoch die Rückmeldung entsprechend dem Experimentalplan manipuliert: hier war zur Aufrechterhaltung einer allgemeinen Trainingsmotivation zwar die Rückmeldung zunehmend besserer Leistungen, in den Sitzungen 3 und 7 jedoch die Rückmeldung schlechterer Trainingsergebnisse vorgesehen. In beiden Gruppen (NF und NFR) scheint die Absicht, in diesen Sitzungen mit Hilfe der manipulierten Rückmeldung geringereren Trainingserfolg zu vermitteln, gelungen zu sein. Die deutlichsten Veränderungen zeigt dabei Gruppe NFR.

Die größere Eindeutigkeit dieses Effektes bei Gruppe NFR im Vergleich zu NF dürfte daher stammen, daß bei ihr auch die Rückmeldung der schlechteren Leistung durch das manipulierte Feedback entsprechend eindeutiger ist. Gruppe NFR erhält nämlich die Rückmeldung über ihre Leistung in kategorialer Form, Gruppe NF dagegen ein kontinuierliches Display über die letzten 50 Herzschläge. Gruppe NF muß also die Rückmeldung erst noch in die entsprechenden Bewertungskategorien (z. B. "gut", "mittel", "schlecht") transformieren. Diese Transformation wird bei Gruppe NFR bereits durch die Rückmeldung vorgegeben und ist daher wohl eindeutiger im Sinne der experimentellen Manipulation der Rückmeldung strukturiert, nämlich einer Erfolgs- bzw. Mißerfolgsrückmeldung. Hinzu kommt, daß in Sitzung 3 die Versuchspersonen noch nicht allzu viel Erfahrung mit dem Training hatten (verglichen mit Sitzung 7), und daß wohl deshalb der beabsichtigte Kontrast zwischen den bisher erreichten Leistungen (Sitzungen 1 und 2) und der Rückmeldung in Sitzung 3 weniger krass ausfällt als in der 7. Sitzung. Dies trifft dann besonders für Gruppe NF zu, der im Vergleich zu NFR in weitaus weniger eindeutiger Weise die Rückmeldung über die - angeblich - schlechtere Leistung geboten wird.

Abgesehen von den bei den beiden Gruppen NF und NFR mit manipulierter Rückmeldung zu beobachtenden Effekten in der Leistungs- bzw. Effektivitätsbeurteilung besteht bei allen Gruppen der Trend, die eigenen Leistungen im Verlauf der Sitzungen immer besser einzuschätzen. Dieser relativ konstante Trend ist bei Gruppe KF und NFR wegen der manipulierten Rückmeldung gerechtfertigt. Gruppe KFR, deren tatsächliche Leistungen den größten Schwankungen unterworfen ist, zeigt auch bei den Effektivitätseinschätzungen Fluktuationen, die wohl mit der an die Leistung gekoppelten Rückmeldung erklärt werden müssen.

Bei allen Gruppen liegt die positivste Leistungseinschätzung in einer der beiden letzten Trainingssitzungen: die Gruppen KF, KFR und NF haben die höchsten Schätzwerte in Sitzung 10, Gruppe NFR in Sitzung 9 (Gruppe NFR zeigt aber in Sitzung 10 den zweithöchsten Schätzwert). Die Differenzen zwischen den Einschätzungen in Sitzung 1 und Sitzung 10 bzw. 9 (Gruppe NFR) sind:

Gruppe KF: S10 - S1 = 0.87,
Gruppe KFR: S10 - S1 = 1.76,
Gruppe NF: S10 - S1 = 1.45,
Gruppe NFR: S9 - S1 = 1.60.

Der Vergleich der mittleren Effektivitätsschätzungen zwischen den Gruppen über die zehn Trainingssitzungen wird mittels Varianzanalyse vorgenommen (Design S (A x B) x C, s. Abschnitt IV.5). Bei dieser Testung zeigen sich keine generellen Unterschiede zwischen den Gruppen im Niveau der mittleren Schätzwerte, d. h. daß die Versuchspersonen unter den verschiedenen Trainingsbedingungen die Wirksamkeit ihrer Trainingsstrategien in gleicher Weise und auf dem gleichen Niveau einschätzen (zur Varianzanalyse s. Tab. 100 im Anhang). Ein Effekt ergibt sich jedoch für den Faktor "Meßwiederholung über die Sitzungen" ($F_{(9/252)} = 10.15$, $p < .01$). Hier bestätigt sich die vorherige Aussage über die Tendenz zur Einschätzung steigender Leistungen im Verlauf der Sitzungen bei allen vier Versuchsgruppen.

Zusätzlich tritt eine Wechselwirkung "Kontingenz des Feedback" x "Meßwiederholung" auf ($F_{(9/252)} = 2.99$, $p < .05$). Diese Wechselwirkung bezeichnet in diesem Fall spezifische Unterschiede zwischen den beiden Abstufungen des Faktors "Kontingenz des Feedback" (kontingentes vs. nicht-kontingentes Feedback), die aber nicht unter allen Stufen des Faktors "Meßwiederholungen über Sitzungen", d. h. nicht in allen Sitzungen vorhanden sind. Da alle Gruppen prinzipiell sowohl den gleichen Trand der Effektivitätsschätzwerte aufweisen, als auch ihre Leistungen auf dem gleichen Niveau einschätzen, ist anzunehmen, daß sich die Effektivitätseinschätzungen der Gruppen mit kontingentem (KF, KFR) von denen mit nicht-kontingentem Feedback (NF, NFR) eben in jenen Sitzungen unterscheiden, die für die Gruppen NF und NFR durch die manipulierte Rückmeldung relativ schlechter Leistungen gekennzeichnet sind. Dies sind die Sitzungen 3 und 7, in denen sich auch jeweils ein Rückgang der eingeschätzten Trainingseffektivität zeigt.

Um diese Vermutung zu bestätigen, wird die Varianzanalyse nur mit den Daten der Sitzungen 3 und 7 wiederholt, d. h. der Faktor Meßwiederholung auf 2 Abstufungen eingeschränkt. Ist die obige Vermutung richtig, so müßte sich in dieser Anordnung ein varianzanalytischer Haupteffekt für den Faktor "Kontingenz des Feedback" derart zeigen, daß unter nicht-kontingentem Feedback die Leistungen geringer eingeschätzt werden als unter kontingentem Feedback (s. auch Eingangsbemerkungen in diesem Abschnitt).

Diese Vermutung trifft auch zu. Die Varianzanalyse nur für die Daten der Sitzungen 3 und 7 ergibt einen signifikanten Haupteffekt für den Faktor "Kontingenz des Feedback" ($F_{(1/28)} = 5.71$, $p < .05$, s. Tab. 101 im Anhang), d. h. in der 3. und 7. Trainingssitzung schätzen die Gruppen mit nicht-kontingentem Feedback (NF und NFR) die Wirksamkeit der von ihnen eingesetzten Trainingsstrategien niedriger ein als die Gruppen mit kontingentem Feedback (KF und KFR). Dies kann als Effekt der manipulierten

Leistungsrückmeldung unter nicht-kontingentem Feedback
angesehen werden, da in diesen beiden Sitzungen den
Versuchspersonen geringere Leistungen signalisiert
werden als in den jeweils vorangegangenen Sitzungen.

Insgesamt zeigen die Verläufe der mittleren Effektivitätsschätzwerte an, daß die Manipulation der Leistungsrückmeldung durch das nicht-kontingente Feedback gelungen ist. Die Versuchspersonen beurteilen die Effektivität der von ihnen eingesetzten Strategien, d. h. ihre Leistung, in dem Rahmen, der durch die Rückmeldung vorgegeben wird. Die tatsächliche Leistung im Sinne der gestellten Aufgabe spielt dabei offensichtlich nur eine geringe Rolle. Der Zusammenhang zwischen tatsächlicher Leistung und der Bewertung dieser Leistung wird bei dieser Aufgabe erst durch das Feedback vermittelt.

Dies zeigt sich auch deutlich bei den beiden kontingenten Feedback-Bedingungen. Gruppe KF zeigt zwar in den physiologischen Parametern der Herztätigkeit nur geringe absolute Effekte, diese aber im Vergleich zu den anderen Gruppen sehr konsistent, so daß ausschließlich unter dieser Bedingung signifikante Trainingseffekte über die Sitzungen hin auftreten (Variable SRR, s. Abschnitt V.1.1.1). Gruppe KF zeigt entsprechend auch sehr konsistente Einschätzungen der eigenen Leistungen (s. Abb. 20).

Die Trainingsleistungen der Gruppe KFR sind im Gegensatz dazu relativ unbeständig, gute wechseln sich mit schlechten Ergebnissen ab. Da diese Fluktuation der Leistungen durch das gebotene Feedback wiedergegeben werden, zeigt Gruppe KFR auch entsprechende Fluktuationen in der Leistungsbewertung.

Auffällig ist, daß die Versuchspersonen aller Gruppen in den mittleren Effektivitätsschätzwerten nur selten das Urteil "überhaupt nicht wirksam" fällen. Lediglich bei 11 Versuchspersonen treten mittlere Schätzwerte unterhalb des Skalenindex "3" auf und nur bei zweien davon Schätzwerte kleiner "2" (s. Tab. 99 im Anhang). Es scheint also so zu sein, daß die von den Versuchspersonen vorgenommene Leistungsbewertung Aspekte der sozialen Erwünschtheit in der Selbstdarstellung gegenüber dem Versuchsleiter und gegenüber sich selbst enthält. Es darf dabei nicht vergessen werden, daß die Zusammenstellung der Stichprobe unter dem Aspekt einer hohen Motivation zur Teilnahme an der Untersuchung dadurch erreicht wurde, daß Personen mit klinischen Merkmalen rekrutiert wurden. Die hohe Motivation ist also größtenteils dadurch bedingt, daß sich die Versuchspersonen symptomrelevante Effekte durch das Training versprechen, d. h. Linderung von Beschwerden und Ängsten. Diese Motivationslage wurde durch das Setting der Untersuchung gefördert bzw. gezielt verstärkt. Es sind also durchaus Rückwirkungen dieser speziellen Motivationslage der Versuchspersonen auf die abgegebenen Selbsteinschätzungen der Leistungen anzunehmen. Eine dieser Rückwirkungen wäre, daß im Laufe des Trainings zunehmender Erfolg angegeben wird, möglicherweise im Sinne einer Bestätigung, daß das Training gut und die (weitere) Teilnahme wichtig ist.

Diese Beurteilungstendenz wird zumindest bei den Gruppen mit nicht-kontingentem Feedback durch die experimentelle Manipulation systematisch unterstützt, und ist bei der Gruppe KF aufgrund der objektiv zunehmend besseren Trainingsleistungen auch gerechtfertigt. In allen Fällen scheinen die Versuchspersonen dabei in der Lage zu sein, eine Rückmeldung über schlechte Leistungen relativ zu ihren bisherigen Erfahrungen auch in eine entsprechende Bewertung umzusetzen, wobei jedoch ein Antwortbias in Richtung auf den positiven Pol der Bewertungsskala vorhanden zu sein scheint. Daß dabei offensichtlich das Feedback die entscheidende Basis für die Bewertung des eigenen Erfolgs ist und nicht die tatsächliche Leistung (soweit diese nicht ihrerseits Grundlage der Feedback-Information ist), zeigt lediglich an, daß mögliche propriozeptive Wahrnehmungsanteile bei der Art der geforderten Kontrolle über die Herztätigkeit nur sehr gering ausgeprägt sind bzw. gänzlich fehlen.

Aus den bisher dargestellten Ergebnissen läßt sich also durchaus folgern, daß sich mittels eines geeigneten Feedback durchaus eine positive Leistungsbewertung experimentell erzielen läßt. Offensichtlich ist es dazu nicht einmal notwendig, das Feedback zumindest teilweise an die tatsächliche Herztätigkeit zu koppeln, wie es bei der Gruppe NF mit dem nicht-kontingenten kontinuierlichen Feedback der Fall war. Es scheint zur Erzielung einer positiven Selbstbewertung der Trainingsleistungen zu genügen, zusammen mit der Rückmeldung Erfolgssignale zu vermitteln. Diese Ergebnisse unterstreichen, daß der propriozeptiven Wahrnehmung dem geforderten Aspekt der Herztätigkeit, nämlich der spontanen Fluktuationen in der Abfolge der Herzschlagintervalle, insgesamt nur eine sehr geringe Rolle zukommt.

V.4 Analyse der Selbsteinschätzungen des Befindens

In diesem Abschnitt soll der Bereich jener Daten verlassen werden, anhand derer die unmittelbaren Effekte des Trainings zur Kontrolle der Variabilität der Herztätigkeit auf physiologische Kenngrößen und auf das Verhalten der Versuchspersonen beurteilt werden kann. In diesem Abschnitt geht es vielmehr um subjektive und eher emotionale Effekte des Trainings, nämlich die Befindlichkeit der Versuchspersonen vor bzw. nach den Trainingssitzungen. Mit diesem Datenbereich wird die Ergebnisdarstellung abgeschlossen.

Bereits bei der Analyse der von den Versuchspersonen eingeschätzten Effektivität der eingesetzten Trainingsstrategien wurde die spezielle Motivation der Versuchspersonen zur Teilnahme an diesem Training diskutiert. Es ist anzunehmen, daß das Training und insbesondere der von den Versuchspersonen erlebte Erfolg die Basis für therapeutische, über den Grundlagenaspekt dieser Untersuchung hinausreichende Effekte bilden. Ein wichtiges Zwischenglied in dieser postulierten Kette von Trainingsmotivation, spezifischer Trainingsbedingung, Trainingsverhalten, Trainingserfolg und längerfristigen therapeutischen Effekten könnten die unmittelbar durch das Training gesetzten emotionalen Effekte sein. Es scheint sehr plausibel, daß Personen, die nicht einmal kurzfristig und unmittelbar positive emotionale Effekte aufgrund des Trainings zeigen, diese auch nur schwer langfristig entwickeln können.

Generell lassen sich zwei Aspekte der Befindlichkeit der Versuchspersonen im Laufe des Trainings unterscheiden:

(a) eine möglicherweise über die Trainingssitzungen hinweg vorhandene Tendenz der Selbsteinschätzung des Befindens (z.B. zunehmend positiveres Befinden), und

(b) der unmittelbare Effekt der Trainingssitzungen auf das Befinden nach der Sitzung in Relation zu dem Befinden vor Beginn der Sitzung.

Alle Versuchspersonen füllen jeweils vor Beginn der Sitzungen und nach dem Training den "Fragebogen über das augenblickliche Befinden" aus (18 Items, s. Abschnitt IV.4.2.3, Fragebogen im Anhang). Die 18 Items wurden von EBERT-HAMPEL (1982) mittels nichthierarchischer Clusteranalyse zu 8 Clustern gruppiert. Die gefundenen 8 Cluster können in 4 Gruppen eingeteilt werden (Benennung nach EBERT-HAMPEL, 1982, s. auch Abschnitt IV.4.2.3):

(1) Erschöpfung
  - gefühlsbetonter Aspekt (Cluster 2: "Energielosigkeit")
  - kognitiver Aspekt (Cluster 4: "Konzentrationslosigkeit")
  - bewegungsbezogener Aspekt (Cluster 8: "Fehlen von Dynamik")

(2) Angst
  - psychomotorischer Aspekt (Cluster 1: "Verspannung")
  - psychischer Aspekt (Cluster 6: "Ängstlichkeit")
  - vegetativer Aspekt (Cluster 7: "Nervosität")

(3) Unzufriedenheit (Cluster 5: "Unzufriedenheit")

(4) Vorsicht (Cluster 3: "Vorsicht").

Alle Cluster sind so gepolt, daß hohe Werte (Skalenbereich 1 - 7) einen hohen Grad des durch die Clusterbenennung angezeigten negativen Befindlichkeitsaspekts und kleine Werte positive Befindlichkeitsaspekte anzeigen.

Von den 8 Clustern sollen nur diejenigen in die Auswertung einbezogen werden, die den obigen ersten drei Befindensbereichen zugeordnet sind. Cluster 3 ("Vorsicht") soll hier wegen Schwierigkeiten der inhaltlichen Interpretation nicht berücksichtigt werden. Darüberhinaus wird durch Cluster 3 nur ein Item des Fragebogens zum augenblicklichen Befinden erfaßt, das Item "Vorsicht", welches in allen von EBERT-HAMPEL (1982) durchgeführten Gruppierungsverfahren eine Sonderstellung einnahm.

V.4.1 Befindenseinschätzungen, die Angst anzeigen

In diesem Abschnitt sollen die Cluster 1, 6 und 7 des Fragebogens zum augenblicklichen Befinden beschrieben werden, die verschiedene Aspekte von "Angst" anzeigen (s. Abschnitt V.4). Es ist wegen der Besonderheit der Stichprobenauswahl für diese Untersuchung davon auszugehen, daß sich die Versuchspersonen von der Teilnahme am Training symptomreduzierende Effekte versprachen. Diese Effekte können in drei Bereichen lokalisiert sein, nämlich (a) dem Bereich der (herzbezogenen) körperlichen Beschwerden, (b) dem Bereich der symptomorientierten Ängste, und (c) dem Verhaltensbereich der Personen außerhalb des Rahmens dieser Untersuchung. Inwieweit Veränderungen der von den Personen empfundenen körperlichen Beschwerden und auch Verhaltensänderungen im normalen Lebensbereich durch das Training initiiert werden, soll hier nicht weiter diskutiert werden. Gegenstand der Analyse sind in diesem Abschnitt unmittelbar angstmodifizierende Effekte des Trainings jeweils in Relation zu den Angaben vor den Trainingssitzungen.

Die statistischen Datenanalysen bestehen in einem varianzanalytischen Vergleich der Vorher- und Nachher-Einschätzungen (Design S x A x B, s. Abschnitt IV.5). Diese Analysen werden für jede Untersuchungsgruppe getrennt vorgenommen. Aufgrund dieser Analysen kann für jede Untersuchungsgruppe beurteilt werden, ob sich die Vorher- von den Nachher-Werten unterscheiden (Haupteffekt A, "Versuchsabschnitte") und ob es systematische Tendenzen der Befindlichkeitseinschätzung über die Sitzungen gibt (Haupteffekt B, "Sitzungen"; gilt dann für die Vorher- und Nachher-Einschätzungen). Spezifische Effekte, z.B. durch die Rückmeldung relativen Mißerfolgs unter nicht-kontingentem Feedback in den Sitzungen 3 und 7, können durch Wechselwirkungen A x B angezeigt werden.

Cluster 1: Verspannung (psychomotorischer Aspekt von Angst)

Die Vorher- und Nachher-Daten des Cluster 1 (Verspannung) für die 4 Untersuchungsgruppen in den 10 Trainingssitzungen veranschaulicht Abb. 21. Bei allen 4 Untersuchungsgruppen fühlen sich die Versuchspersonen nach dem Training jeweils weniger verspannt als vor dem Training, d.h. dem Training kann eine subjektiv relaxierende Wirkung zugeschrieben werden. Die numerisch größten Vorher-Nachher-Differenzen zeigen Gruppe KF (kontingentes kontinuierliches Feedback) und Gruppe NFR (nicht-kontingentes nicht-kontinuierliches Feedback), die geringsten die beiden restlichen Gruppen (s. dazu Tab. 12). Außer bei Gruppe KFR (kontingentes nicht-kontinuierliches Feedback) liegen die höchsten Vorher-Werte im Sinne höherer Verspannung jeweils in der ersten Trainingssitzung. Insgesamt scheint in den Vorher-Einschätzungen - außer bei Gruppe KFR - ein Trend zur Abnahme subjektiv empfundener Verspannung über die Sitzungen hin zu bestehen. Für die Nachher-Werte scheint dies nur für die Gruppen KF und NFR zuzutreffen.

Statistisch werden Unterschiede zwischen den Vorher-Nachher-Einschätzungen auf dem Cluster Verspannung nur für die beiden Gruppen mit den größten Vorher-Nachher-Differenzen bedeutsam (KF: $F(1/9) = 42.232$, $p < .001$; NFR: $F(1/5) = 16.685$, $p < .001$; s. Tab. 102 bis 105 im Anhang). Von einer systematischen Tendenz zu geringerer Verspannung über die Sitzungen kann dabei wohl nur bei

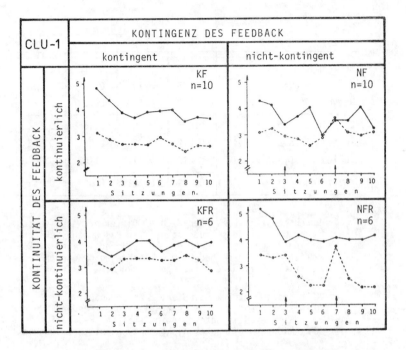

Abb. 21: Mittlere Befindenseinschätzungen auf dem Cluster "Verspannung" (Cluster 1) vor und nach den zehn Trainingssitzungen unter den vier experimentellen Bedingungen. In den Sitzungen 3 und 7 wurden unter nicht-kontingentem Feedback schlechtere Trainingsleistungen rückgemeldet (Markierung durch Pfeile).

KF : Kontingentes kontinuierliches Feedback
KFR: Kontingentes nicht-kontinuierliches Feedback
NF : Nicht-kontingentes kontinuierliches Feedback
NFR: Nicht-kontingentes nicht-kontinuierliches Feedback

Polung: 1 = Entspannung, 7 = Verspannung
vorher:●────● nachher: o-----o

Gruppe NFR gesprochen werden (Haupteffekt "Sitzungen": $F_{(9/45)}$ = 3.128, $p < .05$, s. Tab. 102 bis 105 im Anhang). Diese Tendenz gilt aber sowohl für die Vorher- als auch für die Nachher-Werte.

Cluster	Gruppen			
	KF	KFR	NF	NFR
1 Verspannung	1.219	0.574	0.652	1.441
6 Ängstlichkeit	0.305	0.115	0.102	0.850
7 Nervosität	0.753	0.434	0.534	1.222
2 Energielosigkeit	0.076	-0.005	-0.165	0.581
4 Konzentrationslosigkeit	0.072	-0.024	-0.065	0.566
8 Fehlen von Dynamik	-0.179	-0.117	-0.408	0.467
3 Unzufriedenheit	0.409	0.391	0.397	0.741

Tab. 12: Durchschnittliche Vorher-Nachher-Differenzen auf verschiedenen Clustern des Fragebogens über das augenblickliche Befinden, gemittelt über die 10 Trainingssitzungen. Positive Differenzen bedeuten geringere Ausprägungen des negativen Befindlichkeitsaspekts nach dem Training (= positives Befinden)

KF = Kontingentes kontinuierliches Feedback
KFR= Kontingentes nicht-kontinuierliches Feedback
NF = Nicht-kontingentes kontinuierliches Feedback
NFR= Nicht-kontingentes nicht-kontinuierliches Feedback

Cluster 6: Ängstlichkeit (psychischer Aspekt von Angst)

Wie bereits beim Cluster 1 (Verspannung) zeigen die Versuchspersonen unter den Bedingungen KF und NFR für das Cluster 6 (Ängstlichkeit) die größten Unterschiede zwischen den Werten vor und nach den Trainingssitzungen (s. Tab. 12). Ebenso besteht bei allen Gruppen im Durchschnitt eine positive Veränderung der Einschätzungen in Richtung auf geringere Ängstlichkeit nach den Trainingssitzungen. Systematische Trends der Einschätzungen über die Sitzungen deuten sich nur für die Gruppen KF und NFR an (s. Abb. 22). Bei beiden Gruppen werden Haupteffekte "Sitzungen" bestätigt (KF: $F(9/81) = 2.343$, $p < .05$; NFR: $F(9/45) =$

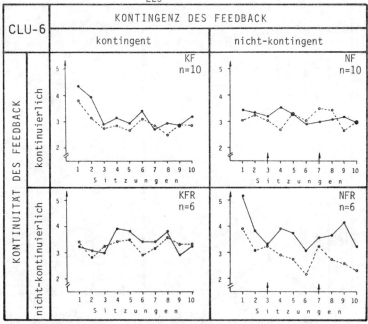

Abb. 22: Mittlere Befindenseinschätzungen auf dem Cluster "Ängstlichkeit" (Cluster 6) vor und nach den zehn Trainingssitzungen unter den vier experimentellen Bedingungen. In den Sitzungen 3 und 7 wurden unter nicht-kontingentem Feedback schlechtere Trainingsleistungen rückgemeldet (Markierung durch Pfeile).

KF : Kontingentes kontinuierliches Feedback
KFR: Kontingentes nicht-kontinuierliches Feedback
NF : Nicht-kontingentes kontinuierliches Feedback
NFR: Nicht-kontingentes nicht-kontinuierliches Feedback

Polung: 1 = nicht ängstlich, 7 = ängstlich
vorher: ●——●   nachher: o-----o

4.425, $p < .05$; s. Tab.106 bis 109 im Anhang), d.h. sowohl bei den Vorher- als auch bei den Nachher-Werten nimmt der Grad der Ängstlichkeit im Laufe der Sitzungen ab. Bei den beiden Gruppen KF und NFR sind auch die Unterschiede zwischen den Vorher- und Nachher-Einschätzungen signifikant (KF: $F(1/9) = 6.665$, $p < .05$; NFR: $F(1/5) = 17.913$, $p < .01$; s. Tab.106 bis 109 im Anhang).

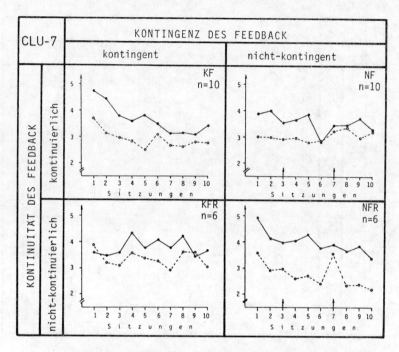

Abb. 23: Mittlere Befindenseinschätzungen auf dem Cluster "Nervosität" (Cluster 7) vor und nach den zehn Trainingssitzungen unter den vier experimentellen Bedingungen. In den Sitzungen 3 und 7 wurden unter nicht-kontingentem Feedback schlechtere Trainingsleistungen rückgemeldet (Markierung durch Pfeile).

KF : Kontingentes kontinuierliches Feedback
KFR: Kontingentes nicht-kontinuierliches Feedback
NF : Nicht-kontingentes kontinuierliches Feedback
NFR: Nicht-kontingentes nicht-kontinuierliches Feedback

Polung: 1 = nicht nervös, 7 = nervös
vorher: ●———● nachher: o----o

Cluster 7: Nervosität (vegetativer Aspekt von Angst)

Auch für das Cluster "Nervosität" gilt, daß die größten Differenzen in den Einschätzungen vor und nach den Trainingssitzungen bei den Gruppen KF und NFR auftreten (s. Tab. 12), und bei allen Gruppen nach dem Training insgesamt eine geringere Nervosität besteht als vorher. Systematische Veränderungen über die Sitzungen deuten sich wiederum nur für die Gruppen KF und NFR an (s. Abb. 23). Varianzanalytisch bestätigen lassen sich nur die Vorher-Nachher-Unterschiede für die Gruppen KF und NFR (KF: $F(1/9) = 10.621$, $p < .05$; NFR: $F(1/5) = 18.535$, $p < .01$; s. Tab. 110 bis 113 im Anhang).

Insgesamt läßt sich damit für die drei Cluster, die jeweils unterschiedliche Aspekte von Angst ausdrücken, sagen, daß statistisch bedeutsame Effekte nur bei den Gruppen KF und NFR auftreten. Bei allen vier Untersuchungsgruppen nehmen die Ausprägungsgrade der verschiedenen Angstaspekte nach dem Training im Vergleich zum Sitzungsbeginn ab. Diese Angstreduktionen sind dabei stets bei Gruppe NFR am deutlichsten ausgeprägt, die zweitgrößten Veränderungen zeigt in jedem Fall Gruppe KF (s. Tab. 12).

Grundsätzlich tendieren die mittleren Einschätzungen aller Gruppen in den Mittenbereich der 7-stufigen Skala, wobei Gruppe NFR zusammen mit Gruppe KF nicht nur die größten Vorher-Nachher-Differenzen sondern auch die insgesamt positivsten Nachher-Befindlichkeiten über alle drei Angstbereiche aufweist. Die von diesen Gruppen erreichten großen Differenzen können also durchaus als Sitzungseffekte angesehen werden. Gruppe NFR unterscheidet sich von den anderen drei Gruppen durch die Zusatzinstruktion mit dem Hinweis, daß eine ruhige und regelmäßige Herztätigkeit zusammen mit ruhiger Atmung und niedriger Muskelspannung die wesentlichen Merkmale von Entspannung seien. Durch das nicht-kontingente Feedback wird den Versuchspersonen dieser Gruppe - mit Ausnahme der Sitzungen 3 und 7 - ständig zunehmender Erfolg beim Training rückgemeldet.

Gruppe KF erreicht eine gleiche Erfolgsrückmeldung - wenn auch anders strukturiert - durch tatsächliche Leistungszunahmen über die Sitzungen. Diese Erfolgsrückmeldungen bewirken offensicht-

lich nicht nur entsprechende Leistungsbewertungen durch die
Versuchspersonen selbst (s. dazu Abschnitt v.3.2), sondern
scheinen auch angstrelevante Befindensbereiche positiv zu
beeinflussen.

Die Trainingsaufgabe lautet für alle Versuchspersonen, die
Herztätigkeit in bestimmter Weise zu kontrollieren (Einschränkung der Variabilität der Herzschlagfolge). Das allen Versuchspersonen gemeinsame Merkmal ist eine mit wahrgenommenen Unregelmäßigkeiten bzw. Störungen der Herztätigkeit verbundene
Angst. Es kann also angenommen werden, daß die durch die experimentelle Rückmeldung angezeigte erfolgreiche Bewältigung
der Aufgabe den Versuchspersonen eine symptombezogene Selbstkontrollkompetenz vermittelt, die ihrerseits wiederum angstreduzierend wirkt. Das Ausmaß der unmittelbaren Angstreduktion
könnte entsprechend als Indikator der erlebten Selbstkontrollkompetenz gewertet werden. Gruppe NFR wäre demnach die Gruppe,
die durch das gebotene Feedback den eindeutigsten Leistungszuwachs und damit das größte Ausmaß an symptomrelevanter Selbstkontrollkompetenz vermittelt bekommt. Diese Vermutung ist mit
den Ergebnissen über die Leistungsbewertungen vereinbar, auch
wenn sich keine Niveauunterschiede der Leistungsschätzwerte zwischen den Gruppen nachweisen ließen (s. Abschnitt V.3.2). Daß
das Training bei allen Gruppen angstreduzierend wirkt, stimmt
damit überein, daß sich im Durchschnitt alle Gruppen positive
Trainingsleistungen mit zunehmendem Erfolg über die Sitzungen
bescheinigen. Gruppe KFR erhält aber aufgrund der tatsächlichen
Trainingsleistungen weniger Erfolgsrückmeldungen als die anderen drei Gruppen, und für Gruppe NF ist die Erfolgsrückmeldung
trotz der experimentellen Manipulation aufgrund der unterschiedlichen Struktur anscheinend weniger eindeutig als bei Gruppe
NFR, so daß hieraus das geringere Ausmaß an Angstreduktion unmittelbar nach dem Training bei diesen beiden Gruppen (KFR und
NF) resultieren könnte.

V.4.2 Befindenseinschätzungen, die Erschöpfung anzeigen

Die Cluster 2 (Energielosigkeit), 4 (Konzentrationslosigkeit) und 8 (Fehlen von Dynamik) des Fragebogens über das augenblickliche Befinden kennzeichnen situationsbezogene Erschöpfungsreaktionen. Diese Erschöpfungsreaktionen sind dabei weniger als tatsächliche körperliche Erschöpfung anzusehen, wie z.B. nach anstrengender körperlicher Arbeit, sondern vielmehr als Ausdruck der emotionalen Bereitschaft, sich einer bestimmten Situation auszusetzen. Sie sind also eher als Ausdruck einer "Antriebskomponente" zu werten. In diesem Sinne sollen die in dieser Untersuchung erhobenen Einschätzungen jeweils vor und nach den Trainingssitzungen folgendermaßen gewertet werden:

- die Vorher-Einschätzungen geben die Bereitschaft der Versuchspersonen wieder, sich in den folgenden Trainingsdurchgängen zu engagieren (anzustrengen),

- die Nachher-Einschätzungen spiegeln auf dem Hintergrund der gerade gemachten Trainingserfahrung die Bereitschaft wider, sich diesen Erfahrungen weiter auszusetzen.

Die drei Cluster repräsentieren dabei unterschiedliche Aspekte dieses "emotionalen Antriebs".

Die Abbildungen 24 - 26 veranschaulichen die Vorher-Nachher-Einschätzungen auf den drei Clustern in den zehn Trainingssitzungen jeweils für die vier Untersuchungsgruppen. Die Verlaufsmuster der verschiedenen Cluster sind sich jeweils innerhalb der einzelnen Gruppen sehr ähnlich. Gruppe KF zeigt jeweils bis zur dritten Trainingssitzung in den Vorher-Werten eine Abnahme der Erschöpfungsaspekte, d.h. eine Zunahme der emotionalen Trainingsbereitschaft. Annähernd gilt dies auch für Gruppe NFR. Bei Gruppe NF nimmt diese Trainingsbereitschaft von Sitzung 1 zu Sitzung 2 ab (= stärkere Erschöpfung) und variiert in den folgenden Sit-

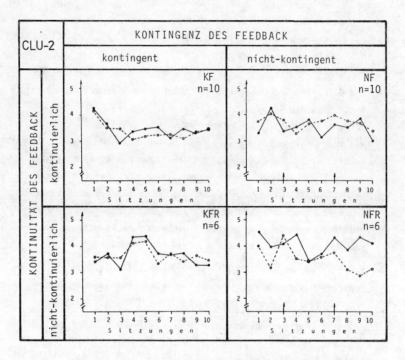

Abb. 24: Mittlere Befindenseinschätzungen auf dem Cluster "Energielosigkeit" (Cluster 2) vor und nach den zehn Trainingssitzungen unter den vier experimentellen Bedingungen. In den Sitzungen 3 und 7 wurden unter nicht-kontingentem Feedback schlechtere Trainingsleistungen rückgemeldet (Markierung durch Pfeile).

KF : Kontingentes kontinuierliches Feedback
KFR: Kontingentes nicht-kontinuierliches Feedback
NF : Nicht-kontingentes kontinuierliches Feedback
NFR: Nicht-kontingentes nicht-kontinuierliches Feedback

Polung: 1 = energisch, 7 = energielos
 vorher: ●——●   nachher: o----o

zungen im Skalenmittelbereich. Gruppe KFR zeigt in den Sitzungen 4 und 5 eine Zunahme von Erschöpfungsaspekten und in allen anderen Sitzungen eine mittlere Ausprägung der Erschöpfungsmaße.

Wie bereits bei den Clustern 1, 6 und 7 (verschiedene Aspekte situationsbezogener Angstreaktionen) bewegen sich auch bei den

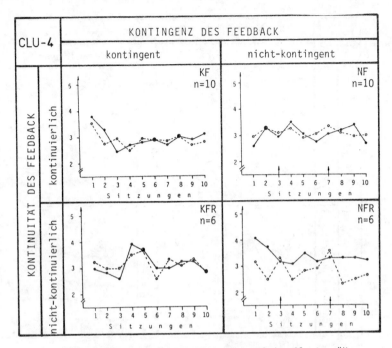

Abb. 25: Mittlere Befindenseinschätzungen auf dem Cluster "Konzentrationslosigkeit" (Cluster 4) vor und nach den zehn Trainingssitzungen unter den vier experimentellen Bedingungen. In den Sitzungen 3 und 7 wurden unter nicht-kontingentem Feedback schlechtere Trainingsleistungen rückgemeldet (Markierung durch Pfeile).

KF : Kontingentes kontinuierliches Feedback
KFR: Kontingentes nicht-kontinuierliches Feedback
NF : Nicht-kontingentes kontinuierliches Feedback
NFR: Nicht-kontingentes nicht-kontinuierliches Feedback

Polung: 1 = konzentriert, 7 = nicht konzentriert
vorher: ●——● nachher: o----o

Clustern 2, 4 und 8 die durchschnittlichen Einschätzungen insgesamt im Mittenbereich der 7-stufigen Skalen. Ausgeprägte Unterschiede zwischen den Vorher- und Nachher-Einschätzungen treten bei keiner der vier Untersuchungsgruppen auf. Dennoch zeigt, wie bereits bei den Angstskalen, Gruppe NFR die im Durchschnitt größten positiven Veränderungen über alle drei Erschöpfungsvariablen und Gruppe KF bei zwei Skalen die zweitgrößten (s.

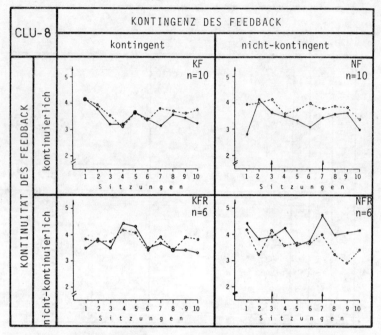

Abb. 26: Mittlere Befindenseinschätzungen auf dem Cluster "Fehlen von Dynamik" (Cluster 8) vor und nach den zehn Trainingssitzungen unter den vier experimentellen Bedingungen. In den Sitzungen 3 und 7 wurden unter nicht-kontingentem Feedback schlechtere Trainingsleistungen rückgemeldet (Markierung durch Pfeile).

KF : Kontingentes kontinuierliches Feedback
KFR: Kontingentes nicht-kontinuierliches Feedback
NF : Nicht-kontingentes kontinuierliches Feedback
NFR: Nicht-kontingentes nicht-kontinuierliches Feedback

Polung: 1 = dynamisch, 7 = nicht dynamisch
vorher:●———● nachher:o-----o

Tab. 12). Bei den Gruppen KFR und NF sind die durchschnittlichen Vorher-Nachher-Differenzen negativ, d.h. die durch die unmittelbare Trainingserfahrung bedingten Erschöpfungsreaktionen nehmen zu.

Insgesamt sind diese Vorher-Nachher-Differenzen außer bei Gruppe NFR unbedeutend. Die Varianzanalysen ergeben in keinem Fall signifikante Effekte für die Unterschiede zwischen den Einschätzun-

gen vor und nach den Trainingssitzungen, ebenso zeigen sich
keine systematischen Unterschiede über die Sitzungen (Faktor
B: Meßwiederholung über die Sitzungen). Lediglich für Gruppe
NFR zeigt sich für Cluster 2 (Energielosigkeit) eine Wechselwirkung "Versuchsabschnitte" x "Sitzungen", es gibt also hier
Unterschiede zwischen den Vorher-Nachher-Werten, die aber nicht
konstant über alle Sitzungen auftreten (zu vermuten ist dieser
Effekt in den Sitzungen 8 - 10, er soll aber hier nicht weiter
analysiert werden. Sämtliche Varianzanalysen sind im Anhang
einzusehen (Tab. 114 bis 125).

Dieser Befund, daß insgesamt in den verschiedenen situationsbezogenen Erschöpfungsaspekten weder systematische Unterschiede
zwischen den Vorher-Nachher-Einschätzungen noch Unterschiede
zwischen den Sitzungen auftreten, läßt sich als Ausdruck einer
insgesamt gleichbleibenden Trainingsmotivation über die Sitzungen hin interpretieren. Diese Motivation wird auch durch die
Erfahrungen beim Training insgesamt nicht wesentlich beeinflußt.
Lediglich Gruppe NFR erhält offensichtlich einen positiven Motivationsanreiz durch das Training (Gruppe NFR zeigt eine Abnahme der Erschöpfung auf allen drei Skalen um etwa 0.5 Skalenpunkte). Diese Veränderung läßt sich jedoch statistisch nicht
absichern.

V.4.3 Befindenseinschätzungen, die Unzufriedenheit anzeigen

Das Cluster 5 (Unzufriedenheit) kann für diese Untersuchung Information darüber liefern, inwieweit die Versuchspersonen mit
den erreichten Trainingsleistungen oder der Gesamtsituation zufrieden sind oder nicht. In bezug auf die leistungs- und erfolgsabhängige Zufriedenheit sollten dabei vor allem die Nachher-Einschätzungen in Relation zu den Vorher-Werten von Bedeutung sein.
Abbildung 27 zeigt die grafische Darstellung für das Cluster 5
(Unzufriedenheit).

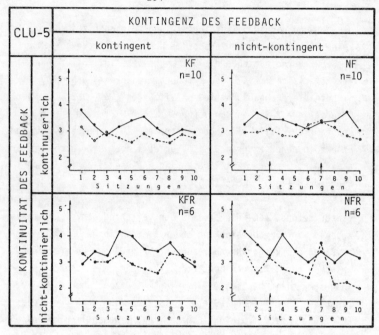

Abb. 27: Mittlere Befindenseinschätzungen auf dem Cluster "Unzufriedenheit" (Cluster 5) vor und nach den zehn Trainingssitzungen unter den vier experimentellen Bedingungen. In den Sitzungen 3 und 7 wurden unter nicht-kontingentem Feedback schlechtere Trainingsleistungen rückgemeldet (Markierung durch Pfeile).

KF : Kontingentes kontinuierliches Feedback
KFR: Kontingentes nicht-kontinuierliches Feedback
NF : Nicht-kontingentes kontinuierliches Feedback
NFR: Nicht-kontingentes nicht-kontinuierliches Feedback

Polung: 1 = zufrieden, 7 = unzufrieden
vorher: ●———●   nachher: o----o

Wie bereits bei den oben diskutierten Befindensparametern bewegen sich auch die Einschätzungen der Unzufriedenheit sowohl in den Vorher- als auch den Nachher-Werten im Mittenbereich der Schätzskalen. Ebenso zeigen die beiden Gruppen KF und NFR einen Trend zu abnehmender Unzufriedenheit (bzw. zunehmender Zufriedenheit) in den Vorher-Werten über die ersten drei Sitzungen, und Gruppe KFR erhöhte Unzufriedenheit in den Sitzungen 4 und 5.

Die Nachher-Einschätzungen verlaufen - mit Ausnahmen - in etwa
parallel zu den Vorher-Werten, wobei wie bei allen anderen Skalen auch Gruppe NFR die durchschnittlich größten Vorher-Nachher-
Differenzen aufweist (s. Tab. 12). Die mittleren Vorher-Nachher-
Differenzen der anderen drei Gruppen sind ungefähr gleich groß.

Dennoch ergeben sich varianzanalytisch sowohl für Gruppe NFR
als auch für Gruppe KF signifikante Vorher-Nachher-Unterschiede
in der Unzufriedenheitseinschätzung: die Veränderungen bei Gruppe KF sind also trotz der etwa gleichen Differenz systematischer
als bei den Gruppen KFR und NF. Die beiden Gruppen KF und NFR
sind also nach dem Training signifikant zufriedener als vorher
(KF: $F(1/9) = 6.886$, $p < .05$; NFR: $F(1/5) = 22.388$, $p < .01$;
s. Tab. 126 bis 129 im Anhang). Dies stimmt mit den Befunden über
die angstreduzierende Wirkung des Trainings bei diesen beiden
Gruppen überein (s. Abschnitt V.4.1). Bei Gruppe NFR zeigt sich
zusätzlich ein signifikanter Effekt über die Sitzungen ($F(9/81)$
$= 3.045$, $p < .01$; s. Tab. 129 im Anhang). Die Zufriedenheit der
Versuchspersonen dieser Gruppe nimmt über die Sitzungen zu (vgl.
Abb. 27). Dieser Effekt tritt bei den anderen Gruppen nicht auf.

V.4.4 Zusammenfassende Bewertung der Selbsteinschätzungen des
      Befindens

Die in den vorangegangenen Abschnitten beschriebenen Cluster des
Fragebogens über das augenblickliche Befinden erfassen situativ
bedingte Aspekte emotionaler Reaktionen in drei Bereichen: Angst,
Unzufriedenheit und Erschöpfung. Sowohl die Unzufriedenheitsein-
schätzungen als auch die emotionalen Angstreaktionen scheinen
dabei in einem klaren Bezug zum experimentell durch das jeweilige Feedback vermittelten Erfolgserleben beim Training zu stehen.

Dies gilt weniger für die jeweils vor den Sitzungen abgegebenen Einschätzungen, als vielmehr für die Nachher-Werte in Relation zu den Vorher-Werten.

Nimmt man die Angst- und Unzufriedenheitsskalierungen der Gruppen als Indikator dafür, inwieweit durch das Feedback-Training positive emotionale Effekte gesetzt werden, so kann global von positiven emotionalen Effekten im Sinne reduzierter Angst und größerer Zufriedenheit jeweils nach dem Training bei allen Untersuchungsgruppen gesprochen werden. Am meisten profitiert jedoch offensichtlich Gruppe NFR (nicht-kontingentes nicht-kontinuierliches Feedback mit entspannungsorientierter Zusatzinstruktion), die in allen Skalen die durchschnittlich größten Vorher-Nachher-Differenzen aufweist (s. Tab. 12). Den zweitgrößten "emotionalen Profit" zeigt Gruppe KF (kontingentes kontinuierliches Feedback). Ausschließlich bei diesen beiden Gruppen lassen sich die Unterschiede zwischen den Vorher- und den Nachher-Einschätzungen auf den drei Angstskalen (Cluster 1, 6 und 7) und der Einschätzung der Unzufriedenheit (Cluster 3) statistisch absichern.

Die dritte Gruppe der Befindlichkeitsskalen (Cluster 2, 4 und 8) erfaßt emotionale Aspekte von Erschöpfung. Diese Erschöpfung wird hier als Ausdruck der emotionalen Bereitschaft der Versuchspersonen, sich im Training zu engagieren (Vorher-Einschätzungen) bzw. sich den Trainingserfahrungen erneut auszusetzen (Nachher-Einschätzungen) interpretiert. In den verschiedenen Aspekten dieser "Trainingsbereitschaft" zeigen sich bei allen Gruppen insgesamt keine Effekte. Es treten weder statistisch nachweisbare Unterschiede zwischen den Vorher-Nachher-Werten noch systematische Tendenzen über die Trainingssitzungen auf. Auch hier deutet sich jedoch für die beiden Gruppen KF und NFR an, daß sie emotional vom Training profitieren: nur bei diesen beiden Gruppen treten im Durchschnitt positive Befindlichkeitsänderungen nach den Sitzungen im Vergleich zu vorher auf. Die Versuchspersonen der beiden Gruppen KFR und NF sind dagegen im Durchschnitt jeweils nach dem Training weniger motiviert als vorher (s. Tab. 12). Von den Gruppen KF und NFR zeigt wiederum Gruppe NFR auf allen drei Skalen die größten positiven Veränderungen.

Neben der Aussage über globale emotionale Effekte unter den Trainingsbedingungen sind hier auch differentielle Aspekte der Befindlichkeitsänderungen interessant. Es steht dabei die Frage im Vordergrund, ob abhängig vom erlebten Trainingserfolg oder -mißerfolg nachweisbare Veränderungen der Befindlichkeit auftreten. Dieser Frage soll hier exemplarisch am Beispiel der Gruppen NF und NFR nachgegangen werden.

Gruppe NFR ist diejenige Gruppe, der durch die experimentelle Manipulation der Rückmeldung ebenso wie Gruppe NF systematisch zunehmender Erfolg über die Sitzungen vermittelt wird. Darüberhinaus ist diese Rückmeldung wegen der kategorialen Art der Darbietung sehr viel eindeutiger strukturiert als bei Gruppe NF mit der kontinuierlichen Form des nicht-kontingenten Feedback. Bei beiden Gruppen werden in den Trainingssitzungen 3 und 7 jeweils schlechtere Leistungen rückgemeldet, wobei der relative Leistungsverlust in Sitzung 7 größer ist als in Sitzung 3 und diese schlechte Leistung zusätzlich in eine längere Serie ansteigenden Erfolgs eingebettet ist. In der 7. Trainingssitzung müßten sich also - unter der Voraussetzung, daß die erlebte Trainingsleistung und die erhobenen Befindlichkeitsaspekte miteinander in Beziehung stehen - bei Gruppe NFR und Gruppe NF jeweils negative oder zumindest weniger positive emotionale Reaktionen zeigen als in den "Erfolgssitzungen". Auch in Sitzung 3 könnte ein solcher Effekt auftreten, er müßte jedoch geringer ausgeprägt sein. Gruppe NFR sollte dabei die deutlichsten Reaktionen zeigen. Auf die Betrachtung der beiden Gruppen mit kontingentem Feedback (KF und KFR) wird in diesem Zusammenhang verzichtet, da bei ihnen subjektiver Erfolg und Mißerfolg weit weniger systematisch verteilt sind als unter nicht-kontingentem Feedback.

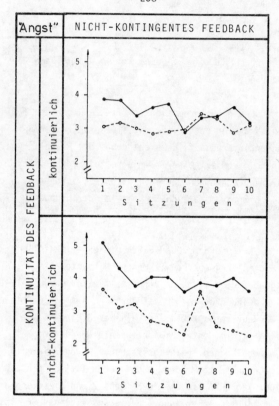

Abb. 28: Mittlerer Angstindex vor und nach den zehn Trainingssitzungen unter den beiden nicht-kontingenten Feedback-Bedingungen. Die Indexbildung erfolgt durch Mittelung über die Cluster "Verspannung" (1), "Ängstlichkeit" (6) und "Nervosität" (7). In den Sitzungen 3 und 7 wurden schlechtere Trainingsleistungen rückgemeldet (Markierung durch Pfeile).

NF : Nicht-kontingentes kontinuierliches Feedback
NFR: Nicht-kontingentes nicht-kontinuierliches Feedback

Polung: 1 = nicht ängstlich, 7 = ängstlich
vorher: ●——● nachher: o-----o

Zur Vereinfachung der Betrachtung werden die jeweils zu einer Gruppe gehörenden Befindenscluster (s. Abschnitt V.4.1) durch Mittelwertsbildung zusammengefaßt. Dies betrifft die Cluster 1, 6 und 7, die zu einem Angstwert und die Cluster 2, 4 und 8, die

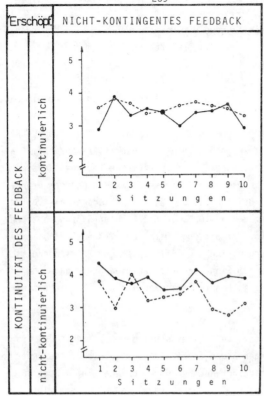

Abb. 29: Mittlerer Erschöpfungsindex vor und nach den zehn Trainingssitzungen unter den beiden nicht-kontingenten Feedback-Bedingungen. Die Indexbildung erfolgt durch Mittelung über die Cluster "Energielosigkeit" (2), "Konzentrationslosigkeit" (4) und "Fehlen von Dynamik" (8). In den Sitzungen 3 und 7 wurden schlechtere Trainingsleistungen rückgemeldet (Markierung durch Pfeile).

NF : Nicht-kontingentes kontinuierliches Feedback
NFR: Nicht-kontingentes nicht-kontinuierliches Feedback

Polung: 1 = nicht erschöpft, 7 = erschöpft
vorher: ●——● nachher: o-----o

zu einem Erschöpfungsmerkmal zusammengefaßt werden. Gebildet werden diese Mittelwerte aus den Cluster-Werten. Abbildung 28 zeigt die gemittelten Werte der Angsteinschätzungen, Abbildung 29 die der Erschöpfungsskalen jeweils nur für die Gruppen NF und NFR. Die Einschätzungen der Unzufriedenheit sind der rechten Hälfte der Abbildung 27 zu entnehmen (unverändert, da nur 1 Cluster).

Für die zusammengefaßten Angstreaktionen und für die Unzufriedenheit zeigt sich für Gruppe NFR der erwartete Effekt in Sitzung 7, andeutungsweise auch in Sitzung 3. Die bei Gruppe NFR vorhandene Tendenz zu großen Vorher-Nachher-Differenzen im Sinne geringerer Angst und größerer Zufriedenheit wird in diesen beiden Sitzungen unterbrochen. Die Versuchspersonen der Gruppe NFR sind nach der dritten Sitzung nicht zufriedener als vor der Sitzung (Differenz V-N = 0.08), in der siebten Sitzung aber unzufriedener als vor der Sitzung (Differenz V-N = -0.33). In allen anderen Sitzungen sind die Differenzen der Zufriedenheitseinschätzungen größer im Sinne größerer Zufriedenheit nach den Sitzungen (dieser Effekt konnte varianzanalytisch abgesichert werden).

Auch für die gemittelten Angsteinschätzungen bestehen bei Gruppe NFR in den Sitzungen 3 und 7 bei insgesamt positiven Veränderungen die kleinsten Vorher-Nachher-Unterschiede. Bei Gruppe NF sind sowohl in der Unzufriedenheits- als auch in der mittleren Angsteinschätzung solche recht eindeutigen Tendenzen nicht zu erkennen. Ebenfalls weniger eindeutig sind die Verhältnisse beim gemittelten Erschöpfungswert. Hier sind für Gruppe NF keine systematischen Vorher-Nachher-Unterschiede zu erkennen, bei Gruppe NFR liegen sie am ehesten in Sitzung 3. Dies widerspricht der vorherigen Erwartung über die maximale Ausprägung der gesuchten Effekte in Sitzung 7. Erwartungsgerecht ist, daß die Tendenz zu negativen bzw. weniger positiven Befindlichkeitsänderungen in den "Mißerfolgssitzungen" eindeutiger bei Gruppe NFR im Vergleich zu Gruppe NF auftritt.

Insgesamt kann aus den beschriebenen Ergebnissen abgeleitet werden, daß erlebter Erfolg und Mißerfolg beim Training Rückwirkungen auf die emotionale Befindlichkeit der Versuchspersonen zeigen. Am deutlichsten war diese Rückwirkung bei der Gruppe von Versuchspersonen zu beobachten, welche zusammen mit der am eindeutigsten strukturierten Rückmeldung auch die größte Erfolgserwartung über die Sitzungen aufgrund des manipulierten rückgemeldeten Erfolgs aufbauen konnte (Gruppe NFR). Gruppe NFR zeigt durchgängig die größten positiven Befindlichkeitsänderungen in allen Sitzungen außer den "Mißerfolgssitzungen" 3 und 7. In diesen Sitzungen wird der (manipulierte) Erfolgstrend unterbrochen, was zu weniger positiven oder sogar negativen Befindlichkeitsänderungen führt. Gemessen an den Befindlichkeitseinschätzungen ist im Vergleich dazu die Rückmeldung bei Gruppe NF trotz der prinzipiell gleichen experimentellen Manipulation weniger eindeutig und erfolgsorientiert. Dies muß darauf zurückgeführt werden, daß sich das gebotene kontinuierliche Feedback offensichtlich nicht so eindeutig in Erfolgs- und Mißerfolgsbeurteilungen umsetzen läßt wie das kategoriale Feedback. Die Versuchspersonen scheinen unter kontinuierlichem Feedback insgesamt "vorsichtiger" über ihren Erfolg oder Mißerfolg zu urteilen als bei dem nicht-kontinuierlichen kategorialen Feedback.

VI. Diskussion

Die Ausführungen in der vorangegangenen Ergebnisdarstellung waren eng an die jeweils diskutierte Datenebene angelehnt. In diesem letzten Teil der Arbeit sollen nun die übergreifenden Aspekte berücksichtigt werden. Sie sind an den in den theoretischen Vorüberlegungen über die Wirksamkeit von Feedback-Prozeduren als bedeutsam aufgegriffenen Faktoren und Wirkparametern einerseits orientiert, und darüber hinaus an der aufgeworfenen Frage, welchem Modell des Lernens aufgrund der Ergebnisse dieser Untersuchung der Vorzug zu geben ist: dem Modell des Motorischen Lernens (BILODEAU & BILODEAU, 1969) oder einem Modell der eher zustandsabhängigen Regulation durch indirekte, gesamtorganismische Kontrollstrategien, wie es von LANG & TWENTYMAN (1974) in die Diskussion gebracht wurde.

Zur Vorbereitung dieser Modelldiskussion sollen zunächst die als wichtig erachteten Parameter der Feedback-Transfer-Funktion, d. h. die als experimentelle Faktoren in die Untersuchung einbezogenen Wirkfaktoren diskutiert werden. Dies sind die Kontingenz und die Kontinuität des Feedback. Bei der Diskussion soll der Versuch unternommen werden, eine Verbindung zwischen den verschiedenen Datenebenen dieser Untersuchung herzustellen. Diese Datenebenen können folgendermaßen charakterisiert werden:

(a) <u>Physiologische Effektebene:</u> Kenngrößen über die Variabilität der Herzschlagfolge;

(b) <u>Physiologische Prozeßebene:</u> Prozeßparameter der beiden physiologischen Funktionen Herztätigkeit und Atmung sowie deren Interaktion bzw. gemeinsame Variation;

(c) <u>Verbale Verhaltensebene:</u> Aussagen der Versuchspersonen über das Trainingsverhalten und dessen Wirksamkeit;

(d) <u>Emotionale Ebene:</u> Einschätzungen verschiedener Befindlichkeitsaspekte[1].

In der Diskussion soll jeweils zunächst betrachtet werden, in welcher Hinsicht sich Einflüsse der experimentellen Faktoren auf die Aussagen der Versuchspersonen über ihr Trainingsverhalten ergeben. Diese Aussagen über das Trainingsverhalten werden - wie bereits in der Ergebnisdarstellung - in 2 Kategorien unterteilt: (1) differenziertere Kontrollstrategien, die im wesentlichen dadurch gekennzeichnet sind, daß die Atmung oder die Herztätigkeit direkt und ausschließlich Ziel der Trainingsbemühungen sind, und (2) globalere, eher "gesamtorganismische" Kontrollstrategien, gekennzeichnet durch Gedanken, Vorstellungen oder entspannungsähnliche Techniken entweder allein oder auch in Kombination mit Anteilen der unter (1) genannten Strategienmerkmale.

Da die Atmung die wesentliche physiologische Stellgröße für eine Kontrolle der Variabilität der Herzschlagfolge ist, wird jeweils im zweiten Schritt analysiert, ob die Aussagen der Versuchspersonen mit den charakterisierenden Prozeßparametern von Atmung und Herztätigkeit bzw. deren gemeinsamer Variation übereinstimmen.

---

[1] Die in dieser Untersuchung erhobenen Befindlichkeitsmaße erweisen sich als relativ unabhängig von den verschiedenen experimentellen Bedingungen außer vom vermittelten Trainingserfolg. Der subjektive Trainingserfolg wird unter kontingentem Feedback durch die Trainingsleistung, unter nicht-kontingentem Feedback durch die Manipulation des Feedback mitbestimmt. Relevante Informationsquelle für die Selbstbeurteilung des Trainingserfolgs ist unter allen Bedingungen die gebotene Rückmeldung. Eine ausführliche Darstellung und Bewertung dieser Sekundäreffekte des Trainings wurde bereits in der Ergebnisdarstellung vorgenommen. Anstelle einer wiederholenden Diskussion sei darum auf die Ergebnisdarstellung verwiesen (Abschnitt V.4).

Grundlage der Argumentation ist dabei die Annahme, daß entspannungs- und vorstellungsorientierte Kontrollstrategien im allgemeinen durch ein Atemmuster mit regelmäßiger Rhythmik und größeren Atemamplituden gekennzeichnet sind als solche, die als direkte Beeinflussung des Atemverhaltens oder der Herztätigkeit charakterisiert sind.

Im dritten Analyseschritt wird überprüft, inwieweit das in den beiden vorgenannten Datenebenen charakterisierte Verhalten auch zu Effekten auf der physiologischen Effektebene führt. Sind die Aussagen dieser drei Ebenen kongruent, so ist dies ein Hinweis darauf, daß sich die erzielten Trainingseffekte vollständig oder zumindest nahezu vollständig aus dem erfaßten Verhalten der Versuchspersonen erklären lassen.

Die emotionalen Effekte des Trainings sind für die Diskussion der ausgewählten Experimentalfaktoren von untergeordneter Bedeutung. Emotionale Veränderungen werden hier insofern als Sekundäreffekte betrachtet, als sie erst durch die tatsächlichen Leistungen oder durch die Feedback-Manipulation vermittelt werden.

VI.1 Kontingenz und Kontinuität des Feedback

Der Faktor "Kontingenz des Feedback" wurde in dieser Untersuchung in zwei Abstufungen realisiert: (a) als kontingentes, d. h. richtiges Feedback über die jeweiligen Versuchsleistungen, und (b) als nicht-kontingentes, d. h. falsches Feedback. Beide Abstufungen dieses Faktors waren weiter in ein kontinuierlich und ein nicht-kontinuierlich gebotenes Feedback unterteilt, diese Unterteilungen entsprechen den beiden Stufen des zweiten Experimentalfaktors "Kontinuität des Feedback".

Der Faktor "Kontingenz des Feedback" war von der theoretischen Konzeption her als der wirksamere und wichtigere der beiden Faktoren anzusehen, wobei eine generelle Überlegenheit des kontingenten über das nicht-kontingente Feedback postuliert wurde. Diese generelle Überlegenheit konnte durch die Ergebnisse nicht bestätigt werden. Sie würde bedeuten, daß in den varianzanalytisch durchgeführten Vergleichen zwischen den Gruppen signifikante Haupteffekte für den Faktor "Kontingenz des Feedback" auftreten müßten. Dies ist jedoch mit einer Ausnahme nicht der Fall. Die aufgetretenen Effekte können ohne Einbeziehung des Faktors "Kontinuität des Feedback" offensichtlich nicht ausreichend erklärt werden.

Diese Aussagen beziehen sich auf die Daten der physiologischen Effektebene und die der physiologischen Prozeßebene. Im Verhaltensbereich bzw. in den Aussagen der Versuchspersonen über ihr Trainingsverhalten ergaben sich dagegen klare Differenzierungen sowohl zwischen kontingentem und nicht-kontingentem Feedback einerseits als auch zwischen kontinuierlichem und nicht-kontinuierlichem Feedback andererseits. Unter nicht-kontingenten Feedback-Bedingungen wurden globalere Trainingsstrategien gegenüber differenzierten bevorzugt, gleiches gilt für das nicht-kontinuierliche Feedback. Differenzierungen in der Art der angewandten Trainingsstrategien ergaben sich nicht unter kontingentem oder unter kontinuierlichem Feedback, d. h. hier wurden globalere und differenzierte Trainingsstrategien etwa gleich häufig eingesetzt.

Die Verhaltenseffekte sind also auf die konzeptuell jeweils als ungünstiger anzusehenden Abstufungen der beiden Experimentalfaktoren "Kontingenz" und "Kontinuität" zurückzuführen. Dies stimmt mit den postulierten Wirkmechanismen der beiden Faktoren überein. Die Wirkrichtung geht dabei weniger dahin, daß kontingentes oder kontinuierliches Feedback die Ausbildung und Anwendung differenzierter Trainingsstrategien im Vergleich zu globaleren fördern, sondern umgekehrt nicht-kontingentes bzw. nicht-kontinuierliches Feedback zur Bevorzugung globalerer Trainingsstrategien im Vergleich zu differenzierten führt. Sowohl nicht-kontingentes als auch nicht-kontinuierliches Feedback erschweren das Austesten differenzierter und führen damit fast zwangsläufig zur Anwendung globaler Strategien. Die Kombinationen der Abstufungen von Kontingenz und Kontinuität des Feedback ergeben entsprechende Verteilungen bei den Anwendungshäufigkeiten differenzierter und globaler Strategien. Konträres Verhalten zeigen dabei jeweils die Versuchspersonen unter kontingentem kontinuierlichem Feedback (Gruppe KF) im Vergleich zu denen unter nicht-kontingentem nicht-kontinuierlichem Feedback (Gruppe NFR).

Wie wirkt sich nun dieses Verhalten der Versuchspersonen auf die physiologischen Parameter aus (der Einfachheit halber wird hier "Verhalten" mit den "Aussagen über das Verhalten" gleichgesetzt)? Eine Bevorzugung globaler Trainingsstrategien bedeutet, daß die Versuchspersonen angeben, sich eher auf bestimmte Vorstellungen und Gedanken sowie auf das Erreichen von Entspannung konzentriert zu haben und weniger auf eine direkte Manipulation von Herztätigkeit oder Atmung. Es ist anzunehmen, daß sich solche Bedingungen primär in der Atmung niederschlagen. Dies ist auch der Fall, jedoch tritt dieser Effekt nur als Unterschied zwischen den kontinuierlichen und den nicht-kontinuierlichen Feedback-Bedingungen zutage. Zwar nehmen insgesamt die

Autokorrelationen Lag 1 (z') der Atmung von den Baselines
zu den Trainings- und Transferphasen der Sitzungen zu, am
stärksten jedoch unter nicht-kontinuierlichem Feedback. In
den Trainingsabschnitten, in denen alle Gruppen kein Feedback
erhalten, also den Transferphasen, weisen die Versuchspersonen
mit nicht-kontinuierlichem Feedback signifikant größere Veränderungen auf als diejenigen unter kontinuierlichem Feedback.
Dies ist als Zunahme der Regelhaftigkeit (Periodik) wie auch
der Amplituden der Atemzyklen zu werten.

Am deutlichsten tritt dieser Effekt in der Bedingung auf, unter
der auch die globaleren Trainingsstrategien am stärksten vertreten sind, nämlich unter der Kombination des nicht-kontingenten mit dem nicht-kontinuierlichen Feedback. Daß die Versuchspersonen unter dieser Bedingung ein solches Verhalten zeigen,
kann außer auf die spezifischen Trainingsbedingungen auch auf
die entspannungsorientierte Zusatzinstruktion zurückgeführt
werden. Hier muß angenommen werden, daß durch diese Instruktionen bei den Versuchspersonen bereits eine Voreinstellung
zur Verwendung entspannungsorientierter Strategien erzeugt
wurde. Diese Tendenz wurde dann zusätzlich durch die Trainingsbedingungen verstärkt.

In dem Prozeß der Herztätigkeit zeigen sich Unterschiede
zwischen kontinuierlichem und nicht-kontinuierlichem Feedback, hier
allerdings nur indirekt. Indirekt insofern, als nur bei den Gruppen
mit kontinuierlichem Feedback bei den Autokorrelationen Lag 1 (z')
der Herztätigkeit Unterschiede zwischen den Baselines und den Trainings- oder Transferphasen nachweisbar sind. Hier nimmt die unmittelbare Vorhersagbarkeit in den Zeitreihen der Herztätigkeit
aber ab, d. h. die Muster der Zyklen der Herzschlagfolge werden
unregelmäßiger.

Anscheinend bewirkt also die Zunahme in der Regelhaftigkeit
der Atmung nicht auch gleichzeitig eine Zunahme der Regelhaftigkeit der Herztätigkeit, sondern sie verhindert unter
den Bedingungen dieser Untersuchung lediglich eine Verminderung dieser Regelhaftigkeit. Neben der Atmung als Einflußgröße
auf die Variabilität der Herztätigkeit scheinen also noch weitere Bedingungen wirksam zu sein, die nicht an die gemeinsame
Variation von Atmung und Herztätigkeit gebunden sind. Die gemeinsame Variation der beiden Funktionen, ausgedrückt durch
das erste Minimum der Autokorrelationsfunktionen, nimmt unter
allen Trainingsbedingungen im Vergleich zur Baseline zu, am
stärksten jedoch unter kontingentem Feedback (Haupteffekt
"Kontingenz").

Daß unter allen Untersuchungsbedingungen die Regelhaftigkeit
der Atmung zunimmt oder zumindest gleich bleibt, zeigt sich
auf der physiologischen Effektebene an dem Maß für die Amplituden der zyklischen Variation der Herzschlagfolge. Durch die
Zunahme dieser Amplituden von den Baselines zu den Trainings-
und Transferphasen läßt sich die Vermutung bestätigen, daß
die Zunahme der Regelhaftigkeit der Atmung mit ausgeprägteren
Atemamplituden einhergeht. An der Bedingung mit nicht-kontingentem nicht-kontinuierlichem Feedback läßt sich dies deutlich
machen: unter dieser Bedingung werden globalere Trainingsstrategien am stärksten bevorzugt, nimmt die serielle Abhängigkeit
der Atmung am stärksten zu, und es vergrößern sich die Amplituden der zyklischen Variation der Herzschlagfolge. Unter dieser
Bedingung nimmt auch als einziger die Gesamtfluktuation der Herztätigkeit von den Baselines zu den Trainingsphasen zu, gemessen
an den Streuungen der RR-Intervalle.

Bei der Gruppe mit dem dazu konträrsten Trainingsverhalten (Bedingung KF: kontingentes kontinuierliches Feedback) treten auch entgegengesetzte Effekte auf: durch die im wesentlichen auf die Atmung oder die Herztätigkeit direkt gerichteten Trainingsstrategien nimmt die Regelhaftigkeit der Atmung nicht zu (gemessen durch die Autokorrelationen Lag 1), und es bleiben auch die Amplituden der zyklischen Variation der Herzschlagfolge unbeeinflußt, es wird jedoch die Gesamtfluktuation der Herztätigkeit (Streuung der RR-Intervalle) eingeschränkt.

Auch in der zweiten Bedingung mit kontinuierlichem Feedback (NF: nicht-kontingentes kontinuierliches Feedback) erfolgt eine Reduktion der Gesamtfluktuation der Herztätigkeit, wenn auch hier die statistische Absicherung im Einzelfall nicht ganz gelingt. Die Differenzen zwischen Baselines und Trainingsphasen sind für die Streuungen der RR-Intervalle jedoch unter beiden Bedingungen kontinuierlichen Feedbacks größer als unter den nicht-kontinuierlichen Bedingungen (Haupteffekt "Kontinuität"). Auch hier spiegelt sich also wider, daß die Regelhaftigkeit der Atmung unter nicht-kontinuierlichem Feedback von den Baselines zu den Trainings- und Transferphasen stärker zunimmt als unter kontinuierlichem Feedback. Da aber diese Regelhaftigkeit unter kontinuierlichem Feedback weniger zunimmt bzw. sich nur geringfügig ändert, kann diese Nichtänderung von Atemparametern gerade eben nicht für die größere Abnahme der Gesamtvarianz der Herztätigkeit unter kontinuierlichem Feedback allein verantwortlich gemacht werden.

Wie bereits angesprochen, scheint es also eine weitere Bedingung zu geben, die unabhängig vom Ausmaß des Zusammenhangs zwischen Atmung und Herztätigkeit die Gesamtfluktuation der Herztätigkeit beeinflußt. Es liegt nahe, diese Zusatzbedingungen als spezfischen Einfluß der gewählten Ausprägungen des Faktors "Kontinuität des Feedback" auf das Verhalten der Versuchspersonen und entsprechend auf die Parameter der physiologischen Effektebene anzusehen. Welcher Art kann aber dieser Einfluß sein? Es sind hier zumindest zwei Möglichkeiten denkbar:

(1) Es bestehen, bedingt durch Unterschiede der Wirkbedingungen zwischen kontinuierlichem und nicht-kontinuierlichem Feedback, entsprechende Unterschiede des Verhaltens und des Aktiviertheitsgrades und damit des vagalen Tonus, die das Ausmaß der Variabilität der Herztätigkeit beeinflussen.

Nach PORGES, McCABE & YONGUE (1982) reflektiert das Ausmaß der respiratorischen Arrhythmie den vagalen Hintergrundtonus, der auf das Herz einwirkt. Bei gleicher Atemtätigkeit ist die Amplitude der respiratorischen Arrhythmie proportional dem Vagotonus. Das Ausmaß der respiratorischen Arrhythmie wird in dieser Untersuchung vor allem durch das Maß für die Amplituden der zyklischen Variation der Herzschlagfolge erfaßt.

(2) Unabhängig vom Determiniertheitsgrad der Atmung (Ausmaß der seriellen Abhängigkeit, erfaßt durch die Autokorrelationen Lag 1) bestehen zwischen kontinuierlichem und nicht-kontinuierlichem Feedback Unterschiede in den Atemmustern, die sich im Ausmaß der Variabilität der Herztätigkeit abbilden.

PORGES, McCABE & YONGUE (1982) stellen zusammenfassend fest, daß die Amplitude der respiratorischen Arrhythmie in Ruhe primär durch die Atemfrequenz determiniert ist. Dabei ist eine nichtlineare Beziehung zwischen Atemfrequenz und Amplitude der respiratorischen Arrhythmie anzunehmen. Beim Übergang von hohen Atemfrequenzen zu langsamen (bis etwa 5/Minute) nimmt die Amplitude der respiratorischen Arrhythmie zu, fällt von da aus wieder ab (Atemfrequenz etwa 3/Minute) und steigt dann wieder bei noch langsameren Atemfrequenzen.

Für die Bedingungen dieser Untersuchung kann angenommen werden, daß alle Versuchspersonen in einem mehr oder minder großen Ausmaß im Laufe der Sitzungen jeweils sowohl durch Adaptationseffekte als auch zum Teil gezielt (durch Anwendung entspannungsorientierter Kontrolltechniken) eine Aktivierungsreduktion erreichen. Dieser für alle Versuchspersonen geltende Übergang zu geringerer Aktiviertheit wird durch die Abnahme der mittleren Herzfrequenz (Zunahme der mittleren RR-Intervalle) unter allen Untersuchungsbedingungen angezeigt. Da zwischen den Gruppen keine Unterschiede im Ausmaß der Herzfrequenzreduktion (durchschnittliche Veränderungsbeträge der RR-Intervalle) auftreten, kann zunächst einmal nicht auf differentielle Aktivierungs- bzw. Desaktivierungseffekte zwischen kontinuierlichem und nicht-kontinuierlichem Feedback geschlossen werden.

Von den beiden aufgezeigten Möglichkeiten gewinnt daher die zweite an Wahrscheinlichkeit. Das nicht-kontinuierliche Feedback provoziert die Anwendung globalerer Kontrollstrategien als unter kontinuierlichem Feedback. Dieses unterschiedliche Verhalten könnte sich in unterschiedlichen Atemfrequenzen wie auch Atemamplituden niederschlagen. Da aber auch gleiche Unterschiede des Verhaltens (gemessen an der Bevorzugung differenzierter bzw. globalerer Kontrollstrategien) zwischen den kontingenten und den nicht-kontingenten Feedback-Bedingungen bestehen, ist zu fragen, warum diese nicht auch zum gleichen Resultat führen? Die Antwort muß aus den spezifischen Bedingungen des kontinuierlichen Feedback abgeleitet werden, die zur geringeren Gesamtfluktuation der Herztätigkeit beitragen.

Kontinuierliches Feedback bietet den Versuchspersonen während des Trainings eine visuelle Stimulation, die beim nicht-kontinuierlichen Feedback fehlt. Es ist jedoch nicht nur die visuelle Stimulation entscheidend, sondern auch, daß in diesem Stimulus Informationen enthalten sind, die von den Versuchspersonen verarbeitet werden müssen. Die Versuchspersonen müssen sich also zusätzlich zur Konzentration auf ihre Trainingsstrategien mit den verschiedenen Aspekten des recht komplexen Feedback-Display auseinandersetzen. Aus informationstheoretischer Sicht kann diese Aufgabe als schwieriger als die bloße Konzentration auf die Trainingsaufgabe bzw. eine Trainingsstrategie angesehen werden, bei der sehr viel weniger Information zu verarbeiten ist. Die Variabilität der Herztätigkeit nimmt aber mit zunehmender Aufgabenschwierigkeit ab (LUCZAK, PHILIPP & ROHMERT, 1980).

Die Unterschiede in dem Ausmaß der Veränderung der Gesamtfluktuation der Herztätigkeit können also auf den höheren Schwierigkeitsgrad der Trainingsaufgabe unter kontinuierlichem Feedback zurückgeführt werden. Da die Aufgabenschwierigkeit zwischen den kontingenten und den nicht-kontingenten Feedback-Bedingungen ausgeglichen ist, treten hier entsprechende Unterschiede nicht auf.

Nicht zu erklären ist damit jedoch der Unterschied zwischen dem kontingenten und dem nicht-kontingenten kontinuierlichen Feedback, da hier ja gleiche Aufgabenschwierigkeiten vorliegen. Nur unter kontingentem kontinuierlichem Feedback ließ sich aber eine signifikante Reduktion der Gesamtvariabilität der Herztätigkeit, gemessen durch die Streuung der RR-Intervalle, nachweisen, auch wenn sie numerisch geringer ausfiel als unter nicht-kontingentem kontinuierlichem Feedback.

Zur Erklärung dieses Effekts können die spezifischen Wirkmerkmale der Kontingenz des Feedback herangezogen werden. Nur kontingentes Feedback ermöglicht für alle Versuchspersonen den systematischen Einsatz und die Austestung adäquater und wirksamer sowie darüber hinaus die Entdeckung und Elimination störender Kontrollstrategien. Die erzielten Veränderungen sind daher systematischer als unter nicht-kontingentem kontinuierlichem Feedback, das durch seine Eigenschaften ebenfalls eine Variabilitätsreduktion bewirkt. Hier jedoch können die - nicht systematisch austestbaren - Kontrollstrategien auch geeignet sein, die durch die Rahmenbedingungen (Kontinuität des Feedback) bewirkten Effekte der Variabilitätsreduktion wieder aufzuheben. Solche Strategien sind jedoch aufgrund der Manipulation des Feedback für die Versuchspersonen nicht erkennbar. Für diese Annahme spricht, daß der Betrag der Variabilitätsreduktion unter nicht-kontingentem kontinuierlichem Feedback über alle zehn Trainingssitzungen etwa gleichbleibend hoch ist, während sich unter kontingentem kontinuierlichem Feedback eine Tendenz zur Zunahme dieser Beträge andeutet. Letzteres muß als die systematische Anwendung wirksamer, im Laufe der Sitzungen gelernter Kontrollstrategien interpretiert werden, zumindest jedoch als Effekt der sukzessiven Ausschaltung ungeeigneter Strategien.

Damit stellen sich bislang mehrere Wirkfaktoren dieser Untersuchung dar, die in allgemeine, unter allen Experimentalbedingungen wirksame Faktoren und spezifische, durch die jeweilige Kombination der Ausprägungen der Experimentalfaktoren repräsentierte unterschieden werden müssen:

(a) Allgemeine Effekte, die unter allen Bedingungen auftreten.

Unter allen Bedingungen nimmt die Aktiviertheit der Versuchspersonen während der Sitzungen ab. Dies kann auch als Adaptationseffekt beschrieben werden. Es ist jedoch anzunehmen, daß die Reduktion der Aktiviertheit zum Teil von den Versuchspersonen gezielt herbeigeführt wird. Dies gilt besonders für die Versuchspersonen mit der entspannungsorientierten Zusatzinstruktion (Gruppe NFR).

Ausdruck dieser Adaptation bzw. Aktiviertheitsreduktion ist die Abnahme der mittleren Herzfrequenz unter allen Bedingungen. Durch den entsprechend höheren vagalen Tonus nimmt unter allen Bedingungen der durch die respiratorische Arrhythmie determinierte Anteil der Gesamtfluktuation der Herztätigkeit zu. Als Maß für die respiratorische Arrhythmie kann hier das gewählte Amplitudenmaß der zyklischen Variation der Herzschlagfolge gelten. Diese Amplituden nehmen bei allen Versuchspersonen zu.

(b) Spezifische Effekte

Die ausgeprägtesten Effekte zeigen sich als Unterschied zwischen den beiden Stufen des Faktors "Kontinuität des Feedback", es gilt hier allerdings zwei Komponenten zu unterscheiden, nämlich (1.) die durch das nicht-kontinuierliche Feedback bewirkte Bevorzugung globalerer Trainingsstrategien im Vergleich zu kontinuierlichem Feedback, und (2.) den unterschiedlichen Informationsgehalt des dargebotenen Feedback. Das kontinuierliche Feedback mit hoher Informationsfülle erfordert ein höheres Ausmaß informationsverarbeitender Prozesse. Es kann in diesem Sinne als Aufgabe mit höherem Schwierigkeitsgrad interpretiert werden. Der Wechsel zu einem höheren Grad der Aufgabenschwierigkeit ("information load") bewirkt eine Reduktion der Variabilität der Herztätigkeit. Entsprechend ist das erreichte Ausmaß der Variabilitätsreduktion unter kontinuierlichem Feedback größer als unter nicht-kontinuierlichem Feedback.

Wie bei den beiden Ausprägungen der Kontinuität des Feedback sind auch bei den beiden Abstufungen des Faktors "Kontingenz des Feedback" zwei Komponenten zu unterscheiden. Hier allerdings liegen die Effekte beider Komponenten auf der Verhaltensebene: (1.) Nicht-kontingentes Feedback führt zur Bevorzugung globalerer Kontrollstrategien; (2.) Die Versuchspersonen sind nur unter kontingentem Feedback in der Lage, tatsächlich wirksame Kontrollstrategien durch systematische Austestung zu ermitteln und entsprechend anzuwenden. Außerdem ist nur unter kontingentem Feedback die Eliminierung ungeeigneter Strategien möglich.

Die spezifischen Kombinationen der Ausprägungen beider Faktoren determinieren die gefundenen Effekte, wobei die Abstufungen des Faktors "Kontinuität des Feedback" ausgeprägtere Wirkungen zeigen. Unter der Bedingung des kontingenten kontinuierlichen Feedback sind die zur Reduktion der Variabilität der Herztätigkeit förderlichsten Bedingungen vereint. Nur hier tritt ein Leistungszuwachs über die Sitzungen auf. Unter kontingentem nicht-kontinuierlichem Feedback sind die Lernbedingungen wegen der verzögerten Rückmeldung erschwert, und es fehlt der durch das kontinuierliche Feedback vermittelte variabilitätsreduzierende Effekt. Die durchschnittlichen Veränderungen der Variabilität fallen darum geringer aus als unter nicht-kontingentem kontinuierlichem Feedback. Unter nicht-kontingentem nicht-kontinuierlichem Feedback fehlen sowohl geeignete Lernbedingungen als auch die Effekte der Vorgabe des kontinuierlichen

Feedback. Hier kommt es zu einer Zunahme der Gesamtvariabilität der Herztätigkeit, gemessen durch die Streuung der RR-Intervalle, mit dem relativ höchsten Anteil der respiratorisch bedingten Arrhythmie.

Wie läßt sich aber nun plausibel machen, daß die Unterschiede in der Gesamtvariabilität der Herztätigkeit zwischen kontinuierlichem und nicht-kontinuierlichem Feedback tatsächlich auf dem unterschiedlichen Informationsgehalt und damit unterschiedlichen Anforderungen an die Informationsverarbeitung beruhen? Zur Klärung dieses Problems können die Versuchsabschnitte, in denen alle Gruppen kein Feedback erhalten, mit denen verglichen werden, in denen das kontinuierliche Feedback präsent ist. Dies sind die Transferphasen, die für alle Gruppen ähnliche bzw. gleiche Bedingungen bieten.

In der Gesamtvariabilität der Herztätigkeit (Streuung der RR-Intervalle) sind die Unterschiede zwischen Baseline und Transfer bei beiden Gruppen mit kontinuierlichem Feedback sehr viel geringer als die zwischen Baseline und Trainingsphasen. Die Variabilität in den Transferphasen entspricht in etwa der in den Baselines.

Unter der Annahme, daß die gefundenen Unterschiede zwischen Baseline und Trainingsphasen auf der Anwendung wirksamer Kontrollstrategien beruhen, ist zu fragen, warum die Versuchspersonen nicht in der Lage sind, diese Strategien auch in den Transferphasen einzusetzen. Trainings- und Transferphasen folgten in dieser Untersuchung jeweils unmittelbar aufeinander, in jeder Sitzung gab es sechs dieser Abfolgen. Wenn die Versuchspersonen also während der Feedback-Phasen (Training) wirksame Kontrolltechniken einsetzen können, warum verlieren sie diese Fähigkeit jeweils in den Transferphasen? Auch über die zehn Trainingssitzungen bleibt dieses Phänomen erhalten,

d. h. die Versuchspersonen können auch über diese lange Trainingszeit die Strategien der Trainingsphasen nicht auf die Transferphasen übertragen. Die plausibelste Antwort auf die obige Frage ist, daß die Versuchspersonen auch in den Trainingsphasen keine Strategien zur Kontrolle der Variabilität der Herztätigkeit gelernt haben, die sie auf die Transferphasen übertragen könnten. Der Unterschied zwischen Trainings- und Transferphasen unter kontinuierlichem Feedback muß also nicht in der Fähigkeit der Personen sondern in den äußeren Bedingungen gesucht werden. Der wesentliche Unterschied zwischen Training und Transfer unter kontinuierlichem Feedback besteht aber in der An- bzw. Abwesenheit des Feedback und den dadurch bedingten Unterschieden der Aufgabenschwierigkeit und der Informationsverarbeitung.

Unter den Bedingungen des nicht-kontinuierlichen Feedback, in denen auch während der Trainingsphasen kein Feedback geboten wird, treten Unterschiede der Variabilität zwischen Trainings- und Transferphasen bzw. Baseline nicht auf. "Trainingsphase mit Feedback" bedeutet hier aber auch lediglich, daß am Ende der Trainingsphasen jeweils fünf sec. lang ein Display geboten wird. Der unter kontinuierlichem Feedback zu beobachtende "An-Aus-Effekt" beim Wechsel von den Trainings- zu den Transferphasen entfällt.

Betrachtet man nun nicht mehr die durch die Streuung der RR-Intervalle definierte Gesamtvariabilität der Herztätigkeit, sondern den durch die Atmung determinierten Anteil (Amplituden der zyklischen Variation der Herzschlagfolge), so bietet sich ein anderes Bild. Unter allen Bedingungen sind mit mittleren Werte dieses Variabilitätsaspektes in den Trainings- und Transferphasen sehr ähnlich, d. h. die Unterschiede zwischen Transfer und Baseline sind größer als zwischen Transfer und Training. Für die Trainings- und Transferphasen kann eher von identischen Verläufen gesprochen werden.

Der respiratorisch bedingte Anteil der Gesamtvariabilität der Herztätigkeit reagiert also nicht auf Aspekte der Aufgabenschwierigkeit und der unterschiedlichen Anforderungen an die Prozesse der Informationsverarbeitung.

Noch eine weitere Frage bezüglich des unterschiedlichen Ausmaßes der Effekte der beiden Experimentalfaktoren bleibt offen, nämlich, warum die Effekte des Faktors "Kontingenz des Feedback" von denen der "Kontinuität des Feedback" übertroffen bzw. verdeckt werden? Die Antwort könnte in der Schwierigkeit der gestellten Aufgabe liegen. Die Tatsache, daß offensichtlich nur ein geringer Anteil der Variabilitätsreduktion auf Lerneffekte unter den prinzipiell sehr lernförderlichen Bedingungen (kontingentes und kontinuierliches Feedback) bei der Gruppe KF zurückzuführen ist, legt den Schluß nahe, daß die Aufgabe zu schwer ist als daß diesen Lernbedingungen ein entscheidender Anteil an den Leistungen zukommen könnte. Es ist vielmehr davon auszugehen, daß hier höchstwahrscheinlich lediglich der Ausschluß ungeeigneter Kontrollstrategien im Laufe des Trainings erfolgt ist, nicht aber eine tatsächliche Kontrolle über die Variabilität der Herztätigkeit.

Der Einwand, daß diese geringen Trainingsleistungen evtl. durch die Besonderheiten der gewählten Stichprobe bedingt sind, trifft mit hoher Wahrscheinlichkeit nicht zu, da in einem vergleichbaren Experiment mit studentischen Versuchspersonen gleiche Ergebnisse erzielt wurden. In der bereits erwähnten Untersuchung von COHORS-FRESENBORG et al. (1976) wurde die größte Reduktion in der Variabilität der Herztätigkeit in der ersten von drei Trainingssitzungen erzielt, in den nächsten beiden Sitzungen nahmen die Leistungen jeweils ab. Es fiel auch auf, daß kaum eine der Versuchspersonen in der Lage war, ihre Leistungen am

folgenden Versuchstag zu wiederholen. Die Autoren stellen
fest, daß "gute Stabilisierer", d. h. die Personen mit den
besten Trainingsleistungen, diejenigen mit den höchsten Variabilitäts-Ausgangswerten waren: Personen mit hoher Variabilität in den Baselines erreichten eine Reduktion der Variabilität, bei Personen mit niedrigen Ausgangswerten nahm das Ausmaß der Variabilität zu.

Diese Befunde von COHORS-FRESENBORG et al. bei den dieser Untersuchung sehr ähnlichen Trainingsbedingungen lassen den Schluß
zu, daß eine Kontrolle über die Variabilität der Herztätigkeit
nicht gelernt wurde. Das Ausmaß der Kontrolle nahm sogar dann
ab, wenn zu der kontinuierlichen Feedback-Information auf dem
Display ein zusätzliches Signal ("Plus-Zeichen") als Indikator
für gute Trainingsleistungen eingeblendet wurde, wie es bei
einer Gruppe mit kontingentem Feedback der Fall war. Dieses
Zusatzfeedback scheint damit trotz der darin enthaltenen klaren
Information eher zur Verwirrung beigetragen zu haben. Auch dies
spricht für die Annahme, daß hier eine Aufgabe mit sehr hohem
Schwierigkeitsgrad vorliegt, bei der nur unter günstigen Trainingsbedingungen zuverlässig wiederholbare Trainingsleistungen
möglich sind.

Zu einem gleichen Ergebnis kommen HARRISON & RASKIN (1976), die
kontingentes Feedback mit nicht-kontingentem und einer Nicht-
Feedback-Bedingung über drei aufeinanderfolgende Versuchstage
verglichen. Die unter beiden Feedback-Bedingungen rasch erreichten initialen Reduktionen der Variabilität der Herztätigkeit konnten von den Versuchspersonen nicht aufrecht erhalten werden. Die
Autoren interpretieren dieses Ergebnis als Aufmerksamkeitseffekt
aus der Beobachtung des visuellen Displays, der über das Training
habituierte. Sie bezweifeln, daß die in anderen Untersuchungen aufgetretenen Effekte als Nachweis einer Kontrolle über die Variabilität der Herztätigkeit angesehen werden können.

Auch die von HNATIOW & LANG (1965), LANG, SROUFE & HASTINGS (1967) sowie VAITL & KENKMANN (1972) berichteten Effekte ihrer jeweiligen Feedback-Trainingsbedingungen auf die Variabilität der Herztätigkeit zeigen keine systematischen Zunahmen der erreichten Kontrolleistungen über die Trainingszeit. Erst unter den Bedingungen dieser Untersuchung zeigt sich eine - wenn auch geringe - Zunahme der Leistungen unter kontingentem kontinuierlichem Feedback (Gruppe KF). Dieser Leistungszuwachs tritt aber erst ab der vierten Trainingssitzung auf und kann ohne Feedback offensichtlich von den Versuchspersonen nicht aufrecht erhalten werden. Die Dauer des Trainings scheint also eine wichtige Komponente der Trainingsbedingungen dieser Untersuchung zu sein. Der Einfluß dieser Komponente soll daher im folgenden Abschnitt diskutiert werden.

VI.2 Trainingsdauer

In dieser Untersuchung zeigen sich Effekte über die Trainingssitzungen auf den verschiedenen Datenebenen in unterschiedlichem Ausmaß. Auf der Ebene der Trainingsstrategien ist festzustellen, daß sich unter allen Bedingungen die Anzahl der angegebenen Kontrollstrategien geringfügig reduziert. Dies deutet an, daß sich die Versuchspersonen stärker auf die Anwendung ausgewählter Strategien konzentrieren. Diese eingesetzten Strategien werden unter allen Trainingsbedingungen als wirksam eingeschätzt, mit zunehmender Trainingsdauer bescheinigen sich die Versuchspersonen dabei zunehmende Leistungen. Aus der Sicht der Versuchspersonen besteht also offensichtlich ein positiver Zusammenhang zwischen aufgewendeter Trainingszeit und dem erreichten Trainingserfolg.

Dieser Zusammenhang drückt sich aber nicht bei allen Gruppen auch in den emotionalen Variablen aus: nur Gruppe KF (kontingentes kontinuierliches Feedback) und NFR (nicht-kontingentes nicht-konti-

nuierliches Feedback) zeigen über die Sitzungen hin geringere
Ängstlichkeit, Gruppe NFR zusätzlich auch abnehmende Verspannung
und   Unzufriedenheit. Gruppe NFR weist insgesamt über
die Sitzungen die größten positiven emotionalen Effekte auf,
die bei dieser Gruppe wohl durch die spezifischen Trainingsbedingungen aufgrund der zusätzlichen Entspannungsinstruktion zu
erklären sind. Die Ergebnisse deuten darauf hin, daß unter dieser
Bedingung die Versuchspersonen tatsächlich unspezifische Ent-
spannungseffekte erreichen. Die bei Gruppe NFR über die Sitzungen
zu beobachtende Abnahme der Herzfrequenz (Zunahme der RR-Intervalle) kann als Effekt dieser unspezifischen Entspannung angesehen werden.

Durchgängige Effekte über die Trainingssitzungen liegen also vorwiegend in den psychologischen Aspekten des Trainings auf der
Verhaltensebene (Angaben über die Kontrollstrategien), der Selbstbewertung der erbrachten Leistungen und auf der emotionalen Ebene.
In den physiologischen Variablen treten keine konsistenten Effekte
auf.

Es soll aber dennoch hier nicht der Schluß gezogen werden, daß in
Bezug auf die von den Versuchspersonen geforderte Kontrolle der
Variabilität der Herztätigkeit es völlig sinnlos sei, ein solches
Training über viele Sitzungen hin anzubieten. Eine der Schlußfolgerungen der Diskussion im vorherigen Abschnitt war, daß die gestellte Aufgabe einen sehr hohen Schwierigkeitsgrad besitzt. Betrachtet man die Ergebnisse dieser Untersuchung in den ersten drei
Trainingssitzungen im Vergleich zu denen von COHORS-FRESENBORG et
al. (1976) und HARRISON & RASKIN (1976), so fällt auf, daß in jeder
der Untersuchungen unter kontingentem kontinuierlichem Feedback die
durchschnittlichen Leistungen vom ersten bis zum dritten Tag abnahmen. Erst danach scheinen sich in dieser Untersuchung konsistente

Effekte einzustellen, d. h. die Versuchspersonen sind offensichtlich erst dann in der Lage, wirksame Kontrollstrategien einzusetzen bzw. unwirksame Strategien auszuschließen.

Auf solche Effekte deutet auch die Tatsache hin, daß die Veränderungen von den Baselines zu den Trainingsphasen bei den Streuungen der RR-Intervalle nur unter kontingentem kontinuierlichem Feedback statistisch bedeutsam wurden. Nur hier deutet sich auch eine Tendenz zur Leistungszunahme über die Sitzungen an.

VI.3 Modell der Wirkmechanismen bei der Kontrolle der Variabilität der Herztätigkeit

Die von LANG & TWENTYMAN (1974) aufgeworfene Frage, ob das Lernen einer Kontrolle über die Herztätigkeit den Prinzipien des Motorischen Lernens (BILODEAU & BILODEAU, 1969) entspricht, oder ob ein Modell der zustandsabhängigen Regulation durch indirekte gesamtorganismische Strategien angemessener ist, muß nach den Ergebnissen dieser Untersuchung zu ungunsten des zweiten Modells beantwortet werden. Gesamtorganismische, eher durch Entspannungsstrategien gekennzeichnete Kontrollstrategien führen bei den Versuchspersonen dieser Untersuchung nicht zu Trainingseffekten im Sinne geringerer Variabilität der Herztätigkeit.

Auch das Modell des Motorischen Lernens scheint für den Erwerb der Kontrolle über die Variabilität der Herztätigkeit nicht vollständig angemessen zu sein. Zwar werden unter kontingentem kontinuierlichem Feedback Einschränkungen der Variabilität erzielt und die schlechtesten Ergebnisse unter nicht-kontingentem nicht-kontinuierlichem Feedback, es zeigt sich aber keine generelle Überlegenheit des kontingenten über das nicht-kontingente Feedback. Die Überlegenheit des kontinuierlichen über das nicht-kontinuierliche Feedback kann weniger auf die im Modell des Motorischen Lernens postulierten Wirkprinzipien der kontinuierlichen Informationsdarbietung (und damit der Möglichkeit zur unmittelbaren Überprüfung der Kontrollstrategien) zurückgeführt werden als vielmehr auf die durch die Art der Darbietung mitbedingten Unterschiede der Aufgabenschwere und der Anforderungen an die Informationsverarbeitung ("information load", s. o.).

Fraglich ist, warum den Wirkprinzipien des motorischen Lernens bei dieser Aufgabe so geringe Bedeutung zukommt. Die Erklärung könnte darin bestehen, daß eine wesentliche Voraussetzung für die Kontrolle über die Variabilität der Herztätigkeit im Vergleich zum Lernen motorischer Fähigkeiten nicht gegeben ist: für die Variabilität der Herztätigkeit besteht möglicherweise keine Sensibilität, d. h. es gibt evtl. keine relevante Quelle reaktiven (interozeptiven) Feedbacks, das sich in Strategien zur Kontrolle der Variabilität umsetzen läßt.

Für diese Annahme spricht zunächst im Sinne einer "face validity", daß sich in keiner der bekannten Untersuchungen mit manipuliertem (falschem) Feedback die Falschheit des Feedback von den Versuchspersonen durchschaut wurde. Auch in der von COHORS-FRESENBORG et al. (1976) berichteten Untersuchung wurde die Nicht-Kontingenz der Rückmeldung nicht durchschaut, obwohl an drei aufeinanderfolgenden Tagen jeweils der gleiche Datensatz eingespielt wurde. Die Rückmeldung war zwar im Takt mit dem tatsächlichen Herzrhythmus synchronisiert, bei einem Großteil der Versuchspersonen waren jedoch rückgemeldete und tatsächliche Herzfrequenz mehr oder minder verschieden. Die von VAITL, KENKMANN & KUHMANN (1979) oder auch die von STEGAGNO & VAITL (1979) vorgenommenen Manipulationen des Feedback unter nicht-kontingenten Bedingungen wurden ebenfalls nicht von den Versuchspersonen entdeckt.

Zum Teil mag für die Nicht-Entdeckung der Falschheit des Feedback die geschickte Durchführung der Manipulationen verantwortlich sein. Es bleibt jedoch der Befund, daß das operationale Feedback (Feedback-Prozedur) die aus den Quellen des reaktiven Feedback stammenden Informationen überdeckt. Es spielt aber für die Argumentation keine Rolle, ob es im Regelkreis (in den Regelkreisen) zur Steuerung der Herztätigkeit internes Feedback über die Fluktuationen der Herztätigkeit gibt. Entscheidend für die Argumentation ist vielmehr, daß die in den inneren (autonomen) Regelkreisen vorhandene Information den Instanzen des ZNS für die willkürliche Kontrolle offensichtlich nur sehr schwer zugänglich ist und sich nicht in Strategien zur Kontrolle der Variabilität umsetzen läßt.

Bereits in einer Vorstufe der willkürlichen Kontrolle, nämlich der bewußten Wahrnehmung der Fluktuationen der Herztätigkeit im Arrhythmiebereich, scheint die interne (autonome) Regelkreisinformation nicht verfügbar bzw. auswertbar zu sein. Diese Schlußfolgerung muß aus den Untersuchungen über die Sensibilität von Versuchspersonen für Fluktuationen der Herztätigkeit gezogen werden, in denen insgesamt der Nachweis einer direkten Senbibilität für Fluktuationen der Herztätigkeit nicht geführt werden konnte (vgl. Abschnitt II.1 unter "Kontingenz des Feedback", S. 30 f.).

Reaktives Feedback, das sich in Kontrollstrategien umsetzen läßt, scheint aber eine wesentliche Komponente für das Erlernen zuverlässiger Kontrolle zu sein. In einer Analyse der Komponenten des Motorischen Lernens schreiben SMITH & SUSSMAN (1969): "Learning and memory capabilities are defined directly by the significant properties of closed-loop, motor-sensory interactions w i t h i n a living system, not by extraneous associations or reward-and-punishment reinforcements acting on the system. ... a systems concept states that learning is determined by the direct sensory effects of movement or stimulation which accompany the response to be learned". (S. 104 f.).

Damit wird dem direkten (internen) Feedback die primäre Rolle beim Erlernen motorischer Fertigkeiten zugeschrieben, zusätzliches externes Feedback kann den Lernprozeß beschleunigen oder verlangsamen, oder die gelernte Reaktion modulieren. Beim motorischen Lernen kann die visuelle Feedback-Information aus der Selbstbeobachtung z. B. von Zielbewegungen zum operationalen Feedback gezählt werden. Direkte Beobachtungsmöglichkeiten sind aber bei der Variabilität der Herztätigkeit wohl kaum vorhanden.

Fraglich ist, ob das interne Feedback vollständig durch externes Feedback ersetzt werden kann. Geht man davon aus, daß dieses interne Feedback für die Variabilität der Herztätigkeit zumindest nur sehr schwach ausgeprägt ist, so muß aus den Ergebnissen dieser Arbeit geschlossen werden, daß bei Aufgaben dieses Typs die interne Feedback-Information nur schwer durch externe ersetzt werden kann. Dennoch muß für ein externes Feedback angenommen werden, daß es Wirkprinzipien ähnlich denen des Motorischen Lernens unterliegt.

Es lassen sich damit aus der obigen Diskussion zwei Schlußfolgerungen ziehen:

(1) Die Anwendbarkeit der Prinzipien des Motorischen Lernens auf jene Komponenten, die in diesem Modell durch den Oberbegriff "Reaktives Feedback" beschrieben werden, scheint bei Aufgaben zur Kontrolle der Variabilität der Herztätigkeit zweifelhaft. Es wird angenommen, daß diese Feedback-Quelle nur sehr ungenügend genutzt werden kann.

(2) Die Prinzipien des Motorischen Lernens sind anwendbar auf die Komponenten des "Operationalen Feedback", d. i. das extern gebotene Feedback. Für diese Komponenten gilt, daß kontingentes Feedback zu besseren Leistungen führt als nichtkontingentes, ebenso kontinuierliches zu besseren als nichtkontinuierliches. Unter den Bedingungen dieser Untersuchung scheint allerdings nur die Kombination des kontingenten und kontinuierlichen Feedback Wirkanteile zu besitzen, die sich positiv auf die Trainingsleistungen auswirken. Unter dieser Bedingung zeigt auch die Trainingsdauer positive Effekte.

Zu Punkt (1) lassen sich weitere Überlegungen zur Einordnung des reaktiven Feedback bei der Kontrolle der Variabilität der Herztätigkeit anstellen. Obwohl viele Untersuchungsergebnisse dafür sprechen, daß die autonomen Regelkreisinformationen über die Fluktuationen der Herztätigkeit nicht oder nur sehr schwer verwertbar sind, kann dennoch nicht ausgeschlossen werden, daß "reaktive Information" in den Regelkreis der willkürlichen Steuerung einfließt. Diese Information wäre dabei allerdings eher als stark verrauschtes Signal zu betrachten. Die für gute Kontrolleistungen geforderte Kohärenz zwischen reaktivem und operationalem Feedback, also zwischen einem stark verrauschten und einem weiteren Signal, wäre nicht gegeben: zwischen "Rauschen" und einem "Signal" besteht keine nutzbare gemeinsame Variation.

Die Versuchspersonen stehen somit vor der Aufgabe, aus der internen Feedback-Information mit hohem Rauschanteil die verwertbaren Signalanteile herauszufiltern, falls sie sich nicht ausschließlich auf die externe Feedback-Information stützen wollen. Letzteres wird aber in dieser Untersuchung wohl durch die Motivation der Versuchspersonen, therapeutischen Nutzen aus der Teilnahme an der Untersuchung zu ziehen, ausgeschlossen, da "therapeutischer Nutzen" bedeuten muß, die während des Trainings erreichten Kontrolleistungen auch über den Rahmen der Untersuchung hinaus beibehalten zu können. Auf dieses Ziel wurden die Versuchspersonen auch durch die Instruktionen über den Nutzen der Transferphasen hingewiesen. Der ständige Wechsel zwischen Trainings- und Transferbedingungen während der Sitzungen unterstreicht ebenfalls die Wichtigkeit des internen (reaktiven) Feedback aus der Sicht der Versuchspersonen, da außerhalb des Labors ausschließlich diese Information zur Verfügung steht. Da aber angenommen wird, daß der verwertbare Signalanteil dieser Information sehr klein ist, ist dies ein weiterer indirekter Hinweis auf den hohen Schwierigkeitsgrad der gestellten Aufgabe.

Das Bemühen der Versuchspersonen um die Auswertung reaktiver Feedback-Information wird offensichtlich von den experimentellen Trainingsbedingungen beeinflußt. Dies wird an den Angaben über die Trainingsstrategien deutlich. Unter kontingentem kontinuierlichem Feedback verwenden die Versuchspersonen mehr differenzierte, auf die Atmung oder die Herztätigkeit direkt gerichtete Strategien als unter allen anderen Bedingungen. Solche Strategien können auch als eher "physiologisch" bezeichnet werden, im Vergleich dazu sind die globalen, auf Entspannung oder bestimmte Vorstellungen gerichteten Strategien eher "kognitiv".

Die Anwendung physiologisch orientierter Kontrollstrategien kann auch als Ausdruck dafür gewertet werden, daß sich die Versuchspersonen um die Auswertung der physiologischen Feedback-Informationen, also des reaktiven Feedback bemühen. Die kognitiven Strategien sind dagegen kennzeichnend für ein eher gesamtorganismisches, zustandsorientiertes Trainingsverhalten, in dem die

Auswertung differenzierter Information weniger wichtig ist. Solche Strategien werden aber unter den Trainingsbedingungen bevorzugt, in denen das gebotene externe Feedback nicht geeignet ist, zur Trennung von Signal- und Rauschanteilen in der reaktiven Feedback-Information beizutragen. Dies trifft auf alle Bedingungen außer das kontingente kontinuierliche Feedback zu.

Da sich für das Verhalten der Versuchspersonen differentielle Effekte der experimentellen Bedingungen nachweisen lassen, kann angenommen werden, daß hier im Sinne eines kybernetischen Modells eine regelkreisähnliche Kopplung zwischen Feedback-Bedingungen und Verhalten stattgefunden hat: die jeweilige Feedback-Bedingung führt zum Aufbau und zur Modulation eines bestimmten Trainingsverhaltens. Dieses Trainingsverhalten führt aber seinerseits nicht zu entsprechenden differentiellen Effekten auf der physiologischen Ebene. Es ist also nach der Art der etablierten Regelkreise zu fragen.

Bereits in der Einleitung dieser Arbeit wurde zwischen zwei möglichen Arten von Feedback-Experimenten unterschieden: (a) die Rückkoppelung des gemessenen physiologischen Signals erfolgt direkt in den Regelkreis dieser Funktion, (b) die Einbindung des Feedback-Signals in den Regelkreis der Zielfunktion erfolgt indirekt über hierarchisch höhere Zentren des ZNS. Beispiele für einen Regelkreis des ersten Typs sind die von MULHOLLAND und Mitarbeitern durchgeführten EEG-Feedback-Experimente (zusammengefaßt in MULHOLLAND, 1979).

In beiden Fällen wäre eine kontinuierliche Modulation des Regelkreis-Output über das rückgekoppelte Feedback zu erwarten. Eine solche kontinuierliche, auf den spezifischen Informationsgehalt

des Feedback rückführbare Modulation findet aber in keiner
der Bedingungen der vorliegenden Untersuchung statt. Es kann
daher zunächst nicht davon ausgegangen werden, daß die experimentellen Bedingungen zur Etablierung eines Regelkreises
der beiden genannten Arten zur feedbackabhängigen Modulation
der Herztätigkeit geführt haben.

In unserem Experiment müssen des weiteren zwei Bedingungen
unterschieden werden, nämlich die des kontinuierlichen und
die des nicht-kontinuierlichen Feedback. Bei nicht-kontinuierlichem Feedback ist auch während der Trainingsphasen der
Aufbau eines direkten oder indirekten Regelkreises zur Kontrolle der Variabilität der Herztätigkeit nicht möglich, da
das Feedback-Signal nicht präsent ist. Bedingungen, die zur
Bildung eines Regelkreises führen könnten, liegen also nur
unter kontinuierlichem Feedback vor.

Auch unter kontinuierlichem Feedback kann nicht von einer
Kopplung zwischen Feedback-Signal und Variabilität der Herztätigkeit ausgegangen werden. Zu erwarten wären in einem solchen Fall deutlichere Unterschiede zwischen dem kontingenten
und dem nicht-kontingenten kontinuierlichen Feedback im Muster
der Herztätigkeit. Die Variabilität der Herztätigkeit reagiert
zunächst einmal nur auf die An- bzw. Abwesenheit des Feedback
im Sinne eines "An-Aus-Effekts". Dieser Effekt wurde als spezifische Auswirkung der Aufgabenschwere und als Effekt der In-
formationsverarbeitungsprozesse interpretiert. Anwesenheit bzw.
Abwesenheit des Feedback scheint daher lediglich damit verbunden zu sein, daß die Versuchspersonen die gestellte Aufgabe be-
arbeiten. Die Aufgabenbearbeitung hat dabei offensichtlich unter
Anwesenheit des Feedback spezifisch andere Merkmale als dann,
wenn es nicht präsent ist. Dies gilt sowohl für die Unterschiede
zwischen den Trainings- und Transperphasen unter kontinuierlichem
Feedback als auch für die Unterschiede zwischen kontinuierlichem
und nicht-kontinuierlichem Feedback.

Die Ergebnisse lassen somit den Schluß zu, daß ein Regelkreis in der geforderten Art für die Steuerung der Variabilität der Herztätigkeit nicht aufgebaut werden konnte. Die Darbietung eines Signals allein reicht nicht aus, diesem Signal Feedback-Eigenschaften zu verleihen. Auch eine spezifische Instruktion über die Art dieses Signals und seine Nutzfunktion ist nicht automatisch geeignet, die jeweilige experimentelle Prozedur zu einer Feedback-Prozedur zu machen, die den von SCHWARTZ (1979) genannten Merkmalen genügt. Er bezeichnet als wesentliches Merkmal eines Regelkreises, daß die Regelung des Output automatisch stattfinden muß.

Bei wohl jedem Experiment wird durch die experimentellen Bedingungen zusammen mit der Aufgabenstellung und spezifischen Instruktionen das Verhalten der Versuchspersonen beeinflußt. Dabei ist nicht ausgeschlossen, daß im Sinne einer Metapher die "Feedback-Prozedur" regelkreisähnliche Merkmale aufweist bzw. zur Etablierung eines Regelkreises führt. Die Art dieses Regelkreises hängt dabei von der Art der gestellten Aufgabe und von der Art der Informationsdarbietung (Feedback) ab. Im vorliegenden Experiment führt die Aufgabenstellung (Reduktion der Variabilität der Herztätigkeit) zusammen mit den Eigenschaften der experimentellen Bedingungen und den damit verbundenen Unterschieden der Aufgabenschwierigkeit zu Unterschieden des Verhaltens und der Informationsverarbeitung, die erst ihrerseits wieder Rückwirkungen auf die Variabilität der Herztätigkeit zeigen. Wesentliche externe Begleitvariable ist dabei die An- bzw. Abwesenheit des Feedback. Ein solches Feedback ist aber kein Feedback im regeltechnischen Sinn. Es muß vielmehr auch bei der kontinuierlichen Darbietung als eine Vermittlungsfunktion für "knowledge of results" (BILODEAU & BILODEAU, 1961; ADAMS, 1968; AMMONS, 1956) bezeichnet werden.

VII. Zusammenfassung

Diese Arbeit befaßt sich mit den Effekten und den Wirkmechanismen eines Langzeit-Biofeedback-Trainings über zehn Trainingssitzungen zur Reduktion der Variabilität der Herztätigkeit. Als Versuchspersonen wurden 32 Personen mit funktionellen Herzbeschwerden ausgewählt (mittleres Alter: 32.6 Jahre).

In einem 2 x 2-Plan mit proportionalen Zellbesetzungen wurden die Faktoren "Kontingenz" und "Kontinuität" des Feedback als unabhängige Variablen in extremen Ausprägungen abgestuft: (1) Kontingentes kontinuierliches Feedback (n = 10), (2) Kontingentes nicht-kontinuierliches Feedback (n = 6), (3) Nicht-kontingentes kontinuierliches Feedback (n = 10), (4) Nicht-kontingentes nicht-kontinuierliches Feedback (n = 6). Das Feedback wurde visuell geboten. Unter den nicht-kontingenten Bedingungen wurde das Feedback sowohl innerhalb als auch über die Sitzungen so manipuliert, daß der Eindruck zunehmend besserer Leistungen entstand. Unter den nicht-kontinuierlichen Bedingungen wurde das Feedback jeweils erst am Ende einer Trainingsphase in kategorialer Form geboten. Jede Sitzung bestand aus einer Baseline und jeweils sechs Trainingsphasen (Feedback) und sechs Transferphasen (kein Feedback). Trainings- und Transferphasen wurden alternierend vorgegeben.

Das Trainingsverhalten zeigte eine differentielle Wirksamkeit der experimentellen Bedingungen an: Nicht-kontingentes Feedback führt zur Bevorzugung von global entspannungsorientierten und kognitiven Kontrollstrategien, ebenso nicht-kontinuierliches Feedback. Im Vergleich dazu sind auf die Atmung oder die Herztätigkeit gerichtete Kontrollstrategien unter kontingentem und kontinuierlichem Feedback häufiger.

Die erzielten Trainingsleistungen zeigen eine Dissoziation zwischen Trainingsverhalten und Trainingseffekten im Hinblick auf die Stabilisation der Herztätigkeit: nur unter kontinuierlichem Feedback erfolgte eine Reduktion der Variabilität der Herztätigkeit innerhalb der Trainingsphasen. Trotz der langen Trainingsdauer über zehn Sitzungen konnten aber die Kontroll-Leistungen der Trainingsphasen nicht auf die Transferphasen (kein Feedback) übertragen werden. Die Abstufungen der Kontingenz des Feedback waren für die Ergebnisse von untergeordneter Bedeutung.

Die erzielten Unterschiede im Ausmaß der Variabilität der Herztätigkeit zwischen kontinuierlichem und nicht-kontinuierlichem Feedback einerseits und den Trainings- und Transferphasen des kontinuierlichen Feedback andererseits lassen auf die Wirksamkeit von Bedingungen schließen, die von den für das Feedback nach dem Modell des Motorischen Lernens postulierten Wirkmechanismen unabhängig sind, aber dennoch von der An- bzw. Abwesenheit des kontinuierlichen Feedback moduliert werden. Dies sind die durch die kontinuierliche Darbietung des Feedback mitbedingten Aspekte der Aufgabenschwierigkeit sowie Prozesse der Informationsverarbeitung, die zu einer Abnahme der Variabilität der Herztätigkeit jeweils bei Anwesenheit des kontinuierlichen Feedback führen.

VIII. Literaturverzeichnis

ADAMS, J.A.: Response feedback and learning. Psychological Bulletin, 1968, 70, 486 - 504

ADAMS, J.A.: A closed-loop theory of motor learning. Journal of Motor Behavior, 1971, 3, 111 - 149

AMMONS, R.B.: Effects of knowledge of performance: A survey and tentative theoretical formulation. Journal of General Psychology, 1956, 54, 279 - 299

ANGELONE, A. & COULTER, N.A.: Respiratory-sinus arrhythmia: A frequency dependent phenomenon. Journal of Applied Physiology, 1964, 19, 479 - 482

ANGERMEIER, W.F. & PETERS, M.: Bedingte Reaktionen. Grundlagen. Beziehungen zur Psychosomatik und Verhaltensmodifikation. Berlin: Springer 1973

ANLIKER, J.: Biofeedback from the perspectives of cybernetics and system science. In: J. BEATTY & H. LEGEWIE (Eds.), Biofeedback and Behavior. NATO-Symposium 1976. New York: Plenum 1977

ASHTON, T., WHITE, K.D. & HODGSON, G.: Sensitivity to heart rate: A psychophysical study. Psychophysiology, 1979, 16, 463 - 466

BERGMAN, J.S. & JOHNSON, H.J.: The effects of instructional set and autonomic perception on cardiac control. Psychophysiology, 1971, 8, 180 - 190

BILODEAU, E.A. & BILODEAU, I. McD.: Motor-skills learning. Annual Review of Psychology, 1961, 12, 243 - 280

BILODEAU, E.A. & BILODEAU, I. McD.: Principles of Skill Acquisition. New York: Academic Press 1969

BIRBAUMER, N. (Hrsg.): Neuropsychologie der Angst. München: Urban & Schwarzenberg 1973

BLACK, A.H. & COTT, A.: A perspective on biofeedback. In: J. BEATTY & H. LEGEWIE (Eds.), Biofeedback and Behavior. NATO-Symposium 1976. New York: Plenum 1977

BLANCHARD, E.B. & YOUNG, L.D.: The relative efficiacy of visual and auditory feedback for self-control of heart rate. Journal of General Psychology, 1972, 87, 195 - 202

BLANCHARD, E.B. & YOUNG, L.D.: Self-control of cardiac functioning: A promise as yet unfulfilled. Psychological Bulletin, 1973, 79, 145 - 163

BLANCHARD, E.B. & YOUNG, L.D.: Clinical applications of biofeedback training. Archiv of General Psychiatry, 1974, 30, 573 - 589

BLANCHARD, E.B., SCOTT, R.W., YOUNG, L.D. & EDMUNDSON, E.D.: Effect of knowledge of response on the self-control of heart rate. Psychophysiology, 1974, 11, 251 - 264

BRENER, J., ROSS, A., BAKER, J. & CLEMENS, W.J.: On the relationship between cardiac discrimination and control. In: N. BIRBAUMER & H.D. KIMMEL (Eds.), Biofeedback and Self-Regulation. Hillsdale: Lawrence Erlbaum Ass. 1979

BRENER, J. & JONES, J.M.: Interoceptive discrimination in intact humans: Detection of cardiac activity. Physiology & Behavior, 1974, 13, 763 - 767

CHRISTIE, M.J. & TODD, J.L.: Experimenter - subject - situational interactions. In: P.H. VENABLES & M.J. CHRISTIE (Eds.), Research in Psychophysiology. London: Wiley 1975

CLEMENS, W.J.: Assessment, learning and retention of heart beat discrimination. Psychophysiology, 1979, 16, 333 - 338

CLEMENS, W.J. & MacDONALD, D.F.: Relationship between heart beat discrimination and heart rate control. Psychophysiology, 1976, 13, 176 (Abstract)

CLEMENS, W.J. & SHATTOCK, R.J.: Voluntary heart rate control during static muscular effort. Psychophysiology, 1979, 16, 327 - 332

COHORS-FRESENBORG, M., CZESCHICK, E., HOLLEN, W., Frhr. von & VERSTEGE, R.: Biofeedback-Untersuchung zur Stabilisation der Herzfrequenz unter verschiedenen Rückmeldebedingungen. Münster: Unveröffentlichte Diplomarbeit 1976

COLGAN, M.: Effects of binary and proportional feedback on bidirectional control of heart rate. Psychophysiology, 1977, 14, 187 - 191

DAVIS, P.J.: Electromyograph biofeedback: generalization and the relative effects of feedback, instructions and adaptation. Psychophysiology, 1980, 17, 604 - 612

DEANE, G.E.: Cardiac activity during experimentally induced anxiety. Psychophysiology, 1969, 6, 17 - 30

DE LEON, G.: Conditioning of the human heart rate with noise as unconditioned stimulus. Journal of Experimental Psychology, 1964, 68, 518 - 520

DiCARA, L.V. & MILLER, N.E.: Instrumental learning of systolic blood pressure responses by curarized rats: dissociation of cardiac and vascular changes. Psychosomatic Medicine, 1968, 30, 489 - 494

EBERT-HAMPEL, B.: Biofeedback und funktionelle Herzbeschwerden. Dissertation, Münster 1982. Frankfurt/Main: Verlag Peter Lang 1982

ENGEL, B.T.: Operant conditioning of cardiac function: A status report. Psychophysiology, 1972, 9, 161 - 177

ENGEL, B.T.: Clinical applications of operant conditioning techniques in the control of cardiac arrhythmias. Seminars in Psychiatry, 1973, 5, 379 - 393

ENGEL, B.T.: Comment on self-control of cardiac functioning: A promise as yet unfulfilled. Psychological Bulletin, 1974, 81, 43

ENGEL, B.T. & CHISM, R.A.: Effect of increases and decreases in breathing rate on heart rate and finger pulse volume. Psychophysiology, 1967, 4, 83 - 89

ENGEL, B.T. & CHISM, R.A.: Operant conditioning of heart rate speeding. Psychophysiology, 1967, 3, 418 - 426

ENGEL, B.T. & HANSEN, S.P.: Operant conditioning of heart rate slowing. Psychophysiology, 1966, 3, 166 - 187

EPSTEIN, S.: Versuch einer Theorie der Angst. In: N. BIRBAUMER (Hrsg.), Neuropsychologie der Angst. Reihe: Fortschritte der Klinischen Psychologie. München: Urban & Schwarzenberg 1973, Bd. 3

ERDMANN, G. & JANKE, W.: Fragebogen zur Wahrnehmung körperlicher Symptome (FWKS). Unveröffentlichtes Manuskript, Düsseldorf 1981

FAHRENBERG, J. & SELG, H.: Das Freiburger Persönlichkeitsinventar (FPI). Göttingen: Hogrefe 1970

FAHRENBERG, J., WALSCHBURGER, P., FOERSTER, F., MYRTEK, M. & MÜLLER, W.: Psychophysiologische Aktivierungsforschung. München: Minerva 1979

FUREDY, J.J.: Pavlovian and operant procedures combined produce large-magnitude conditional heart-rate decelerations. In: J. BEATTY & H. LEGEWIE (Eds.), Biofeedback and Behavior. NATO-Symposium 1976. New York: Plenum 1977

FUREDY, J.J.: Teaching self-regulation of cardiac function through imaginational Pavlovian and biofeedback conditioning: Remember the response. In: N. BIRBAUMER & H.D. KIMMEL (Eds.), Biofeedback and Self-regulation. Hillsdale: Lawrence Erlbaum Ass. 1979

GATCHEL, R.J.: Frequency of feedback and learned heart rate control. Journal of Experimental Psychology, 1974, $\underline{103}$, 274 - 283

GRAHAM, F.K.: Normality of distributions and homogeneity of variance of heart rate and heart period samples. Psychophysiology, 1978, $\underline{15}$, 487 - 491

GREEN, E.E., GREEN, A.M. & WALTERS, E.D.: Voluntary control of internal states: Psychological and physiological. Journal of Transpersonal Psychology, 1970, $\underline{II}$, 1 - 26

GREENFIELD, A.D.M. & STERNBACH, R. (Eds.): Handbook of Psychophysiology. New York: Holt, Rinehard & Winston 1970

GREENWALD, A.G.: Sensory feedback mechanisms in performance control: With special reference to the ideo-motor mechanism. Psychological Review, 1970, $\underline{77}$, 73 - 99

HARRISON, R.S. & RASKIN, D.C.: The role of feedback in control of heart rate variability. Psychophysiology, 1976, $\underline{13}$, 135 - 139

HASTINGS, S.E. & OBRIST, P.A.: Heart rate during conditioning in humans: Effect of varying the interstimulus (CS - UCS) interval. Journal of Experimental Psychology, 1967, $\underline{74}$, 431 - 442

HATCH, J.P.: The effects of operant reinforcement schedules on the modification of human heart rate. Psychophysiology, 1980, $\underline{17}$, 559 - 567

HATCH, J.P. & GATCHEL, R.J.: The role of biofeedback in the operant modification of human heart rate. Biofeedback and Self-Regulation, 1981, $\underline{6}$, 139 - 167

HESLEGRAVE, R.J., OGILVIE, J.C. & FUREDY, J.F.: Measuring baseline-treatment differences in heart rate variability: Variance versus successive differences mean square and beats per minute versus interbeat intervals. Psychophysiology, 1979, 16, 151 - 157

HNATIOW, M. & LANG, P.J.: Learned stabilization of cardiac rate. Psychophysiology, 1965, 1, 330 - 336

JENNINGS, J.R., BERG, W.K., HUTCHESON, J.S., OBRIST, P., PORGES, S. & TURPIN, G.: Publication guidelines for heart rate studies in man. Psychophysiology, 1981, 18, 226 - 231

JOHNSON, L.C. & LUBIN, A.: On planning psychophysiological experiments: Design, measurement, and analysis. In: N.S. GREENFIELD & R. A. STERNBACH (Eds.), Handbook of Psychophysiology. New York: Holt, Rinehart & Winston 1972

JOHNSTON, D.: Biofeedback, verbal instruction and the motor skills analogy. In: J. BEATTY & H. LEGEWIE (Eds.), Biofeedback and Behavior. NATO-Symposium 1976. New York: Plenum 1977

KATKIN, E.S. & MURRAY, E.N.: Instrumental conditioning of automatically mediated behavior. Psychological Bulletin, 1968, 70, 52 - 68

KEIDEL, W.D.: Kurzgefaßtes Lehrbuch der Physiologie. Stuttgart: Thieme 1967

KITNEY, R.I. & ROMPELMAN, O.: The study of heart-rate variability. Oxford: Clarendon Press 1980

KUHMANN, W.: Experimentelle Arbeit zur Frage der Sensibilität für Mikroveränderungen der Herzfrequenz. Münster: Unveröffentlichte Diplomarbeit 1973

LANG, P.J.: Learned control of human heart rate in a computer directed environment. In: P.A. OBRIST, A.H. BLACK, J. BRENER & L.V. DiCARA (Eds.), Cardiovascular Psychophysiology. Chicago: Aldine Publishing Company 1974

LANG. P.J.: Acquisition of heart-rate control: Method, theory, and clinical implications. In: D.C. FOWLES (Ed.), Clinical Applications of Psychophysiology. New York: Columbia University Press 1975

LANG, P.J., MELAMED, B. & HART, J.: A psychophysiological analysis of fear modification using an automated desensitization procedure. Journal of Abnormal Psychology, 1970, 72, 220 - 234

LANG, P.J., SROUFE, L.A. & HASTINGS, J.E.: Effects of feedback and instructional set on the control of cardiac-rate variability. Journal of Experimental Psychology, 1967, 75, 425 - 431

LANG, P.J., TROYER, W.G., TWENTYMAN, C.T. & GATCHEL, R.J.: Differential effects of heart rate modification training on college students, older males, and patients with ischemic heart disease. Psychosomatic Medicine, 1975, 37, 429 - 446

LANG, P.J. & TWENTYMAN, C.T.: Learning to control heart rate: Binary vs. analogue feedback. Psychophysiology, 1974, 11, 616 - 629

LEE, W.: Experimental Design and Analysis. San Francisco: Freeman and Company 1975

LEVENSON, R.W.: Cardiac-respiratory-somatic relationships and feedback effects in a multiple session heart rate control experiment. Psychophysiology, 1979, 16, 367 - 373

LICHTER, K. & PEPPING, G.: Der Einfluß von falschem visuellem Feedback auf die Herzfrequenzstabilisation im Regelkreis und auf die Propriozeption der Herzfrequenz. Münster: Unveröffentlichte Diplomarbeit 1975

LIENERT, G.: Verteilungsfreie Methoden in der Biostatistik. Bd. I. Meisenheim: Anton Hain 1973

LUCZAK, H., PHILIPP, U. & ROHMERT, W.: Decomposition of heart-rate variability under the ergonomic aspects of stressor analysis. In: R.I. KITNEY & O. ROMPELMAN (Eds.), The Study of Heart-Rate Variability. Oxford: Clarendon Press 1980

MANDLER, G. & KAHN, M.: Discrimination of changes in heart rate: Two unsuccessfull attempts. Journal of the Experimental Analysis of Behavior, 1960, 3, 21

MILLER, N.E.: Learning of visceral and glandular responses. Science, 1969, 163, 434 - 445

MILLER, N.E. & BANUAZIZI, A.: Instrumental learning by curarized rats of a specific visceral response, intestinal or cardiac. Journal of Comparative and Physiological Psychology, 1968, 65, 1 - 7

MILLER, N.E. & DiCARA, V.L.: Instrumental learning of heart rate changes in curarized rats. Journal of Comparative and Physiological Psychology, 1967, 63, 12 - 19

MITTENECKER, E.: Planung und statistische Auswertung von Experimenten. Wien: Deuticke 1968

MULDER, G. & MULDER, L.J.M.: Information processing and cardiovascular control. Psychophysiology, 1981, 18, 392 - 402

MULHOLLAND, T.B.: Biofeedback method for locating the most controlled responses of EEG alpha to visual stimulation. In: J. BEATTY & H. LEGEWIE (Eds.), Biofeedback and Behavior. NATO-Symposium 1976. New York: Plenum 1977

MULHOLLAND, T.B.: Experiments and control systems: An Analogy. In: N. BIRBAUMER & H.D. KIMMEL (Eds.), Biofeedback and Self-Regulation. Hillsdale: Lawrence Erlbaum Ass. 1979

MULHOLLAND, T.B., BOUDROT, R. & DAVIDSON, A.: Effect of stimulus time-delay and alpha amplitude threshold on the feedback control of the occipital EEG. Biofeedback and Self-Regulation, 1979, 4, 93 - 102

MULHOLLAND, T.B. & EBERLIN, P.: Effect of feedback contingencies on the control of occipital alpha. Biofeedback and Self-Regulation, 1977, 2, 43 - 57

MULHOLLAND, T.B. & RUNNALS, S.: Cortical activation during steady and changing visual stimulation. Electroencephalography and Clinical Neurophysiology, 1964, 17, 371 - 375

MYRTEK, M., FOERSTER, F. & WITTMANN, W.: Das Ausgangswertproblem. Theoretische Überlegungen und empirische Untersuchungen. Zeitschrift für experimentelle und angewandte Psychologie, 1977, 24, 463 - 491

NEWLIN, D. & LEVENSON, R.W.: Voluntary control of pulse transmission time to the ear. Psychophysiology, 1980, 17, 581 - 585

NOTTERMAN, J.M., SCHOENFELD, W.M. & BERSH, P.J.: Conditioned heart rate response in human beings during experimental anxiety. Journal of Comparative & Physiological Psychology, 1952, 45, 1 - 8

O'CONNELL, M.F., FRERKER, D.L. & RUSS, K.L.: The effects of feedback sensory modality, feedback information content, and sex on short-term biofeedback training of three responses. Psychophysiology, 1979, 16, 438 - 444

ORNE, M.T.: Demand characteristics and the concept of quasi-controls. In: R. ROSENTHAL & R.L. ROSNOW (Eds.), Artifact in Behavioral Research. New York: Academic Press 1969

ROSENBERG, M.J.: The conditions and consequences of evaluation apprehension. In: R. ROSENTHAL & R.L. ROSNOW (Eds.), Artifact in Behavioral Research. New York: Academic Press 1969

ROSENTHAL, R.: Interpersonal expectations: Effects of the experimenters hypothesis. In: R. ROSENTHAL & R. L. ROSNOW (Eds.), Artifact in Behavioral Research. New York: Academic Press 1969

ROSENTHAL, R. & ROSNOW, R,L.: The volunteer subject. In: R. ROSENTHAL & R.L. ROSNOW (Eds.), Artifact in Behavioral Research. New York: Academic Press 1969

PORGES, S.W., McCABE, P.M. & YONGUE, B.G.: Respiratory-heart rate interactions: Psychophysiological implications for pathophysiology and behavior. In: J.T. CACIOPPO & R.E. PETTY (Eds.), Perspectives in Cardiovascular Psychophysiology. New York: The Guilford Press 1982

POWERS, W.T.: Feedback: Beyond behaviorism. Science, 1973, 179, 351 - 356

RIEGE, W.H. & PEACOCK, L.J.: Conditioned heart rate deceleration under different dimensions of respiratory control. Society for Psychophysiological Research, 1969, 5, 269 - 279

RICHTER, H.E. & BECKMANN, D.: Herzneurose. Stuttgart: Thieme 1973

ROBERTS, L.E. & MARLIN, R.G.: Some comments on the self-description and discrimination of visceral response states. In: N. BIRBAUMER & H.D. KIMMEL (Eds.), Biofeedback and Self-regulation. Hillsdale: Lawrence Erlbaum Ass. 1979

RÖHLING, G.: Herzfrequenz-Kontrolle mit externem Feedback bei autogentrainierten Versuchspersonen. Münster: Unveröffentlichte Diplomarbeit 1972

ROMPELMAN, O.: The assessment of fluctuations in heart-rate. In: R.I. KITNEY & O. ROMPELMAN (Eds.), The Study of Heart-Rate Variability. Oxford: Clarendon Press 1980

ROMPELMAN, O., van KAMPEN, W.H.A., BACKER, E. & OFFERHAUS, R.E.: Heart rate variability in relation to psychological factors. Ergonomics, 1980, 23, 1101 - 1115

SARTORY, G., RACHMAN, S. & GREY, S.: An investigation of the relation between reported fear and heart rate. Behavior Research and Therapy, 1977, 15, 435 - 438

SAYERS, B.McA.: Signal analysis of heart-rate variability. In: R.I. KITNEY & O. ROMPELMAN (Eds.), The Study of Heart-Rate Variability. Oxford: Clarendon Press 1980

SCHULTE, D.: Diagnostik in der Verhaltentherapie. München: Urban & Schwarzenberg 1974

SCHWARTZ, G.E.: Toward a theory of voluntary control of response patterns in the cardiovascular system. In: P.A. OBRIST, A.H. BLACK, J. BRENER & L.V. DiCARA (Eds.), Cardiovascular Psychophysiology. Chicago: Aldine 1974

SCHWARTZ, G.E.: Disregulation and Systems theory: A biobehavioral framework for biofeedback and behavioral medicine. In: N. BIRBAUMER & H.D. KIMMEL (Eds.), Biofeedback and Self-Regulation. Hillsdale: Lawrence Erlbaum Ass. 1979

SHAPIRO, D., TURSKY, B. & SCHWARTZ, G.E.: Control of blood pressure in man by operant conditioning. Circulation Research, 1970, 26, 27 - 32

SHARIT, J., SALVENDY, G. & DEISENROTH, M.P.: External and internal attentional environments. I. The utilization of cardiac deceleratory and acceleratory response data for evaluating differences in mental workload between machine-paced and self-paced work. Ergonomics, 1982, 25, 107 - 120

SHARIT, J. & SALVENDY, G.: External and internal attentional environments. II. Reconsideration of the relationship between sinus arrhythmia and information load. Ergonomics, 1982, 25, 121 - 132

SMITH, K.U. & SUSSMAN, H.: Cybernetic theory and analysis of motor learning and memory. In: E.A. BILODEAU & I. McD. BILODEAU (Eds.), Principles of Skill Acquisition. New York: Academic Press 1969

SPENCE, D.P. & LUGO, M.: Cardiac change as an index of attention. Journal of Abnormal Psychology, 1973, 81, 289 - 295

SROUFE, L.A.: Effects of depth and rate of breathing on heart rate and heart rate variability. Psychophysiology, 1971, 8, 648 - 655

STEGAGNO, L. & VAITL, D.: Voluntary heart rate acceleration under conditions of binary feedback and social competition. In: N. BIRBAUMER & H.D. KIMMEL (Eds.), Biofeedback and Self-Regulation. Hillsdale: Lawrence Erlbaum Ass. 1979

STEGEMANN, J.: Leistungsphysiologie. Stuttgart: Thieme 1977

STEINHAUSEN, D. & LANGER, K.: Clusteranalyse. Berlin: de Gruyter 1977

SURWIT, R.S. & FENTON, C.H.: Feedback and instructions in the control of digital skin temperature. Psychophysiology, 1980, 17, 129 - 132

THOMPSON, L.W. & NOWLIN, J.B.: Relation of increased attention to central and autonomic nervous system states. In: L.F. JARVIK, C. EISDORFER & J.E. BLUM (Eds.), Intellectual Functioning in Adults. New York: Springer 1973

ULLRICH, R. & ULLRICH de MUYNCK, R.: Das Emotionalitätsinventar (EMI) - Struktur und faktorenanalytische Untersuchungen streßinduzierter Antworten. Diagnostica, 1975, 21, 84 - 95

ULLRICH, R. & ULLRICH de MUYNCK, R. (Hrsg.): Soziale Kompetenz. Bd. I: Meßmittel und Grundlagen. München: Pfeiffer 1978

VAITL, D.: Zur Problematik des Biofeedback, dargestellt am Beispiel der Herzfrequenzkontrolle. Psychologische Rundschau, 1975, 26, 191 - 211

VAITL, D. & KENKMANN, H.-J.: Stabilisation der Pulsfrequenz durch visuelle Rückmeldung. Zeitschrift für Klinische Psychologie, 1972, 1, 251 - 271

VAITL, D. & KENKMANN, H.-J.: Regulation der Herzfrequenz durch falsches Feedback. Münster: Unveröffentlichtes Manuskript 1973

VAITL, D., KENKMANN, H.-J. & KUHMANN, W.: Heart rate stabilization feedback and concomitant physiological changes. In: N. BIRBAUMER & H.D. KIMMEL (Eds.), Biofeedback and Self-Regulation. Hillsdale: Lawrence Erlbaum Ass. 1979

VAITL, D., STEGAGNO, L. & TROMBINI, G.: Stabilizzazione dell frequenza cardiaca mediante feedback visivo in cindizione di rilassamento farmacologicamente indotto. Archivo di Psicologia Neurologia e Psichiatria, 1977, 2, 204 - 222

WEISS, T. & ENGEL, B.T.: Operant conditioning of heart rate in patients with premature ventricular contractions. Psychophysiology, 1971, 8, 263 (Abstract)

WHITEHEAD, W.E. & DRESCHER, V.M.: Perception of gastric contractions and self-control of gastric motility. Psychophysiology, 1980, 17, 552 - 558

WHITEHEAD, W.E., DRESCHER, V.M. & BLACKWELL, B.: Lack of relationship between Autonomic Perception Questionnaire scores and actual sensitivity for perceiving one's heart beat. Psychophysiology, 1976, 13, 177 (Abstract)

WILLIAMSON, D.A. & BLANCHARD, E.B.: Heart rate and blood pressure biofeedback. II. A review and integration of recent theoretical models. Biofeedback and Self-Regulation, 1979, 4, 35 - 50

ZEAMAN, D., DEANE, G. & WEGNER, N.: Amplitude and latency characteristics of the conditioned heart rate response. Journal of Psychology, 1954, 38, 235 - 250

ZEAMAN, D. & WEGNER, N.: A further test of the role of drive reduction in human cardiac conditioning. Journal of Psychology, 1957, 43, 125 - 133

ZENZ, H.: Empirische Befunde über die Gießener Fassung einer Beschwerdeliste. Zeitschrift für Psychotherapie und medizinische Psychologie, 1971, 21, 7 - 13

ANHANG

- i -

Inhaltsverzeichnis des Anhangs

I. Schemata: Seite

1. Fragebogen über das augenblickliche Befinden
   (a) vor, (b) nach den Sitzungen 1
2. Leistungsfragebogen 2
3. Streuungen der Simulationsdatensätze des nicht-kontingenten kontinuierlichen Feedback in den Trainingssitzungen 3
4. Erläuterungen der in den Anhangstabellen verwendeten Abkürzungen und Symbole 4

II. Tabellen

II.1. Varianzanalysen Design S x A x B 5

    1 - 7   Variable: SRR (sec./100)
    8 - 14   Variable: XAMP (sec./100)
   15 - 26 Variable: XRR (sec./100)

II.2. Varianzanalysen Design S(A x B) x C, Vergleiche über die zehn Trainingssitzungen 18

    27   Variable: SRR (sec./100), Baselines
    28   Variable: XAMP (sec./100), Baselines
    29   Variable: XRR (sec./100), Baselines
   30 - 31 Variable SRR (sec./100), Differenzen zur Baseline
   32 - 33 Variable XAMP (sec./100), Differenzen zur Baseline
   34 - 35 Variable XRR (sec./100), Differenzen zur Baseline

II.3. Varianzanalysen Design S(A x B) x C, Vergleiche über die Trainings- und Transferphasen jeweils als Differenzen zur Baseline 22

   36 - 37 Variable SRR (sec./100)
   38 - 39 Variable XAMP (sec./100)
   40 - 41 Variable XRR (sec./100)

II.4. Varianzanalysen Design S x A x B 26

   42 - 51 Variable: Autokorrelationen Lag 1 der Herztätigkeit
   52 - 61 Variable: Autokorrelationen Lag 1 der Atmung
   62 - 77 Variable: Erstes Minimum der Kreuzkorrelationsfunktion von Atmung und Herztätigkeit

		Seite
II.5.	Varianzanalysen Design S(A x B) x C, Vergleiche über die zehn Trainingssitzungen	44

- 78 - 80 Variable: Autokorrelationen Lag 1 der Herztätigkeit
- 81 - 83 Variable: Autokorrelationen Lag 1 der Atmung
- 84 - 86 Variable: Erstes Minimum der Kreuzkorrelationsfunktion von Atmung und Herztätigkeit
- 87 - 88 Variable: Autokorrelationen Lag 1 der Herztätigkeit, Differenzen zur Baseline
- 89 - 90 Variable: Autokorrelationen Lag 1 der Atmung, Differenzen zur Baseline
- 91 - 92 Variable: Erstes Minimum der Kreuzkorrelationsfunktion von Atmung und Herztätigkeit, Differenzen zur Baseline

II.6. Varianzanalysen Design S(A x B) x C, Vergleiche über die Trainings- und Transferphasen jeweils als Differenzen zur Baseline 51

- 93 - 94 Variable: Autokorrelationen Lag 1 der Herztätigkeit
- 95 - 96 Variable: Autokorrelationen Lag 1 der Atmung
- 97 - 98 Variable: Erstes Minimum der Kreuzkorrelationsfunktion von Atmung und Herztätigkeit

II.7. Einschätzungen der Effektivität eingesetzter Trainings- und Kontrollstrategien 55

- 99 Mittlere Effektivitätsschätzwerte pro Versuchsperson und Sitzung
- 100 Vergleich der mittleren Effektivitätsschätzwerte zwischen den Gruppen: Varianzanalyse Design S(A x B) x C
- 101 Vergleich der mittleren Effektivitätsschätzwerte zwischen den Gruppen nur in den Sitzungen 3 und 7: Varianzanalyse Design S(A x B) x C

II.8. Varianzanalysen Design S x A x B 57

- 102 - 105 Variable: Verspannung (Cluster 1)
- 106 - 109 Variable: Ängstlichkeit (Cluster 6)
- 110 - 113 Variable: Nervosität (Cluster 7)
- 114 - 117 Variable: Energielosigkeit (Cluster 2)
- 118 - 121 Variable: Konzentrationslosigkeit (Cluster 4)
- 122 - 125 Variable: Fehlen von Dynamik (Cluster 8)
- 126 - 129 Variable: Unzufriedenheit (Cluster 5)

Vers.-Gruppe .... Vp-Nr. ....
Name:............................ Datum: ....
Instruktionscode: .... Sitzung Nr. ....

FRAGEBOGEN ÜBER DAS AUGENBLICKLICHE BEFINDEN

Sie finden im folgenden Skalen, die jeweils rechts und
links durch Eigenschaftswörter gekennzeichnet sind.
Bitte kreuzen Sie auf jeder Skala, ohne lange zu überlegen, den Kreis an, der Ihrem augenblicklichen Befinden
am nächsten kommt.

1. frisch   O—O—O—O—O—O—O   matt
2. schlaff   O—O—O—O—O—O—O   munter
3. gespannt   O—O—O—O—O—O—O   entspannt
4. gelöst   O—O—O—O—O—O—O   verkrampft
5. vorsichtig   O—O—O—O—O—O—O   risikobereit
6. hellwach   O—O—O—O—O—O—O   todmüde
7. ängstlich   O—O—O—O—O—O—O   unbekümmert
8. zufrieden   O—O—O—O—O—O—O   unzufrieden
9. erregt   O—O—O—O—O—O—O   gelassen
10. ausgeglichen O—O—O—O—O—O—O   nervös
11. unsicher   O—O—O—O—O—O—O   sicher
12. deprimiert   O—O—O—O—O—O—O   heiter
13. dynamisch   O—O—O—O—O—O—O   schläfrig
14. träge   O—O—O—O—O—O—O   energievoll
15. konzentriert O—O—O—O—O—O—O   zerfahren
16. zappelig   O—O—O—O—O—O—O   ruhig
17. klar   O—O—O—O—O—O—O   verwirrt
18. gereizt   O—O—O—O—O—O—O   ausgeglichen

Schema 1a: Fragebogen über das augenblickliche Befinden.
          Diese Version wurde vor dem Training gegeben.

Vers.-Gruppe .... Vp-Nr. ....
Name:............................ Datum: ....
Instruktionscode: .... Sitzung Nr. ....

FRAGEBOGEN ÜBER DAS AUGENBLICKLICHE BEFINDEN

Welche Auswirkungen hatte die eben durchgeführte
Sitzung auf Ihr Befinden?
Bitte kreuzen Sie auf den folgenden Skalen, ohne lange
zu überlegen, den Kreis an, der Ihrem jetzigen Befinden
am nächsten kommt.

1. frisch   O—O—O—O—O—O—O   matt
2. schlaff   O—O—O—O—O—O—O   munter
3. gespannt   O—O—O—O—O—O—O   entspannt
4. gelöst   O—O—O—O—O—O—O   verkrampft
5. vorsichtig   O—O—O—O—O—O—O   risikobereit
6. hellwach   O—O—O—O—O—O—O   todmüde
7. ängstlich   O—O—O—O—O—O—O   unbekümmert
8. zufrieden   O—O—O—O—O—O—O   unzufrieden
9. erregt   O—O—O—O—O—O—O   gelassen
10. ausgeglichen O—O—O—O—O—O—O   nervös
11. unsicher   O—O—O—O—O—O—O   sicher
12. deprimiert   O—O—O—O—O—O—O   heiter
13. dynamisch   O—O—O—O—O—O—O   schläfrig
14. träge   O—O—O—O—O—O—O   energievoll
15. konzentriert O—O—O—O—O—O—O   zerfahren
16. zappelig   O—O—O—O—O—O—O   ruhig
17. klar   O—O—O—O—O—O—O   verwirrt
18. gereizt   O—O—O—O—O—O—O   ausgeglichen

Schema 1b: Fragebogen über das augenblickliche Befinden.
          Diese Version wurde nach dem Training gegeben.

Vp.-Nr.   Vers.Gr.:   Datum: Name:

Fragen zur Sitzung

1. Wie empfanden Sie die Temperatur des Raumes?
   zu warm   o
   zu kalt   o
   angenehm   o

2. Wie empfanden Sie das Rauschen?
   störend   o   nicht störend   o
   angenehm   o   unangenehm   o

3. Was hat Sie an der Sitzung gestört?

4. Wie empfanden Sie die Atmosphäre des Sitzungsraumes?
   angenehm   o-o-o-o-o-o-o   unangenehm
   beruhigend   o-o-o-o-o-o-o   beängstigend

5. Welchen Wert würden Sie den Pausen zwischen den Trainingsphasen zuschreiben?
   eher negativ, weil
   eher positiv, weil

6. War die Sitzung für Sie langweilig oder interessant?
   langweilig   o-o-o-o-o-o-o   interessant

7. Wie gut glauben Sie, haben Sie Ihre Herzfrequenz in den
   Trainingsphasen dieser Sitzung insgesamt gleichmäßig halten
   können?
   nicht gleichmäßig 1-2-3-4-5-6-7 sehr gleichmäßig

8. Mit welchen Gefühlen sehen Sie der nächsten Sitzung entgegen?
   freue mich darauf: gar nicht 1-2-3-4-5-6-7 sehr
   bin gespannt   : gar nicht 1-2-3-4-5-6-7 sehr
   es wird langwei-
   lig werden   : gar nicht 1-2-3-4-5-6-7 sehr
   habe Angst davor : gar nicht 1-2-3-4-5-6-7 sehr

9. Wie würden Sie Ihr Bemühen, entsprechend der Aufgabe zu guten
   Ergebnissen zu kommen, für diese Sitzung insgesamt einschätzen?
   nicht bemüht 1-2-3-4-5-6-7 sehr bemüht

Schema 2: Leistungsfragebogen. Dieser Bogen wurde nach den
Trainingssitzungen ausgefüllt.

- 2 -

10. Hat es Sie angestrengt, den Bildschirm zu beobachten?
    sehr 7-6-5-4-3-2-1 gar nicht

11. Die Darstellung meiner Herzfrequenz auf dem Bildschirm
    war für mich:
    beruhigend   o-o-o-o-o-o-o   aufregend
    interessant   o-o-o-o-o-o-o   langweilig

12. Hätten Sie während der Trainingsphasen das Bild gerne
    abgeschaltet?
    ja o   habe nicht daran gedacht o
    nein o   manchmal o

13. Jeder hat erfahrungsgemäß eine andere Technik, mit der er die
    Herzfrequenz zu stabilisieren versucht. Geben Sie bitte an,
    ob Ihre Technik in allen Trainingsphasen gleich war?
    ja o   nein o

14. Bitte beschreiben Sie Ihre Methode(n), mit denen Sie die
    Herzfrequenz zu stabilisieren versucht haben:
    a)
    b)
    c)
    d)

15. Wie wirksam waren die unter 14. beschriebenen Techniken im
    Sinne der Aufgabe?
    zu 14 a)   sehr wirksam 7-6-5-4-3-2-1   überhaupt nicht wirksam
    zu 14 b)   sehr wirksam 7-6-5-4-3-2-1   überhaupt nicht wirksam
    zu 14 c)   sehr wirksam 7-6-5-4-3-2-1   überhaupt nicht wirksam
    zu 14 d)   sehr wirksam 7-6-5-4-3-2-1   überhaupt nicht wirksam

16. Wie war es für Sie, wenn sich Ihre Herzfrequenz nicht so
    verhielt wie Sie es erwarteten?
    ich war verärgert   sehr 7-6-5-4-3-2-1 gar nicht
    ich war enttäuscht   sehr 7-6-5-4-3-2-1 gar nicht
    es war mir gleichgültig   sehr 7-6-5-4-3-2-1 gar nicht
    ich habe mich angestrengt,
    die Herzfrequenz gleich-   sehr 7-6-5-4-3-2-1 gar nicht
    mäßig zu halten
    Wurde durch diese Anstren-
    gung die Gleichmäßigkeit   sehr 7-6-5-4-3-2-1 gar nicht
    der Herzfrequenz verbessert?
    Das Ergebnis meiner Versuche sehr 7-6-5-4-3-2-1 gar nicht
    entsprach meinen Erwartungen

Fortsetzung Schema 2: Leistungsfragebogen

Sitzung	T1	T2	T3	T4	T5	T6	Mittel
1	7.642	6.147	4.423	5.263	4.423	6.147	5.674
2	6.147	4.423	3.143	5.263	4.177	5.263	4.736
3	7.642	5.263	7.642	4.423	7.642	5.263	6.313
4	4.177	3.143	2.294	4.177	6.147	3.143	3.847
5	3.143	1.903	3.143	4.423	4.177	5.263	3.675
6	3.143	2.294	3.143	1.135	4.177	3.143	2.839
7	4.423	b.143	4.423	4.177	5.263	3.143	4.595
8	4.423	4.177	1.903	1.135	4.423	3.143	3.201
9	4.177	3.099	1.979	1.104	1.918	3.098	2.563
10	3.143	1.135	1.135	1.903	1.903	3.143	2.060
11	4.177	2.294	1.135	1.903	4.177	2.294	2.663
12	4.177	1.903	4.177	2.294	1.135	1.903	2.598
Mittel	4.701	3.494	3.212	3.100	4.130	3.764	

Schema 3: Streuungen der Simulationsdatensätze des nicht-kontingenten kontinuierlichen Feedback (Bedingung NF) für die Trainingsphasen der zehn Trainingssitzungen und der beiden Katamnesesitzungen (Sitzungen 11 und 12). Jeder Streuungswert basiert auf 360 Simulationswerten.

17. Haben Sie einen Zusammenhang zwischen dem Verlauf Ihrer Herzfrequenz und anderen Vorgängen (z.B. Gedanken, Körperbewegungen, Vorstellungen) bemerkt?

    ja o   nein o

    Wenn ja, beschreiben Sie bitte diese Vorgänge:

    a)
    b)
    c)
    d)

18. Welcher Art war der Zusammenhang zwischen diesen Vorgängen und der Herzfrequenz?

    bei a)
    bei b)
    bei c)
    bei d)

19. Welche Erwartungen haben Sie an die nächste Sitzung?

    Ich werde die Aufgabe dann besser lösen o
    Die Aufgabe wird mir ungefähr gleich gut gelingen o
    Es kann eigentlich nur noch schlechter werden o
    Es kann eigentlich nur noch besser werden o

Fortsetzung Schema 2: Leistungsfragebogen.

Schema 4: Erläuterungen der in den Anhangstabellen verwendeten
Abkürzungen und Symbole

Als Abkürzungen und Symbole werden verwendet:

1. Bezeichnungen für die vier Experimentalgruppen

KF = Kontingentes kontinuierliches Feedback
KFR = Kontingentes nicht-kontinuierliches Feedback
NF = Nicht-kontingentes kontinuierliches Feedback
NFR = Nicht-kontingentes nicht-kontinuierliches Feedback

2. Bezeichnungen für die verschiedenen Untersuchungsabschnitte

BL = Baseline
T = Trainingsphasen (T1 – T6)
TF = Transferphasen (TF1 – TF6)
S = Sitzungen (S1 – S10)

3. Bezeichnungen für die Variablen

SRR = Streuungen der RR-Intervalle (Einheit sec./100)
XAMP = Amplituden der zyklischen Variation der Herzschlagfolge
       (Einheit sec./100)
XRR = RR-Intervalle (Einheit sec./100)
Autokorr Atmung = Autokorrelationen Lag 1 (z'-Wandlung nach
       FISHER) der Zeitreihen der Atemwerte
Autokorr Puls = Autokorrelationen Lag 1 (z'-Wandlung nach
       FISHER) der Zeitreihen der RR-Intervalle
1. Kreuzkorr ATM/PULS = Erstes Minimum der Kreuzkorrelati-
   onsfunktion (z'-Wandlung nach FISHER) der Zeitreihen von
   Atmung und Herztätigkeit. Die Atmung ist Führvariable

4. Designfaktoren: Varianzanalyse Design S (A x B) x C

S = Subjects (= Personen)
A = Faktor "Kontingenz des Feedbacks"
B = Faktor "Kontinuität des Feedbacks"
C = Faktor "Meßwiederholungen"

Fortsetzung Schema 4:

5. Designfaktoren: Varianzanalyse Design S x A x B

S = Subjects (= Personen)
A = Meßwiederholungen innerhalb der Sitzungen (Baseline (BL),
    Training (T), Transfer (TF))
B = Meßwiederholungen über Sitzungen (Sitzungen 1 – 10)

6. Kennzeichnung der Irrtumswahrscheinlichkeiten der
   berechneten F-Werte in den Varianzanalysen

Ein Stern ("*") hinter einem F-Wert macht kenntlich, daß
dieser F-Wert die Irrtumswahrscheinlichkeit von $p = .05$
erreicht oder überschreitet. Andere Kennzeichnungen werden
nicht benutzt.

VARIANZANALYSE S × A × B, AUTOR: W. KUHMANN
TITEL: BL - T - TF UEBER S1 - S10, GRUPPE KF, VAR = M2 (SRR, SEC./100)
ABSTUFUNGEN: A = 3, B = 10, S = 10

VARIANZANALYSE

QUELLE	SS	DF	MS	F	DF1/DF2	
TOTAL	580.61	299	1.94			
A	7.18	2	3.59	4.676	2	18 *
AS	13.82	18	0.77			
B	17.41	9	1.93	0.974	9	81
BS	160.80	81	1.99			
AB	2.94	18	0.16	0.686	18	162
ABS	38.56	162	0.24			
S	339.91	9	37.77			

A MITTELWERTE

1	4.51	3.83	3.67	4.13	4.62	3.94	3.81	4.41	4.08	3.99
2	4.11	3.66	3.69	3.92	4.15	3.61	3.52	3.71	3.35	3.71
3	4.35	3.72	3.72	4.15	4.38	4.06	3.83	4.23	3.80	4.03

A STREUUNGEN

1	1.46	1.17	0.87	1.50	1.86	1.03	1.05	1.51	1.44	0.94
2	1.36	1.09	1.24	1.57	2.11	0.95	0.98	1.70	0.95	1.04
3	1.64	1.12	1.27	1.48	1.96	1.06	1.12	1.69	1.34	1.05

Tab. 1: Erlaeuterungen siehe Schema 4 (ANHANG)

VARIANZANALYSE S × A × B, AUTOR: W. KUHMANN
TITEL: BL - T - TF UEBER S1 - S10, GRUPPE KFR, VAR = M2 (SRR, SEC./100)
ABSTUFUNGEN: A = 3, B = 10, S = 6

VARIANZANALYSE

QUELLE	SS	DF	MS	F	DF1/DF2	
TOTAL	872.86	179	4.08			
A	7.49	2	3.74	1.380	2	10
AB	27.14	10	2.71			
B	20.59	9	2.29	0.619	9	45
BS	166.28	45	3.70			
AB	18.02	18	1.00	1.555	18	90
ABS	57.94	90	0.64			
S	575.41	5	115.08			

A MITTELWERTE

1	5.52	4.67	5.77	5.15	5.08	5.20	5.73	5.79	6.30	
2	4.55	5.10	5.92	5.74	5.01	5.56	4.82	4.92		
3	5.16	6.25	5.85	5.52	5.41	5.97	5.59	5.30	6.78	

A STREUUNGEN

1	1.66	1.51	2.12	2.87	3.86	1.79	1.37	1.36	1.16	2.13
2	1.12	2.01	2.24	2.52	2.89	1.43	1.42	1.67	1.52	3.21
3	1.37	2.31	2.39	2.41	2.49	1.80	1.35	2.17	1.52	3.28

Tab. 2: Erlaeuterungen siehe Schema 4 (ANHANG)

- 6 -

VARIANZANALYSE S x A x B, AUTOR: W. KUHMANN
TITEL: BL - T - TF UEBER S1 - S10, GRUPPE NF, VAR = M2 (SRR, SEC./100)
ABSTUFUNGEN: A = 3, B = 10, S = 10

VARIANZANALYSE

QUELLE	SS	DF	MS	F	DF1/DF2
TOTAL	815.21	299	2.73		
A	13.99	2	7.00	3.179	2 18
AS	39.62	18	2.20		
B	20.58	9	2.29	1.449	9 81
BS	127.84	81	1.58		
AB	5.95	18	0.33	0.884	18 162
ABS	60.61	162	0.37		
S	546.60	9	60.73		

A MITTELWERTE

	1	2	3
1	5.56	4.84	5.56	4.95	4.44	4.96	4.60	4.88	4.94
2	5.03	4.72	4.56	4.46	4.06	4.38	4.11	4.36	4.72
3	5.07	4.54	5.04	4.83	4.58	4.66	4.62	4.93	5.01

A STREUUNGEN

1	2.07	1.90	2.47	1.53	1.86	1.56	1.53	1.46	1.67
2	1.63	1.43	1.49	1.72	1.53	1.14	0.96	1.08	1.64
3	1.84	1.47	1.76	1.80	2.01	1.26	1.44	1.37	1.83

Tab. 3: Erlaeuterungen siehe Schema 4 (ANHANG)

VARIANZANALYSE S x A x B, AUTOR: W. KUHMANN
TITEL: BL - T - TF UEBER S1 - S10, GRUPPE NFR, VAR = M2 (SRR, SEC./100)
ABSTUFUNGEN: A = 3, B = 10, S = 6

VARIANZANALYSE

QUELLE	SS	DF	MS	F	DF1/DF2
TOTAL	398.59	179	2.23		
A	2.61	2	1.31	1.583	2 10
AS	8.25	10	0.83		
B	39.29	9	4.37	1.177	9 45
BS	166.86	45	3.71		
AB	1.79	18	0.10	0.250	18 90
ABS	35.84	90	0.40		
S	143.95	5	28.79		

A MITTELWERTE

	1	2	3
1	3.65	3.58	3.98	3.80	3.18	4.15	4.12	4.80	4.42
2	3.89	3.44	4.06	4.15	3.56	4.09	4.49	5.00	4.72
3	4.05	3.63	4.29	4.21	3.66	4.14	4.60	4.84	4.93

A STREUUNGEN

1	0.76	1.04	1.44	1.12	0.47	0.63	0.96	1.64	1.37
2	0.94	0.63	1.32	1.63	0.98	0.86	1.07	3.07	1.90
3	1.23	0.62	2.10	1.50	1.38	1.08	1.19	2.71	2.20

Tab. 4: Erlaeuterungen siehe Schema 4 (ANHANG)

VARIANZANALYSE S x A x B. AUTOR: W. KUHMANN
TITEL: BL - T UEBER S1 - S10, GRUPPE KF, VAR = M2 (SRR, SEC./100)
ABSTUFUNGEN: A = 2, B = 10, S = 10

VARIANZANALYSE

QUELLE	SS	DF	MS	F	DF1/DF2						
TOTAL	377.44	199	1.90								
A	6.40	1	6.40	5.882	1	9					
AS	9.80	9	1.09								
B	12.37	9	1.37	0.964	9	81					
BS	115.54	81	1.43								
AB	2.37	9	0.26	0.930	9	81					
ABS	22.95	81	0.28								
S	208.00	9	23.11								

A MITTELWERTE

1	4.51	3.83	3.67	4.13	4.62	3.94	3.81	4.41	4.08	3.99
2	4.11	3.69	3.66	3.92	4.15	3.61	3.52	3.71	3.35	3.71

A STREUUNGEN

1	1.46	0.87	1.17	1.50	1.86	1.03	1.05	1.51	1.44	0.94
2	1.36	1.24	1.08	1.57	2.11	0.95	0.98	1.70	0.95	1.04

Tab. 5: Erlaeuterungen siehe Schema 4 (ANHANG)

VARIANZANALYSE S x A x B. AUTOR: W. KUHMANN
TITEL: BL - TF UEBER S1 - S10, GRUPPE KF, VAR = M2 (SRR, SEC./100)
ABSTUFUNGEN: A = 2, B = 10, S = 10

VARIANZANALYSE

QUELLE	SS	DF	MS	F	DF1/DF2						
TOTAL	385.83	199	1.94								
A	0.26	1	0.26	0.254	1	9					
AS	9.10	9	1.01								
B	13.88	9	1.54	1.126	9	81					
BS	110.95	81	1.37								
AB	0.88	9	0.10	0.303	9	81					
ABS	26.03	81	0.32								
S	224.72	9	24.97								

A MITTELWERTE

1	4.51	3.83	3.67	4.13	4.62	3.94	3.81	4.41	4.08	3.99
2	4.35	3.72	3.72	4.15	4.38	4.06	3.83	4.23	3.80	4.03

A STREUUNGEN

1	1.46	0.87	1.17	1.50	1.86	1.03	1.05	1.51	1.44	0.94
2	1.64	1.27	1.12	1.48	1.96	1.06	1.12	1.69	1.34	1.05

Tab. 6: Erlaeuterungen siehe Schema 4 (ANHANG)

- 8 -

VARIANZANALYSE S × A × B. AUTOR: W. KUHMANN
TITEL: 1 - TF UEBER S1 - S10, GRUPPE KF, VAR = M2 (SRR, SEC./100)
ABSTUFUNGEN: A = 2, B = 10, S = 10

VARIANZANALYSE

QUELLE	SS	DF	MS	F	DF1/DF2
TOTAL	394.37	199	1.98		
A	4.10	1	4.10	20.276	1 9
AS	1.82	9	0.20		
B	10.03	9	1.11	0.789	9 81
BS	114.39	81	1.41		
AB	1.16	9	0.13	1.181	9 81
ABS	8.85	81	0.11		
S	254.01	9	28.22		

A MITTELWERTE

	1	2	3	4	5	6	7	8	9	10
1	4.11	3.66	3.69	3.92	4.15	3.61	3.52	3.71	3.35	3.71
2	4.35	3.72	3.72	4.15	4.38	4.06	3.83	4.23	3.80	4.03

A STREUUNGEN

	1	2	3	4	5	6	7	8	9	10
1	1.36	1.08	1.24	1.57	2.11	0.95	0.98	1.70	0.95	1.04
2	1.64	1.12	1.27	1.48	1.96	1.06	1.12	1.69	1.34	1.05

Tab. 7: Erlaeuterungen siehe Schema 4 (ANHANG)

VARIANZANALYSE S × A × B. AUTOR: W. KUHMANN
TITEL: BL - T - TF UEBER S1 - S10, GRUPPE KF, VAR = M3 (XAMP, SEC./100)
ABSTUFUNGEN: A = 3, B = 10, S = 10

VARIANZANALYSE

QUELLE	SS	DF	MS	F	DF1/DF2
TOTAL	1939.14	299	6.49		
A	1.91	2	0.96	0.347	2 18
AS	49.65	18	2.76		
B	36.28	9	4.03	0.793	9 81
BS	411.56	81	5.08		
AB	3.53	18	0.20	0.458	18 162
ABS	69.36	162	0.43		
S	1366.85	9	151.87		

A MITTELWERTE

	1	2	3	4	5	6	7	8	9	10
1	6.48	5.62	5.40	6.02	6.65	5.95	5.67	5.88	5.67	5.69
2	6.26	5.84	5.78	6.59	6.86	6.05	5.75	6.09	5.67	6.02
3	6.08	5.86	5.52	6.41	6.81	6.08	5.77	6.29	5.79	5.90

A STREUUNGEN

	1	2	3	4	5	6	7	8	9	10
1	1.89	2.09	1.53	2.33	2.91	2.20	1.98	3.36	2.41	1.61
2	2.20	2.08	1.83	3.25	3.76	1.96	1.94	3.76	2.15	2.79
3	2.35	1.94	1.79	3.21	3.45	2.02	2.05	3.39	2.50	2.55

Tab. 8: Erlaeuterungen siehe Schema 4 (ANHANG)

```
VARIANZANALYSE S x A x B.  AUTOR: W. KUHMANN
TITEL: BL - T - TF UEBER S1 - S10, GRUPPE KFR, VAR = M3 (XAMP, SEC./100)
ABSTUFUNGEN: A = 3, B = 10, S = 6

VARIANZANALYSE
QUELLE    SS        DF    MS        F       DF1/DF2
TOTAL   1910.98    179   10.68
A          7.33      2    3.67    1.267     2   10
AS        28.93     10    2.89
B         63.73      9    7.08    1.130     9   45
BS       281.94     45    6.27
AB        27.73     18    1.54    0.990    18   90
ABS      140.09     90    1.56
S       1361.24      5  272.25

A  MITTELWERTE
1   7.52   7.32   8.39   7.45   8.50   8.99   7.52   8.18   8.77
2   7.55   7.96   8.50   8.15   8.83  10.23   8.36   9.19   7.03
3   7.42   7.76   8.53   8.55   8.25   9.66   8.09   9.06   7.82

A  STREUUNGEN
1   2.36   2.39   3.63   2.47   3.62   3.49   2.18   2.02   3.82
2   2.68   1.68   3.20   3.43   3.15   4.24   4.01   4.45   0.84
3   2.35   2.33   3.78   3.19   2.98   3.44   3.68   4.00   2.21

Tab. 9: Erlaeuterungen siehe Schema 4 (ANHANG)
```

```
VARIANZANALYSE S x A x B.  AUTOR: W. KUHMANN
TITEL: BL - T - TF UEBER S1 - S10, GRUPPE NF, VAR = M3 (XAMP, SEC./100)
ABSTUFUNGEN: A = 3, B = 10, S = 10

VARIANZANALYSE
QUELLE    SS        DF    MS        F       DF1/DF2
TOTAL   2089.70    299    6.99
A         22.84      2   11.42    1.660     2   18
AS       123.86     18    6.88
B         41.79      9    4.64    0.784     9   81
BS       479.86     81    5.92
AB        18.09     18    1.01    1.839    18  162  *
ABS       88.54    162    0.55
S       1314.70      9  146.08

A  MITTELWERTE
1   7.61   6.48   6.79   6.76   5.61   6.88   6.10   6.58   6.84
2   7.37   6.65   7.09   6.85   6.93   7.35   6.60   7.30   8.02
3   7.36   6.88   7.27   7.10   7.13   7.48   6.86   7.65   3.25

A  STREUUNGEN
1   3.05   2.34   2.35   2.38   2.70   2.13   1.82   1.95   2.73
2   2.60   2.23   2.67   2.52   2.40   1.97   1.85   1.68   3.40
3   2.75   2.69   2.42   2.76   3.14   2.23   2.04   2.14   3.61

Tab. 10: Erlaeuterungen siehe Schema 4 (ANHANG)
```

VARIANZANALYSE S x A x B. AUTOR: W. KUHMANN

TITEL: BL - T - TF UEBER S1 - S10, GRUPPE NFR, VAR = M3 (XAMP, SEC./100)

ABSTUFUNGEN: A = 3, B = 10, S= 6

VARIANZANALYSE

QUELLE	SS	DF	MS	F	DF1/DF2
TOTAL	1119.00	179	6.25		
A	47.26	2	23.63	7.448	2 10 *
AS	31.73	10	3.17		
B	62.97	9	7.00	1.106	9 45
BS	284.55	45	6.32		
AB	10.01	18	0.56	0.668	18 90
ABS	74.92	90	0.83		
S	607.57	5	121.51		

MITTELWERTE

A										
1	5.62	5.45	5.76	4.86	6.35	6.58	6.18	6.52		
2	6.54	6.33	7.33	6.42	7.41	7.91	6.73	7.88		
3	6.43	6.07	6.66	6.37	7.32	8.22	6.80	8.19		

STREUUNGEN

A								
1	1.54	1.81	3.21	1.35	2.19	2.04	2.43	2.54
2	1.71	1.70	3.02	1.93	1.95	1.91	2.34	3.24
3	1.97	2.14	3.22	1.84	2.80	2.17	2.85	3.99

Tab. 11: Erlaeuterungen siehe Schema 4 (ANHANG)

VARIANZANALYSE S x A x B. AUTOR: W. KUHMANN

TITEL: BL - T UEBER S1 - S10, GRUPPE NFR, VAR = M3 (XAMP, SEC./100)

ABSTUFUNGEN: A = 2, B = 10, S = 6

VARIANZANALYSE

QUELLE	SS	DF	MS	F	DF1/DF2
TOTAL	674.81	119	5.67		
A	38.89	1	38.89	8.741	1 5 *
AS	22.24	5	4.45		
B	32.78	9	3.64	0.924	9 45
BS	177.45	45	3.94		
AB	5.53	9	0.61	0.593	9 45
ABS	46.62	45	1.04		
S	351.30	5	70.26		

MITTELWERTE

A								
1	5.62	5.45	5.76	4.86	6.35	6.58	6.18	6.52
2	6.54	6.33	7.33	6.42	7.41	7.91	6.73	7.88

STREUUNGEN

A								
1	1.54	1.81	3.21	1.35	2.19	2.04	2.43	2.54
2	1.71	1.70	3.02	1.93	1.95	1.91	2.34	3.24

Tab. 12: Erlaeuterungen siehe Schema 4 (ANHANG)

VARIANZANALYSE S x A x B. AUTOR: W. KUHMANN
TITEL: BL - TF UEBER S1 - S10, GRUPPE NFR, VAR = M3 (XAMP, SEC./100)
ABSTUFUNGEN: A= 2, B = 10, S = 6

VARIANZANALYSE

QUELLE	SS	DF	MS	F	DF1/DF2	
TOTAL	760.56	119	6.39			
A	31.61	1	31.61	7.821	1	5
AS	20.21	5	4.04			
B	42.65	9	4.74	1.036	9	45
BS	205.91	45	4.58			
AB	7.06	9	0.78	0.824	9	45
ABS	42.86	45	0.95			
S	410.26	5	82.05			

MITTELWERTE

A									
1	5.62	5.45	5.86	5.76	4.86	6.35	6.58	6.18	6.52
2	6.43	6.07	5.99	6.66	6.37	7.32	8.22	6.80	8.19

STREUUNGEN

A									
1	1.54	1.81	1.68	3.21	1.35	2.19	2.04	2.43	2.54
2	1.97	2.14	1.45	3.22	1.84	2.80	2.17	2.85	3.99

Tab. 13: Erlaeuterungen siehe Schema 4 (ANHANG)

VARIANZANALYSE S x A x B. AUTOR: W. KUHMANN
TITEL: T - TF UEBER S1 - S10, GRUPPE NFR, VAR = M3 (XAMP, SEC./100)
ABSTUFUNGEN: A = 2, B = 10, S= 6

VARIANZANALYSE

QUELLE	SS	DF	MS	F	DF1/DF2	
TOTAL	779.00	119	6.55			
A	0.38	1	0.38	0.367	1	5
AS	5.15	5	1.03			
B	55.51	9	6.17	1.243	9	45
BS	223.22	45	4.96			
AB	2.43	9	0.27	0.532	9	45
ABS	22.88	45	0.51			
S	469.44	5	93.89			

MITTELWERTE

A									
1	6.54	6.33	6.25	7.33	7.61	6.42	7.41	7.91	7.88
2	6.43	6.07	5.99	6.66	7.24	6.37	7.32	8.22	8.19

STREUUNGEN

A									
1	1.71	1.70	1.85	3.02	2.78	1.93	1.95	1.91	3.24
2	1.97	2.14	1.45	3.22	2.44	1.84	2.80	2.17	3.99

Tab. 14: Erlaeuterungen siehe Schema 4 (ANHANG)

VARIANZANALYSE S x A x B, AUTOR: W. KUHMANN
TITEL: BL - T - TF UEBER S1 - S10, GRUPPE KF, VAR = M1 (XRR, SEC./100)
ABSTUFUNGEN: A = 3, B = 10, S = 10

VARIANZANALYSE

QUELLE	SS	DF	MS	F	DF1/DF2
TOTAL	43981.88	299	147.10		
A	266.63	2	133.31	10.035	2 18 *
AS	239.13	18	13.28		
B	441.13	9	49.01	0.423	9 81
BS	9374.88	81	115.74		
AB	62.13	18	3.45	1.083	18 162
ABS	516.13	162	3.19		
S	33081.87	9	3675.76		

A MITTELWERTE

1	81.69	81.42	81.31	82.55	84.16	83.18	80.04	82.71	80.01	79.38
2	83.27	84.25	83.61	84.34	85.74	83.57	82.58	83.78	81.30	81.73
3	82.34	83.77	84.13	84.13	86.33	83.81	83.84	84.92	82.32	82.49

A STREUUNGEN

1	13.10	14.89	15.09	13.17	11.14	11.43	11.68	10.78	8.42	9.26
2	13.00	13.91	13.59	12.09	10.55	10.76	10.70	10.73	10.25	9.29
3	14.16	15.33	14.40	12.75	11.27	11.62	11.04	11.06	10.83	9.61

Tab. 15: Erlaeuterungen siehe Schema 4 (ANHANG)

VARIANZANALYSE S x A x B, AUTOR: W. KUHMANN
TITEL: BL - T - TF UEBER S1 - S10, GRUPPE KFR, VAR = M1 (XRR, SEC./100)
ABSTUFUNGEN: A = 3, B = 10, S = 6

VARIANZANALYSE

QUELLE	SS	DF	MS	F	DF1/DF2
TOTAL	28312.75	179	158.17		
A	71.50	2	35.75	4.576	2 10 *
AS	78.12	10	7.81		
B	369.50	9	41.06	0.486	9 45
BS	3801.13	45	84.47		
AB	74.88	18	4.16	0.971	18 90
ABS	385.38	90	4.28		
S	23532.13	5	4706.42		

A MITTELWERTE

1	86.02	87.77	87.62	83.75	88.75	88.38	90.13	84.05	87.80	86.12
2	88.48	89.91	90.75	86.77	88.64	89.13	89.82	86.55	86.83	88.93
3	87.20	89.12	89.23	86.10	87.87	89.28	89.50	85.52	87.20	88.27

A STREUUNGEN

1	11.86	16.69	13.24	15.17	15.34	9.61	12.49	11.58	11.86	9.64
2	11.46	16.71	12.41	13.94	15.12	12.05	9.82	12.04	9.47	11.28
3	10.09	14.08	11.43	14.30	15.03	11.00	9.27	10.72	9.13	10.00

Tab. 16: Erlaeuterungen siehe Schema 4 (ANHANG)

VARIANZANALYSE S x A x B. AUTOR: W. KUHMANN
TITEL: BL - T - TF UEBER S1 - S10, GRUPPE NF, VAR = M1 (XRR, SEC./100)
ABSTUFUNGEN: A = 3, B = 10, S = 10

VARIANZANALYSE

QUELLE	SS	DF	MS	F	DF1/DF2
TOTAL	29748.25	299	99.49		
A	193.00	2	96.50	9.637	2 18 *
AS	180.25	18	10.01		
B	958.50	9	106.50	0.993	9 81
BS	8685.25	81	107.23		
AB	102.00	18	5.67	1.647	18 162
ABS	557.25	162	3.44		
S	19071.75	9	2119.08		

A MITTELWERTE

	1	2	3	4	5	6	7	8	9	10
1	90.16	85.13	86.82	85.35	87.84	85.76	88.93	85.29	87.15	86.79
2	91.70	86.75	89.28	87.66	87.70	87.41	92.38	86.98	89.48	86.85
3	91.96	87.28	89.27	88.08	87.70	87.72	92.78	86.92	89.00	85.79

A STREUUNGEN

	1	2	3	4	5	6	7	8	9	10
1	9.70	9.31	9.31	9.47	8.81	10.13	10.86	8.38	12.47	8.48
2	10.27	9.35	9.25	9.36	8.54	10.27	10.58	8.97	11.94	8.29
3	10.05	9.74	9.28	9.14	8.41	10.35	10.28	9.31	12.53	7.44

Tab. 17: Erlaeuterungen siehe Schema 4 (ANHANG)

VARIANZANALYSE S x A x B. AUTOR: W. KUHMANN
TITEL: BL - T - TF UEBER S1 - S10, GRUPPE NFR, VAR = M1 (XRR, SEC./100)
ABSTUFUNGEN: A = 3, B = 10, S = 6

VARIANZANALYSE

QUELLE	SS	DF	MS	F	DF1/DF2
TOTAL	15562.50	179	86.94		
A	206.25	2	103.13	10.687	2 10 *
AS	96.50	10	9.65		
B	1257.75	9	139.75	2.407	9 45 *
BS	2612.75	45	58.06		
AB	48.63	18	2.70	1.286	18 90
ABS	189.00	90	2.10		
S	11151.50	5	2230.30		

A MITTELWERTE

	1	2	3	4	5	6	7	8	9	10
1	82.07	77.10	79.60	77.53	74.18	79.45	82.03	81.03	82.42	83.15
2	82.73	80.09	82.02	78.47	76.49	82.63	82.16	83.76	84.91	85.72
3	83.00	80.56	81.88	79.10	77.00	83.20	82.29	84.93	85.07	86.00

A STREUUNGEN

	1	2	3	4	5	6	7	8	9	10
1	9.04	10.19	8.29	7.64	5.14	6.41	6.62	9.28	10.45	5.88
2	7.51	10.25	8.78	7.97	6.84	8.99	8.01	10.60	12.66	9.45
3	8.10	10.87	8.61	7.56	6.75	7.92	7.54	10.30	12.76	9.12

Tab. 18: Erlaeuterungen siehe Schema 4 (ANHANG)

- 14 -

VARIANZANALYSE S x A x B, AUTOR: W. KUHMANN
TITEL: ML - T UEBER S1 - S10, GRUPPE KF, VAR = M1 (XRR, SEC./100)
ABSTUFUNGEN: A = 2, B = 10, S = 10

VARIANZANALYSE

QUELLE	SS	DF	MS	F	DF1/DF2
TOTAL	28524.00	199	143.32		
A	156.88	1	156.88	12.763	1 9 *
AS	110.63	9	12.29		
B	338.75	9	37.64	0.486	9 81
BS	6271.25	81	77.42		
AB	25.63	9	2.85	0.633	9 81
ABS	364.25	81	4.50		
S	21253.63	9	2361.51		

A MITTELWERTE

	1	81.69	81.42	82.55	84.16	83.18	80.04	82.71	80.01	79.38
	2	83.27	84.25	83.61	84.34	85.74	83.57	82.58	83.78	81.30	81.73

A STREUUNGEN

	1	13.10	14.89	15.09	13.17	11.14	11.43	11.68	10.78	8.42	9.26
	2	13.00	13.91	13.59	12.09	10.55	10.76	10.70	10.73	10.25	9.29

Tab. 19: Erlaeuterungen siehe Schema 4 (ANHANG)

VARIANZANALYSE S x A x B, AUTOR: W. KUHMANN
TITEL: BL - TF UEBER S1 - S10, GRUPPE KF, VAR = M1 (XRR, SEC./100)
ABSTUFUNGEN: A = 2, B = 10, S = 10

VARIANZANALYSE

QUELLE	SS	DF	MS	F	DF1/DF2
TOTAL	30384.88	199	152.69		
A	234.88	1	234.88	11.559	1 9 *
AS	182.88	9	20.32		
B	306.75	9	34.08	0.434	9 81
BS	6358.25	81	78.50		
AB	44.63	9	4.96	1.308	9 81
ABS	307.13	81	3.79		
S	22950.25	9	2550.63		

A MITTELWERTE

	1	81.69	81.42	82.55	84.16	83.18	80.04	82.71	80.01	79.38
	2	82.34	83.77	84.13	86.33	83.81	83.84	84.92	82.32	82.49

A STREUUNGEN

	1	13.10	14.89	15.09	13.17	11.14	11.43	11.68	10.78	8.42	9.26
	2	14.16	15.33	14.40	12.75	11.27	11.62	11.04	11.06	10.83	9.61

Tab. 20: Erlaeuterungen siehe Schema 4 (ANHANG)

VARIANZANALYSE S x A x B. AUTOR: W. KUHMANN
TITEL: BL - T UEBER S1 - S10, GRUPPE KFR, VAR = M1 (XRR, SEC./100)
ABSTUFUNGEN: A = 2, B = 10, S = 6

VARIANZANALYSE

QUELLE	SS	DF	MS	F	DF1/DF2
TOTAL	20009.89	119	168.15		
A	71.44	1	71.44	25.977	1 5 *
AS	13.75	5	2.75		
B	273.44	9	30.38	0.514	9 45
BS	2659.89	45	59.11		
AB	64.56	9	7.17	1.184	9 45
ABS	272.56	45	6.06		
S	16654.19	5	3330.84		

A MITTELWERTE

| 1 | 86.02 | 87.77 | 87.62 | 83.75 | 88.75 | 88.38 | 90.13 | 84.05 | 87.80 | 86.12 |
| 2 | 88.48 | 89.91 | 90.75 | 86.77 | 88.64 | 89.13 | 89.82 | 86.55 | 86.83 | 88.93 |

A STREUUNGEN

| 1 | 11.86 | 16.69 | 13.24 | 15.17 | 15.34 | 9.61 | 12.49 | 11.58 | 11.86 | 9.64 |
| 2 | 11.46 | 16.71 | 12.41 | 13.94 | 15.12 | 12.05 | 9.82 | 12.04 | 9.47 | 11.28 |

TABELLE 21: Erlaeuterungen siehe Schema 4 (ANHANG)

VARIANZANALYSE S x A x B. AUTOR: W. KUHMANN
TITEL: BL - TF UEBER S1 - S10, GRUPPE KFR, VAR = M1 (XRR, SEC./100)
ABSTUFUNGEN: A = 2, B = 10, S = 6

VARIANZANALYSE

QUELLE	SS	DF	MS	F	DF1/DF2
TOTAL	18608.19	119	156.37		
A	23.06	1	23.06	2.655	1 5
AS	43.44	5	8.69		
B	292.56	9	32.51	0.549	9 45
BS	2663.31	45	59.18		
AB	38.38	9	4.26	0.770	9 45
ABS	249.25	45	5.54		
S	15298.13	5	3059.63		

A MITTELWERTE

| 1 | 86.02 | 87.77 | 87.62 | 83.75 | 88.75 | 88.38 | 90.13 | 84.05 | 87.80 | 86.12 |
| 2 | 87.20 | 89.12 | 89.23 | 86.10 | 87.87 | 89.28 | 89.50 | 85.52 | 87.20 | 88.27 |

A STREUUNGEN

| 1 | 11.86 | 16.69 | 13.24 | 15.17 | 15.34 | 9.61 | 12.49 | 11.58 | 11.86 | 9.64 |
| 2 | 10.09 | 14.08 | 11.43 | 14.30 | 15.03 | 11.00 | 9.27 | 10.72 | 9.13 | 10.00 |

Tab. 22: Erlaeuterungen siehe Schema 4 (ANHANG)

- 16 -

```
VARIANZANALYSE  S x A x B.  AUTOR: W. KUHMANN
TITEL: BL - T UEBER S1 - S10, GRUPPE NF, VAR = M1 (XRR, SEC./100)
ABSTUFUNGEN: A = 2, B = 10, S = 10

VARIANZANALYSE

QUELLE      SS        DF    MS        F        DF1/DF2

TOTAL   19778.25     199    99.39

A         144.88       1   144.88    16.663      1   9 *
AS         78.25       9     8.69

B         572.63       9    63.63     0.871      9  81
BS       5918.00      81    73.06

AB         51.50       9     5.72     1.261      9  81
ABS       367.50      81     4.54

S       12645.50       9  1405.06

A  MITTELWERTE

1  90.16  85.13  86.82  85.35  87.84  85.76  88.93  85.29  87.15  86.79
2  91.70  86.75  89.28  87.66  87.70  87.41  92.38  86.98  89.48  86.85

A  STREUUNGEN

1   9.70   9.31   9.31   9.47   8.81  10.13  10.86   8.38  12.47   8.48
2  10.27   9.35   9.25   9.36   8.54  10.27  10.58   8.97  11.94   8.29
```

Tab. 23: Erlaeuterungen siehe Schema 4 (ANHANG)

```
VARIANZANALYSE  S x A x B.  AUTOR: W. KUHMANN
TITEL: BL - TF UEBER S1 - S10, GRUPPE NF, VAR = M1 (XRR, SEC./100)
ABSTUFUNGEN: A = 2, B = 10, S = 10

VARIANZANALYSE

QUELLE      SS        DF    MS        F        DF1/DF2

TOTAL   19848.13     199    99.74

A         148.63       1   148.63    8.547      1   9 *
AS        156.50       9    17.39

B         600.88       9    66.76    0.914      9  81
BS       5915.25      81    73.03

AB         86.38       9     9.60    1.824      9  81
ABS       426.25      81     5.26

S       12514.25       9  1390.47

A  MITTELWERTE

1  90.16  85.13  86.82  85.35  87.84  85.76  88.93  85.29  87.15  86.79
2  91.96  87.28  89.27  88.08  87.70  87.72  92.78  86.92  89.00  85.79

A  STREUUNGEN

1   9.70   9.31   9.31   9.47   8.81  10.13  10.86   8.38  12.47   8.48
2  10.05   9.74   9.28   9.14   8.41  10.35  10.28   9.31  12.53   7.44
```

Tab. 24: Erlaeuterungen siehe Schema 4 (ANHANG)

VARIANZANALYSE S x A x B. AUTOR: W. KUHMANN
TITEL: BL - T UEBER S1 - S10, GRUPPE NFR, VAR = M1 (XRR, SEC./100)
ABSTUFUNGEN: A = 2, B = 10, S = 6

VARIANZANALYSE

QUELLE	SS	DF	MS	F	DF1/DF2	
TOTAL	10061.38	119	84.55			
A	125.00	1	125.00	9.025	1 5	*
AS	69.25	5	13.85			
B	849.63	9	94.40	2.558	9 45	*
BS	1660.44	45	36.90			
AB	30.19	9	3.35	1.085	9 45	
ABS	139.13	45	3.09			
S	7187.75	5	1437.55			

A MITTELWERTE

| 1 | 82.07 | 77.10 | 79.60 | 77.53 | 79.45 | 74.18 | 82.03 | 81.03 | 82.42 | 83.15 |
| 2 | 82.73 | 80.09 | 82.02 | 78.47 | 82.63 | 76.49 | 82.16 | 83.76 | 84.91 | 85.72 |

A STREUUNGEN

| 1 | 9.04 | 10.19 | 8.29 | 7.64 | 6.41 | 5.14 | 6.62 | 9.28 | 10.45 | 5.88 |
| 2 | 7.51 | 10.25 | 8.78 | 7.97 | 8.99 | 6.84 | 8.01 | 10.60 | 12.66 | 9.45 |

Tab. 25: Erlaeuterungen siehe Schema 4 (ANHANG)

VARIANZANALYSE S x A x B. AUTOR: W. KUHMANN
TITEL: BL - TF UEBER S1 - S10, GRUPPE NFR, VAR = M1 (XRR, SEC./100)
ABSTUFUNGEN: A = 2, B = 10, S = 6

VARIANZANALYSE

QUELLE	SS	DF	MS	F	DF1/DF2	
TOTAL	9964.94	119	83.74			
A	179.69	1	179.69	15.164	1 5	*
AS	59.25	5	11.85			
B	830.88	9	92.32	2.425	9 45	*
BS	1713.44	45	38.08			
AB	39.06	9	4.34	1.585	9 45	
ABS	123.25	45	2.74			
S	7019.31	5	1403.86			

A MITTELWERTE

| 1 | 82.07 | 77.10 | 79.60 | 77.53 | 79.45 | 74.18 | 82.03 | 81.03 | 82.42 | 83.15 |
| 2 | 83.00 | 80.56 | 81.88 | 79.10 | 83.20 | 77.00 | 82.29 | 84.93 | 85.07 | 86.00 |

A STREUUNGEN

| 1 | 9.04 | 10.19 | 8.29 | 7.64 | 6.41 | 5.14 | 6.62 | 9.28 | 10.45 | 5.88 |
| 2 | 8.10 | 10.87 | 8.61 | 7.56 | 7.92 | 6.75 | 7.54 | 10.30 | 12.76 | 9.1 |

Tab. 26: Erlaeuterungen siehe Schema 4 (ANHANG)

- 18 -

```
VARIANZANALYSE  DESIGN S(A x B) x C.  AUTOR: W. KUHMANN

TITEL: BASELINES SITZUNGEN 1 - 10, VARIABLE M2 (SRR, SEC./100).  FILE MKORD

ABSTUFUNGEN DER FAKTOREN A = 2
                         B = 2
                         C = 10

GESAMTZAHL VPN = 321  PROPORTIONALE GROESSEN UNTER B = 10    6

EINLESEFORMAT: (/10F6.2/)

A B        MITTELWERTE

1 1 N= 10   4.51  3.83  3.67  4.13  4.62  3.94  3.81  4.41  4.08  3.99
1 2 N=  6   5.52  4.67  5.03  5.77  6.30  5.15  5.08  5.20  5.73  5.78
2 1 N= 10   5.56  4.84  5.56  4.95  4.90  4.44  4.96  4.60  4.88  4.94
2 2 N=  6   3.65  3.58  3.42  3.98  3.80  3.18  4.15  4.12  4.80  4.42

           STREUUNGEN

1 1 N= 10   1.46  1.17  0.87  1.50  1.86  1.03  1.05  1.51  1.44  0.94
1 2 N=  6   1.66  1.51  2.12  2.87  3.86  1.79  1.37  1.34  1.16  2.13
2 1 N= 10   2.07  1.90  2.47  1.53  1.24  1.86  1.56  1.53  1.46  1.67
2 2 N=  6   0.76  1.04  0.58  1.44  1.12  0.47  0.63  0.96  1.64  1.37

VARIANZANALYSE

QUELLE     SS        DF    MS       F         DF-1/DF-2
TOTAL     978.56    319    3.07
A           0.06      1    0.06     0.00      1     28
B           1.39      1    1.39     0.07      1     28
AB        105.97      1  105.97     5.56 *    1     28
S         533.33     28   19.05

C          16.44      9    1.83     1.58      9    252
AC         11.28      9    1.25     1.08      9    252
BC         11.34      9    1.26     1.09      9    252
ABC         6.74      9    0.75     0.65      9    252
CS        292.03    252    1.16
```
TABELLE 27: ERLAEUTERUNGEN SIEHE SCHEMA 4 (ANHANG)

```
VARIANZANALYSE  DESIGN S(A x B) x C.  AUTOR: W. KUHMANN

TITEL: BASELINES SITZUNGEN 1 - 10, VARIABLE M3 (XAMP, SEC./100).  FILE MKORD

ABSTUFUNGEN DER FAKTOREN A = 2
                         B = 2
                         C = 10

GESAMTZAHL VPN = 321  PROPORTIONALE GROESSEN UNTER B = 10    6

EINLESEFORMAT: (/10F6.2)

A B        MITTELWERTE

1 1 N= 10   6.48  5.62  5.40  6.02  6.65  5.95  5.67  5.88  5.67  5.69
1 2 N=  6   7.62  7.45  8.39  7.02  7.32  8.50  8.99  7.52  8.18  8.77
2 1 N= 10   7.61  6.48  6.79  6.76  6.70  5.61  6.88  6.10  6.58  6.84
2 2 N=  6   5.62  5.45  5.86  5.76  5.86  4.86  6.35  6.58  6.18  6.52

           STREUUNGEN

1 1 N= 10   1.89  2.09  1.53  2.33  2.91  2.20  1.98  3.36  2.41  1.61
1 2 N=  6   2.36  2.47  3.63  3.20  2.39  3.62  3.49  2.18  2.02  3.92
2 1 N= 10   3.05  2.34  2.35  2.38  2.70  2.21  2.13  1.82  1.95  2.73
2 2 N=  6   1.54  1.81  1.68  3.21  2.09  1.35  2.19  2.04  2.43  2.54

VARIANZANALYSE

QUELLE     SS        DF     MS       F         DF-1/DF-2
TOTAL    2181.15    319    6.84
A           8.26      1    8.26     0.17      1     28
B          33.63      1   33.63     0.70      1     28
AB        147.67      1  147.67     3.09      1     28
S        1340.12     28   47.86

C          19.04      9    2.12     0.93      9    252
AC         15.50      9    1.72     0.76      9    252
BC         28.44      9    3.16     1.39      9    252
ABC        15.19      9    1.69     0.74      9    252
CS        573.30    252    2.27
```
Tab. 28: Erlaeuterungen siehe Schema 4 (ANHANG)

- 19 -

```
VARIANZANALYSE  DESIGN S(A x B) x C.  AUTOR: W. KUHMANN
==================================================
TITEL: BASELINES SITZUNGEN 1 - 10, VARIABLE M1 (XRR, SEC./100), FILE MKORD
==================================================

ABSTUFUNGEN DER FAKTOREN  A = 2
                          B = 2
                          C = 10

GESAMTZAHL VPN = 32; PROPORTIONALE GROESSEN UNTER B = 10    6
EINLESEFORMAT: (10F6.2/)

A B        MITTELWERTE

1 1 N= 10  81.69  81.42  81.31  82.55  84.16  83.18  80.04  82.71  80.01  79.38
1 2 N=  6  86.02  87.62  87.77  83.75  88.75  88.38  90.13  84.05  87.80  86.12
2 1 N= 10  90.16  85.13  86.82  85.35  87.84  85.76  88.93  85.29  87.15  86.79
2 2 N=  6  82.07  77.10  79.60  77.53  74.18  82.03  81.03  82.42  83.15

           STREUUNGEN

1 1 N= 10  13.10  14.89  15.09  13.17  11.43  11.68  10.78   8.42   9.26
1 2 N=  6  11.86  16.69  13.24  15.17   9.61  12.49  11.58  11.86   9.64
2 1 N= 10   9.70   9.31   9.31   9.47   8.81  10.13  10.86   8.38  12.47   8.48
2 2 N=  6   9.04  10.19   8.29   7.64   6.41   5.14   6.62   9.28  10.45   5.88

VARIANZANALYSE

QUELLE      SS        DF       MS        F      DF-1/DF-2

TOTAL    42215.00    319    132.34
A           29.50      1     28.50     0.03      1    28
B           51.75      1     51.75     0.05      1    28
AB        2911.25      1   2911.25     2.83      1    28
S        28805.25     28   1028.76

C          257.00      9     28.56     0.77      9   252
AC         435.50      9     48.39     1.31      9   252
BC         237.50      9     26.39     0.72      9   252
ABC        200.75      9     22.31     0.61      9   252
CS        9287.25    252     36.85

Tab. 29: Erlaeuterungen siehe Schema 4 (ANHANG)
```

```
VARIANZANALYSE  DESIGN S(A x B) x C.  AUTOR: W. KUHMANN
==================================================
TITEL: DIFFERENZEN ZUR BL (BL - T), SITZUNGEN 1 - 10, VAR = M2 (SRR, SEC./100)
==================================================

ABSTUFUNGEN DER FAKTOREN  A = 2
                          B = 2
                          C = 10

GESAMTZAHL VPN = 32; PROPORTIONALE GROESSEN UNTER B = 10    6
EINLESEFORMAT: (10F6.2/)

A B        MITTELWERTE

1 1 N= 10   0.40  -0.02   0.17  -0.22   0.47   0.33   0.29   0.70   0.73   0.28
1 2 N=  6   0.97  -0.43  -0.30  -0.16   0.56   0.14  -0.48   0.58   0.81  -0.20
2 1 N= 10   0.53   0.12   1.00   0.49   0.92   0.38   0.58   0.49   0.52   0.22
2 2 N=  6  -0.24   0.14   0.09  -0.07  -0.35  -0.37   0.06  -0.37  -0.19  -0.30

           STREUUNGEN

1 1 N= 10   1.00   0.59   0.71   0.45   0.74   0.40   0.68   1.17   0.91   1.07
1 2 N=  6   0.79   1.25   0.60   0.78   1.23   0.53   1.00   0.98   1.98   1.43
2 1 N= 10   1.19   1.19   1.56   1.10   1.37   1.22   1.27   1.07   1.02   1.17
2 2 N=  6   0.97   0.69   0.83   0.66   0.58   0.90   0.46   0.44   1.53   1.67

VARIANZANALYSE

QUELLE      SS        DF       MS        F      DF-1/DF-2

TOTAL      395.90    319      1.24
A            0.00      1      0.00     0.00      1    28
B           15.64      1     15.64     3.59      1    28
AB           3.86      1      3.86     0.89      1    28
S          121.93     28      4.35

C            8.15      9      0.91     1.01      9   252
AC          11.47      9      1.27     1.42      9   252
BC           2.00      9      0.22     0.25      9   252
ABC          6.93      9      0.77     0.86      9   252
CS         225.93    252      0.90

Tab. 30: Erlaeuterungen siehe Schema 4 (ANHANG)
```

```
VARIANZANALYSE  DESIGN S(A X B) X C.   AUTOR: W. KUHMANN
===========================================================

TITEL: DIFFERENZEN ZUR BL (BL-TF) SITZUNGEN 1 - 10, VAR = M2 (SRR, SEC./100). MK39
======

ABSTUFUNGEN DER FAKTOREN   A =  2
                           B =  2
                           C = 10

GESAMTZAHL VPN =  32;  PROPORTIONALE GROESSEN UNTER B =  10   6

EINLESEFORMAT: (/10F6.2/)
```

A	B		MITTELWERTE									
1	1	N=10	0.16	0.11	-0.05	-0.02	0.24	-0.12	-0.02	0.18	0.28	-0.04
1	2	N= 6	0.36	-1.59	-0.92	-0.08	0.78	-0.26	-0.89	-0.39	0.43	-1.00
2	1	N=10	0.49	0.30	0.52	0.12	0.51	-0.14	0.30	-0.02	-0.05	-0.07
2	2	N= 6	-0.40	-0.04	-0.28	-0.30	-0.41	-0.47	0.01	-0.49	-0.04	-0.52

			STREUUNGEN									
1	1	N=10	1.14	0.56	0.71	0.59	0.89	0.56	0.91	1.03	0.75	0.99
1	2	N= 6	1.57	1.92	1.34	0.68	1.55	0.35	0.89	1.16	1.60	1.42
2	1	N=10	0.75	0.92	1.34	0.52	1.16	1.07	1.13	1.06	0.95	0.85
2	2	N= 6	1.13	0.69	0.73	0.76	0.43	1.33	0.63	0.51	1.17	1.75

VARIANZANALYSE

QUELLE	SS	DF	MS	F	DF-1/DF-2
TOTAL	392.07	319	1.23		
A	0.80	1	0.80	0.29	1 28
B	15.74	1	15.74	5.72 *	1 28
AB	0.08	1	0.08	0.03	1 28
S	77.06	28	2.75		
C	11.06	9	1.23	1.20	9 252
AC	10.61	9	1.18	1.15	9 252
BC	7.53	9	0.84	0.82	9 252
ABC	11.02	9	1.22	1.20	9 252
CS	258.16	252	1.02		

Tab. 31: Erläuterungen siehe Schema 4 (Anhang)

```
VARIANZANALYSE  DESIGN S(A X B) X C.   AUTOR: W. KUHMANN
===========================================================

TITEL: DIFFERENZEN ZUR BL (BL - T) SITZUNGEN 1 - 10, VAR = M3 (XAMP, SEC./100). MK31
======

ABSTUFUNGEN DER FAKTOREN   A =  2
                           B =  2
                           C = 10

GESAMTZAHL VPN =  32;  PROPORTIONALE GROESSEN UNTER B =  10   6

EINLESEFORMAT: (//10F6.2)
```

A	B		MITTELWERTE									
1	1	N=10	0.22	-0.22	-0.38	-0.57	-0.21	-0.10	-0.07	-0.20	0.00	-0.33
1	2	N= 6	0.07	-0.69	-0.11	-1.77	-0.64	-0.33	-1.24	-0.85	-1.01	1.74
2	1	N=10	0.24	-0.17	-0.30	-0.09	0.26	-1.32	-0.46	-0.50	-0.72	-1.19
2	2	N= 6	-0.92	-0.88	-0.39	-1.57	-1.75	-1.56	-1.06	-1.33	-0.56	-1.37

			STREUUNGEN									
1	1	N=10	1.27	1.54	1.23	1.48	1.02	1.04	1.14	1.42	0.84	2.07
1	2	N= 6	1.38	1.83	0.96	1.40	1.13	0.82	1.86	2.77	2.56	3.45
2	1	N=10	1.11	1.40	1.27	1.63	1.75	2.22	1.52	1.27	1.75	2.51
2	2	N= 6	1.23	1.45	1.75	1.79	1.33	1.08	1.60	1.90	1.34	1.48

VARIANZANALYSE

QUELLE	SS	DF	MS	F	DF-1/DF-2
TOTAL	968.61	319	3.04		
A	12.49	1	12.49	1.07	1 28
B	19.16	1	19.16	1.65	1 28
AB	3.26	1	3.26	0.28	1 28
S	325.61	28	11.63		
C	16.60	9	1.84	0.90	9 252
AC	26.82	9	2.98	1.45	9 252
BC	29.72	9	3.30	1.61	9 252
ABC	16.53	9	1.84	0.89	9 252
CS	518.41	252	2.06		

Tab. 32: Erläuterungen siehe Schema 4 (Anhang)

```
VARIANZANALYSE  DESIGN S(A X B) X C.    AUTOR: W. KUHMANN
==========================================================
TITEL: DIFFERENZEN ZUR BL (BL-TF) SITZUNGEN 1 - 10, VAR = M3 (XAMP, SEC./100). MK39
======
ABSTUFUNGEN DER FAKTOREN  A = 2
                          B = 2
                          C = 10
GESAMTZAHL VPN = 32;  PROPORTIONALE GROESSEN UNTER B = 10  6

EINLESEFORMAT: (//10F6.2)

 A  B       MITTELWERTE

 1  1 N= 10   0.40   -0.24   -0.12   -0.39   -0.16   -0.12   -0.10   -0.40   -0.11   -0.21

 1  2 N=  6   0.21   -1.09   -0.13   -0.96   -0.43    0.25   -0.67   -0.57   -0.87    0.95

 2  1 N= 10   0.25   -0.41   -0.47   -0.34   -0.37   -1.52   -0.59   -0.76   -1.06   -1.41

 2  2 N=  6  -0.81   -0.62   -0.13   -0.90   -1.38   -1.51   -0.97   -1.64   -0.62   -1.67

            STREUUNGEN

 1  1 N= 10   1.29    1.16    1.22    1.38    0.78    1.03    1.30    1.02    0.51    1.39

 1  2 N=  6   1.58    2.13    1.14    1.01    1.31    0.76    1.14    2.49    2.00    2.63

 2  1 N= 10   0.85    1.31    1.10    1.34    2.01    2.37    1.55    1.09    1.96    2.17

 2  2 N=  6   1.43    1.32    1.32    1.03    1.34    1.09    1.52    1.93    1.66    1.62


VARIANZANALYSE

QUELLE       SS      DF        MS         F      DF-1/DF-2

TOTAL      809.54   319       2.54
  A         27.51     1      27.51      2.72    1   28
  B          5.58     1       5.58      0.55    1   28
  AB         0.55     1       0.55      0.05    1   28
  S        283.15    28      10.11

  C         19.39     9       2.15      1.28    9   252
  AC        26.08     9       2.90      1.72    9   252
  BC        11.03     9       1.23      0.73    9   252
  ABC       10.69     9       1.19      0.70    9   252
  CS       425.55   252       1.69
```
Tab. 33: Erläuterungen siehe Schema 4 (Anhang)


```
VARIANZANALYSE  DESIGN S(A X B) X C.    AUTOR: W. KUHMANN
==========================================================
TITEL: DIFFERENZEN ZUR BL (BL - T) SITZUNGEN 1 - 10, VAR = M1 (XRR, SEC./100). MK31
======
ABSTUFUNGEN DER FAKTOREN  A = 2
                          B = 2
                          C = 10
GESAMTZAHL VPN = 32;  PROPORTIONALE GROESSEN UNTER B = 10  6

EINLESEFORMAT: (10F6.2//)

 A  B       MITTELWERTE

 1  1 N= 10  -1.58   -2.83   -2.30   -1.79   -1.59   -0.39   -2.54   -1.07   -1.29   -2.35

 1  2 N=  6  -2.46   -2.14   -3.14   -3.02    0.11   -0.75    0.32   -2.50    0.97   -2.81

 2  1 N= 10  -1.54   -1.62   -2.46   -2.31    0.14   -1.65   -3.45   -1.69   -2.33   -0.05

 2  2 N=  6  -0.66   -2.99   -2.41   -0.94   -3.18   -2.30   -0.13   -2.73   -2.49   -2.57

            STREUUNGEN

 1  1 N= 10   2.84    3.11    3.15    2.87    2.60    3.74    3.29    3.28    3.51    2.12

 1  2 N=  6   2.40    2.66    2.57    3.44    3.65    3.04    3.21    2.83    3.96    2.77

 2  1 N= 10   3.00    2.69    2.04    3.34    3.00    2.25    2.89    3.22    2.21    4.45

 2  2 N=  6   2.05    1.02    1.98    1.51    2.82    2.00    2.46    2.16    3.62    4.72


VARIANZANALYSE

QUELLE       SS      DF        MS         F      DF-1/DF-2

TOTAL     3184.75   319       9.98
  A          1.52     1       1.52      0.08    1   28
  B          0.24     1       0.24      0.01    1   28
  AB         6.19     1       6.19      0.32    1   28
  S        545.49    28      19.48

  C         64.78     9       7.20      0.79    9   252
  AC        76.19     9       8.47      0.93    9   252
  BC       116.54     9      12.95      1.43    9   252
  ABC       88.47     9       9.83      1.08    9   252
  CS      2285.33   252       9.07
```
Tab. 34: Erläuterungen siehe Schema 4 (Anhang)

VARIANZANALYSE DESIGN S(A X B) X C. AUTOR: W. KUHMANN

TITEL: DIFFERENZEN ZUR BL (BL-TF) SITZUNGEN 1 - 10, VAR = M1 (XRR, SEC./100), MK39

ABSTUFUNGEN DER FAKTOREN A = 2
                          B = 2
                          C = 10

GESAMTZAHL VPN = 32; PROPORTIONALE GROESSEN UNTER B = 10 6

EINLESEFORMAT: (10F6.2//)

A	B										
		MITTELWERTE									
1	1	N= 10	-0.65	-2.35	-2.82	-1.58	-2.17	-0.63	-3.80	-2.21	-2.31	-3.11
1	2	N= 6	-1.18	-1.35	-1.61	-2.35	0.88	-0.90	0.64	-1.47	0.60	-2.15
2	1	N= 10	-1.80	-2.15	-2.45	-2.73	0.14	-1.96	-3.85	-1.63	-1.85	1.00
2	2	N= 6	-0.94	-3.46	-2.28	-1.57	-3.75	-2.82	-0.26	-3.90	-2.65	-2.85
		STREUUNGEN									
1	1	N= 10	2.31	1.31	3.31	3.20	2.90	4.83	2.91	3.07	3.87	2.29
1	2	N= 6	3.03	3.70	3.48	2.61	3.52	1.85	3.47	3.15	3.78	1.88
2	1	N= 10	3.17	3.07	2.33	3.51	3.87	2.55	3.22	3.20	2.55	5.54
2	2	N= 6	1.87	1.37	1.67	1.85	2.16	2.18	2.84	1.67	3.31	4.24

VARIANZANALYSE

QUELLE	SS	DF	MS	F	DF-1/DF-2
TOTAL	3599.74	319			
A	7.76	1	7.76	0.25	1 28
B	5.74	1	5.74	0.18	1 28
AB	74.52	1	74.52	2.37	1 28
S	891.97	28	31.50		
C	64.84	9	7.20	0.82	9 252
AC	72.89	9	8.10	0.92	9 252
BC	151.29	9	16.81	1.91 *	9 252
ABC	126.36	9	14.04	1.60	9 252
CS	2214.36	252	8.79		

Tab. 35: Erläuterungen siehe Schema 4 (Anhang)

VARIANZANALYSE DESIGN S(A X B) X C. AUTOR: W. KUHMANN

TITEL: DIFFERENZEN ZUR BL (BL - T) T1 - T6, VAR = M2 (SRR, SEC./100), MK30

ABSTUFUNGEN DER FAKTOREN A = 2
                          B = 2
                          C = 6

GESAMTZAHL VPN = 32; PROPORTIONALE GROESSEN UNTER B = 10 6

EINLESEFORMAT: (6F6.2/)

A	B							
		MITTELWERTE						
1	1	N= 10	0.27	0.38	0.48	0.24	0.38	0.37
1	2	N= 6	0.09	0.23	0.25	0.07	0.21	-0.09
2	1	N= 10	0.35	0.68	0.72	0.42	0.42	0.55
2	2	N= 6	-0.15	-0.13	0.02	-0.16	-0.24	-0.30
		STREUUNGEN						
1	1	N= 10	0.44	0.48	0.41	0.60	0.42	0.55
1	2	N= 6	0.47	0.38	0.64	0.51	0.82	1.09
2	1	N= 10	0.44	0.90	0.87	0.99	1.07	0.99
2	2	N= 6	0.27	0.49	0.33	0.52	0.62	0.56

VARIANZANALYSE

QUELLE	SS	DF	MS	F	DF-1/DF-2
TOTAL	102.74	191			
A	0.00	1	0.00	0.00	1 28
B	9.30	1	9.30	3.54	1 28
AB	2.36	1	2.36	0.90	1 28
S	73.66	28	2.63		
C	1.53	5	0.31	2.84 *	5 140
AC	0.24	5	0.05	0.45	5 140
BC	0.46	5	0.09	0.86	5 140
ABC	0.12	5	0.02	0.23	5 140
CS	15.05	140	0.11		

Tab. 36: Erläuterungen siehe Schema 4 (Anhang)

- 23 -

```
VARIANZANALYSE  DESIGN S(A X B) X C.     AUTOR: W. KUHMANN
============================================================
TITEL: DIFFERENZEN ZUR BL (BL-TF) TF1 - TF6, VAR = M2 (BRR, SEC./100), MK38
=====

ABSTUFUNGEN DER FAKTOREN   A = 2
                           B = 2
                           C = 6

GESAMTZAHL VPN = 32; PROPORTIONALE GROESSEN UNTER B = 10   6
EINLESEFORMAT: (/6F6.2/)
```

A	B							
			MITTELWERTE					
1	1	N=10	0.16	0.19	0.09	-0.03	-0.03	0.07
1	2	N= 6	-0.39	-0.02	-0.43	-0.10	-0.57	-0.61
2	1	N=10	0.29	0.23	0.19	0.16	0.12	0.19
2	2	N= 6	-0.08	-0.05	-0.36	-0.26	-0.54	-0.48
			STREUUNGEN					
1	1	N=10	0.51	0.48	0.57	0.44	0.47	0.51
1	2	N= 6	0.80	0.33	0.77	0.51	0.50	0.77
2	1	N=10	0.33	0.47	0.60	0.61	0.80	0.78
2	2	N= 6	0.34	0.31	0.62	0.60	0.76	0.71

VARIANZANALYSE

QUELLE	SS	DF	MS	F	DF-1/DF-2
TOTAL	78.38	191			
A	0.46	1	0.46	0.28	1 28
B	9.49	1	9.49	5.76 *	1 28
AB	0.04	1	0.04	0.03	1 28
S	46.17	28	1.65		
C	1.95	5	0.39	2.92 *	5 140
AC	0.15	5	0.03	0.23	5 140
BC	1.20	5	0.24	1.81	5 140
ABC	0.28	5	0.06	0.42	5 140
CS	18.63	140	0.13		

Tab. 37: Erläuterungen siehe Schema 4 (Anhang)

```
VARIANZANALYSE  DESIGN S(A X B) X C.     AUTOR: W. KUHMANN
============================================================
TITEL: DIFFERENZEN ZUR BL (BL - T) T1 - T6, VAR = M3 (XAMP, SEC./100), MK3O
=====

ABSTUFUNGEN DER FAKTOREN   A = 2
                           B = 2
                           C = 6

GESAMTZAHL VPN = 32; PROPORTIONALE GROESSEN UNTER B = 10   6
EINLESEFORMAT: (/6F6.2/)
```

A	B							
			MITTELWERTE					
1	1	N=10	-0.30	-0.25	-0.13	-0.23	-0.19	-0.08
1	2	N= 6	-0.43	-0.31	-0.53	-0.33	-0.69	-0.39
2	1	N=10	-0.71	-0.36	-0.18	-0.33	-0.50	-0.46
2	2	N= 6	-1.10	-1.30	-1.12	-1.04	-1.12	-1.14
			STREUUNGEN					
1	1	N=10	0.77	1.14	0.84	1.09	0.91	1.21
1	2	N= 6	0.44	0.58	0.64	0.68	0.93	0.89
2	1	N=10	1.28	1.25	1.08	1.25	1.84	1.69
2	2	N= 6	0.75	1.19	1.12	0.81	0.94	0.81

VARIANZANALYSE

QUELLE	SS	DF	MS	F	DF-1/DF-2
TOTAL	256.59	191			
A	7.19	1	7.19	1.00	1 28
B	11.19	1	11.19	1.56	1 28
AB	2.09	1	2.09	0.29	1 28
S	200.38	28	7.16		
C	1.17	5	0.23	1.00	5 140
AC	0.46	5	0.09	0.39	5 140
BC	0.59	5	0.12	0.50	5 140
ABC	0.55	5	0.11	0.47	5 140
CS	32.97	140	0.24		

Tab. 38: Erläuterungen siehe Schema 4 (Anhang)

VARIANZANALYSE DESIGN S(A X B) X C.   AUTOR: W. KUHMANN

TITEL: DIFFERENZEN ZUR BL (BL-TF) TF1 - TF6, VAR = M3 (XAMP, SEC./100), MK38

ABSTUFUNGEN DER FAKTOREN   A = 2
                           B = 2
                           C = 6

GESAMTZAHL VPN = 32; PROPORTIONALE GROESSEN UNTER B = 10   6

EINLESEFORMAT: (/,6F6.2)

MITTELWERTE

A	B							
1	1 N= 10	-0.20	-0.12	-0.16	-0.38	-0.05	0.02
1	2 N= 6	-0.00	-0.13	-0.29	-0.62	-0.51	-0.41
2	1 N= 10	-0.71	-0.59	-0.55	-0.64	-0.77	-0.72
2	2 N= 6	-0.87	-1.06	-1.15	-1.00	-0.95	-1.10

STREUUNGEN

1	1 N= 10	0.53	0.92	0.76	0.93	0.65	0.98
1	2 N= 6	0.56	0.76	0.59	0.77	0.93	0.97
2	1 N= 10	0.99	1.22	1.09	1.12	1.61	1.82
2	2 N= 6	0.78	1.00	1.09	0.99	0.80	0.74

VARIANZANALYSE

QUELLE	SS	DF	MS	F	DF-1/DF-2
TOTAL	222.37	191	1.16		
A	16.24	1	16.24	2.66	1 28
B	3.24	1	3.24	0.53	1 28
AB	0.36	1	0.36	0.06	1 28
S	170.95	28	6.11		
C	0.69	5	0.14	0.68	5 140
AC	0.83	5	0.17	0.82	5 140
BC	0.86	5	0.17	0.85	5 140
ABC	0.87	5	0.17	0.86	5 140
CS	28.33	140	0.20		

Tab. 39: Erläuterungen siehe Schema 4 (Anhang)

VARIANZANALYSE DESIGN S(A X B) X C.   AUTOR: W. KUHMANN

TITEL: DIFFERENZEN ZUR BL (BL - T) T1 - T6, VAR = M1 (XRR, SEC./100), MK30

ABSTUFUNGEN DER FAKTOREN   A = 2
                           B = 2
                           C = 6

GESAMTZAHL VPN = 32; PROPORTIONALE GROESSEN UNTER B = 10   6

EINLESEFORMAT: (6F6.2//)

MITTELWERTE

A	B							
1	1 N= 10	0.19	-1.07	-2.39	-2.18	-2.30	-3.25
1	2 N= 6	0.08	0.03	-1.47	-2.23	-2.70	-2.96
2	1 N= 10	-0.59	-0.96	-1.82	-1.89	-2.33	-2.59
2	2 N= 6	-0.23	-1.51	-1.71	-2.46	-2.98	-3.34

STREUUNGEN

1	1 N= 10	1.56	1.16	2.67	2.14	2.74	3.04
1	2 N= 6	1.13	0.79	0.85	1.04	1.07	0.90
2	1 N= 10	1.37	1.19	1.04	1.70	2.12	2.39
2	2 N= 6	0.91	1.08	1.68	1.80	2.17	2.02

VARIANZANALYSE

QUELLE	SS	DF	MS	F	DF-1/DF-2
TOTAL	832.56	191	4.36		
A	0.48	1	0.48	0.04	1 28
B	0.03	1	0.03	0.00	1 28
AB	4.54	1	4.54	0.38	1 28
S	338.90	28	12.10		
C	178.70	5	35.74	17.06 *	5 140
AC	5.80	5	1.16	0.55	5 140
BC	5.85	5	1.17	0.56	5 140
ABC	4.91	5	0.98	0.47	5 140
CS	293.34	140	2.10		

Tab. 40: Erläuterungen siehe Schema 4 (Anhang)

```
VARIANZANALYSE DESIGN S(A X B) X C.    AUTOR: W. KUHMANN
=========================================================
TITEL: DIFFERENZEN ZUR BL (BL-TF) TF1 - TF6, VAR = M1 (XRR, SEC./100), MK38
======

ABSTUFUNGEN DER FAKTOREN   A =  2
                           B =  2
                           C =  6

GESAMTZAHL VPN =  32;  PROPORTIONALE GROESSEN UNTER B =  10     6
EINLESEFORMAT: (6F6.2//)

A  B       MITTELWERTE

1  1  N= 10   -0.56   -1.59   -2.22   -2.65   -2.94   -3.52
1  2  N=  6    0.17   -0.19   -0.59   -1.34   -1.93   -1.47
2  1  N= 10   -0.93   -0.96   -1.90   -1.83   -2.28   -2.47
2  2  N=  6   -0.95   -1.63   -2.32   -2.88   -3.14   -3.78

              STREUUNGEN

1  1  N= 10    1.06    1.37    1.74    2.71    2.72    3.53
1  2  N=  6    0.95    1.16    1.61    1.49    1.49    1.49
2  1  N= 10    0.72    1.44    1.62    2.04    2.67    2.84
2  2  N=  6    0.54    1.14    1.68    1.64    2.07    1.87
```

VARIANZANALYSE

QUELLE	SS	DF	MS	F	DF-1/DF-2
TOTAL	921.46	191			
A	3.22	1	4.82	0.17	1 28
B	4.57	1	3.22	0.24	1 28
AB	48.55	1	4.57	2.55	1 28
S	533.24	28	48.55		
			19.04		
C	118.24	5	23.65	16.28 *	5 140
AC	2.29	5	0.46	0.31	5 140
BC	1.38	5	0.28	0.19	5 140
ABC	6.67	5	1.33	0.92	5 140
CS	203.31	140	1.45		

Tab. 41: Erläuterungen siehe Schema 4 (Anhang)

- 26 -

VARIANZANALYSE S X A X B. AUTOR: W. KUHMANN
TITEL:
BL - T - TF UEBER S1 - S10, GRUPPE KF, VAR = AUTOKORR PULS (LAG 1)
ABSTUFUNGEN A = 3, B = 10, S = 10

VARIANZANALYSE

QUELLE	SS	DF	MS	F	DF1/DF2
TOTAL	15.57	299	0.05		
A	0.33	2	0.16	4.031	2 18
AS	0.73	18	0.04		
B	0.26	9	0.03	0.387	9 81
BS	6.07	81	0.07		
AB	0.25	18	0.01	0.956	18 162
ABS	2.35	162	0.01		
S	5.58	9	0.62		

A MITTELWERTE

	1	2	3	4	5	6	7	8	9	10
1	0.93	0.99	0.98	0.95	1.00	1.04	1.02	1.07	1.08	
2	0.99	0.92	0.87	0.92	0.90	0.94	0.91	0.93	0.96	
3	1.03	0.95	0.91	0.98	1.05	1.00	1.00	1.01	0.99	

A STREUUNGEN

	1	2	3	4	5	6	7
1	0.22	0.17	0.22	0.31	0.25	0.16	0.33	0.26	0.13
2	0.21	0.20	0.19	0.24	0.18	0.17	0.22	0.27	0.18
3	0.25	0.18	0.19	0.26	0.24	0.19	0.14	0.20	0.26	0.13

Tab. 42: Erläuterungen siehe Schema 4 (Anhang)

VARIANZANALYSE S X A X B. AUTOR: W. KUHMANN
TITEL:
BL - T - TF UEBER S1 - S10, GRUPPE KFR, VAR = AUTOKORR PULS (LAG 1)
ABSTUFUNGEN A = 3, B = 10, S = 6

VARIANZANALYSE

QUELLE	SS	DF	MS	F	DF1/DF2
TOTAL	21.89	179	0.12		
A	0.30	2	0.15	2.629	2 10
AS	0.57	10	0.06		
B	0.55	9	0.06	0.850	9 45
BS	3.22	45	0.07		
AB	0.24	18	0.01	0.801	18 90
ABS	1.53	90	0.02		
S	15.48	5	3.10		

A MITTELWERTE

	1	2	3	4	5	6	7	8	9	10
1	0.84	0.87	0.72	0.89	0.80	0.82	0.74	1.04	0.75	0.76
2	0.84	0.80	0.73	0.82	0.83	0.81	0.82	0.83	0.75	0.74
3	0.96	0.93	0.89	0.88	0.89	0.89	0.90	0.97	0.81	0.98

A STREUUNGEN

	1	2	3	4	5	6	7	8	9	10
1	0.27	0.25	0.22	0.46	0.41	0.42	0.35	0.28	0.39	0.43
2	0.24	0.29	0.24	0.31	0.28	0.35	0.31	0.32	0.35	
3	0.29	0.39	0.38	0.31	0.27	0.40	0.41	0.35	0.29	0.41

Tab. 43: Erläuterungen siehe Schema 4 (Anhang)

VARIANZANALYSE S X A X B. AUTOR: W. KUHMANN
TITEL:
BL - T - TF UEBER S1 - S10, GRUPPE NF, VAR = AUTOKORR PULS (LAG 1)
ABSTUFUNGEN A = 3, B = 10, S = 10

VARIANZANALYSE

QUELLE	SS	DF	MS	F	DF1/DF2
TOTAL	16.29	299	0.05		
A	0.47	2	0.24	6.797	2 18 *
AS	0.63	18	0.03		
B	0.30	9	0.03	0.491	9 81
BS	5.41	81	0.07		
AB	0.27	18	0.01	0.877	18 162
ABS	2.73	162	0.02		
S	6.48	9	0.72		

A   MITTELWERTE

	1	2	3	1	2	3	1	2	3
1	1.07	1.05	1.12	1.07	0.92	1.02	1.09	1.07	0.97	1.06
2	0.98	0.98	0.96	0.96	0.94	0.87	0.98	0.90	0.91	0.99
3	1.00	1.00	1.03	1.00	1.03	0.92	1.01	1.01	1.01	1.02

A   STREUUNGEN

	1	2	3	1	2	3	1	2	3
1	0.21	0.24	0.28	0.15	0.30	0.35	0.21	0.22	0.33	0.22
2	0.13	0.18	0.18	0.21	0.20	0.25	0.12	0.28	0.28	0.14
3	0.11	0.15	0.18	0.14	0.17	0.30	0.18	0.31	0.30	0.16

Tab. 44: Erläuterungen siehe Schema 4 (Anhang)

VARIANZANALYSE S X A X B. AUTOR: W. KUHMANN
TITEL:
BL - T - TF UEBER S1 - S10, GRUPPE NFR, VAR = AUTOKORR PULS (LAG 1)
ABSTUFUNGEN A = 3, B = 10, S = 6

VARIANZANALYSE

QUELLE	SS	DF	MS	F	DF1/DF2
TOTAL	10.89	179	0.06		
A	0.01	2	0.01	0.081	2 10
AS	0.67	10	0.07		
B	0.45	9	0.05	1.092	9 45
BS	2.08	45	0.05		
AB	0.21	18	0.01	0.442	18 90
ABS	2.41	90	0.03		
S	5.04	5	1.01		

A   MITTELWERTE

	1	2	3	1	2	3	1	2	3
1	0.83	0.95	0.91	0.90	0.95	0.89	1.01	0.87
2	0.84	0.96	0.84	1.02	0.88	0.96	0.98	0.86	0.87
3	0.92	1.01	0.91	1.03	0.89	0.82	0.95	0.87	0.84

A   STREUUNGEN

	1	2	3	1	2	3	1	2	3
1	0.18	0.32	0.27	0.51	0.12	0.23	0.17	0.37	0.41
2	0.12	0.19	0.13	0.24	0.17	0.16	0.13	0.20	0.19
3	0.22	0.25	0.20	0.24	0.17	0.16	0.18	0.24	0.24

Tab. 45: Erläuterungen siehe Schema 4 (Anhang)

VARIANZANALYSE S X A X B. AUTOR: W. KUHMANN
TITEL:
BL - T UEBER S1 - S10, GRUPPE KF, VAR = AUTOKORR LAG 1 PULS
ABSTUFUNGEN A = 2, B = 10, S = 10

VARIANZANALYSE

QUELLE	SS	DF	MS	F	DF1/DF2
TOTAL	10.92	199	0.05		
A	0.28	1	0.28	7.296	1 9 *
AS	0.35	9	0.04		
B	0.19	9	0.02	0.381	9 81
BS	4.54	81	0.06		
AB	0.17	9	0.02	1.090	9 81
ABS	1.41	81	0.02		
S	3.97	9	0.44		

A   MITTELWERTE

1	0.93	0.99	0.98	0.95	0.94	1.00	1.04	1.02	1.07	1.08
2	0.99	0.92	0.87	0.92	0.90	0.94	0.91	0.91	0.93	0.96

A   STREUUNGEN

1	0.22	0.17	0.22	0.31	0.29	0.25	0.16	0.33	0.26	0.13
2	0.21	0.20	0.19	0.24	0.23	0.18	0.17	0.22	0.27	0.18

Tab. 46: Erläuterungen siehe Schema 4 (Anhang)

VARIANZANALYSE S X A X B. AUTOR: W. KUHMANN
TITEL:
BL - TF UEBER S1 - S10, GRUPPE KF, VAR = AUTOKORR LAG 1 PULS
ABSTUFUNGEN A = 2, B = 10, S = 10

VARIANZANALYSE

QUELLE	SS	DF	MS	F	DF1/DF2
TOTAL	10.68	199	0.05		
A	0.01	1	0.01	0.111	1 9
AS	0.53	9	0.06		
B	0.24	9	0.03	0.481	9 81
BS	4.52	81	0.06		
AB	0.17	9	0.02	0.980	9 81
ABS	1.55	81	0.02		
S	3.68	9	0.41		

A   MITTELWERTE

1	0.93	0.99	0.98	0.95	0.94	1.00	1.04	1.02	1.07	1.08
2	1.03	0.95	0.91	0.98	0.96	1.05	1.00	1.00	1.01	0.99

A   STREUUNGEN

1	0.22	0.17	0.22	0.31	0.29	0.25	0.16	0.33	0.26	0.13
2	0.25	0.18	0.19	0.26	0.24	0.19	0.14	0.20	0.25	0.13

Tab. 47: Erläuterungen siehe Schema 4 (Anhang)

VARIANZANALYSE S X A X B. AUTOR: W. KUHMANN
TITEL:
I - IF UEBER S1 - S10, GRUPPE KF, VAR = AUTOKORR LAG 1 PULS
ABSTUFUNGEN A = 2, B = 10, S = 10

VARIANZANALYSE

QUELLE	SS	DF	MS	F	DF1/DF2
TOTAL	9.37	199			
A	0.20	1	0.20	8.412	1 9 *
AS	0.22	9	0.02		
B	0.21	9	0.02	0.451	9 81
BS	4.25	81	0.05		
AB	0.04	9	0.00	0.561	9 81
ABS	0.57	81	0.01		
S	3.88	9	0.43		

A MITTELWERTE

A	1	2	3	4	5	6	7	8	9	10
1	0.99	0.92	0.87	0.92	0.90	0.94	0.91	0.91	0.93	0.96
2	1.03	0.95	0.91	0.98	0.96	1.05	1.00	1.00	1.01	0.99

A STREUUNGEN

A	1	2	3	4	5	6	7	8	9	10
1	0.21	0.20	0.19	0.24	0.23	0.18	0.17	0.22	0.27	0.18
2	0.25	0.18	0.19	0.26	0.24	0.19	0.14	0.20	0.26	0.13

Tab. 48: Erläuterungen siehe Schema 4 (Anhang)

VARIANZANALYSE S X A X B. AUTOR: W. KUHMANN
TITEL:
BL - T UEBER S1 - S10, GRUPPE NF, VAR = AUTOKORR LAG 1 PULS
ABSTUFUNGEN A = 2, B = 10, S = 10

VARIANZANALYSE

QUELLE	SS	DF	MS	F	DF1/DF2
TOTAL	11.70	199			
A	0.47	1	0.47	8.857	1 9 *
AS	0.48	9	0.05		
B	0.33	9	0.04	0.775	9 81
BS	3.88	81	0.05		
AB	0.15	9	0.02	0.711	9 81
ABS	1.87	81	0.02		
S	4.53	9	0.50		

A MITTELWERTE

A	1	2	3	4	5	6	7	8	9	10
1	1.07	1.05	1.12	1.07	1.09	1.02	1.07	0.97	1.05	0.99
2	0.98	0.98	0.96	0.96	0.94	0.87	0.98	0.90	0.91	0.99

A STREUUNGEN

A	1	2	3	4	5	6	7	8	9	10
1	0.21	0.24	0.28	0.15	0.30	0.35	0.22	0.33	0.22	0.18
2	0.13	0.18	0.18	0.21	0.20	0.25	0.28	0.28	0.28	0.14

Tab. 49: Erläuterungen siehe Schema 4 (Anhang)

- 30 -

VARIANZANALYSE S X A X B.   AUTOR: W. KUHMANN

TITEL:
BL - TF UEBER S1 - S10, GRUPPE NF, VAR = AUTOKORR LAG 1 PULS

ABSTUFUNGEN A = 2, B = 10, S = 10

VARIANZANALYSE

QUELLE	SS	DF	MS	F	DF1/DF2
TOTAL	11.58	199	0.06		
A	0.08	1	0.08	4.420	1
AS	0.17	9	0.02		9
B	0.21	9	0.02	0.401	9
BS	4.64	81	0.06		81
AB	0.20	9	0.02	0.973	9
ABS	1.86	81	0.02		81
S	4.42	9	0.49		

A   MITTELWERTE

1	1.07	1.05	1.12	1.07	0.92	1.09	1.02	1.07	0.97	1.06
2	1.00	1.00	1.03	1.00	1.03	1.01	0.92	1.01	1.01	1.02

A   STREUUNGEN

1	0.21	0.24	0.28	0.15	0.30	0.21	0.35	0.22	0.33	0.22
2	0.11	0.15	0.18	0.14	0.17	0.18	0.30	0.31	0.30	0.16

Tab. 50: Erläuterungen siehe Schema 4 (Anhang)

VARIANZANALYSE S X A X B.   AUTOR: W. KUHMANN

TITEL:
T - TF UEBER S1 - S10, GRUPPE NF, VAR = AUTOKORR LAG 1 PULS

ABSTUFUNGEN A = 2, B = 10, S = 10

VARIANZANALYSE

QUELLE	SS	DF	MS	F	DF1/DF2
TOTAL	9.06	199	0.05		
A	0.16	1	0.16	4.822	1
AS	0.29	9	0.03		9
B	0.18	9	0.02	0.449	9
BS	3.68	81	0.05		81
AB	0.05	9	0.01	1.228	9
ABS	0.37	81	0.00		81
S	4.32	9	0.48		

A   MITTELWERTE

1	0.98	0.98	0.96	0.96	0.94	0.98	0.87	0.90	0.91	0.99
2	1.00	1.00	1.03	1.00	1.03	1.01	0.92	1.01	1.01	1.02

A   STREUUNGEN

1	0.13	0.18	0.18	0.18	0.21	0.20	0.12	0.25	0.28	0.14
2	0.11	0.15	0.18	0.14	0.17	0.18	0.30	0.31	0.30	0.14

Tab. 51: Erläuterungen siehe Schema 4 (Anhang)

VARIANZANALYSE S X A X B. AUTOR: W. KUHMANN

TITEL:
BL - T - TF UEBER S1 - S10, GRUPPE KF, VAR = AUTOKORR ATMUNG (LAG 1)

ABSTUFUNGEN A = 3, B = 10, S = 10

VARIANZANALYSE

QUELLE	SS	DF	MS	F	DF1/DF2
TOTAL	30.73	299	0.10		
A	0.11	2	0.06	2.643	2 18
AS	0.38	18	0.02		
B	1.19	9	0.13	0.873	9 81
BS	12.32	81	0.15		
AB	0.29	18	0.02	1.422	18 162
ABS	1.85	162	0.01		
S	14.59	9	1.62		

A   MITTELWERTE

1	0.49	0.40	0.47	0.39	0.50	0.48	0.31	0.51	0.45
2	0.52	0.38	0.57	0.50	0.57	0.47	0.35	0.52	0.47
3	0.48	0.34	0.61	0.45	0.50	0.44	0.35	0.46	0.37

A   STREUUNGEN

1	0.17	0.19	0.29	0.32	0.42	0.33	0.26	0.46	0.33
2	0.26	0.22	0.29	0.29	0.36	0.30	0.28	0.50	0.42
3	0.20	0.18	0.34	0.23	0.24	0.26	0.25	0.48	0.32

Tab. 52: Erläuterungen siehe Schema 4 (Anhang)

VARIANZANALYSE S X A X B. AUTOR: W. KUHMANN

TITEL:
BL - T - TF UEBER S1 - S10, GRUPPE KFR, VAR = AUTOKORR ATMUNG (LAG 1)

ABSTUFUNGEN A = 3, B = 10, S = 6

VARIANZANALYSE

QUELLE	SS	DF	MS	F	DF1/DF2
TOTAL	10.17	179	0.06		
A	0.31	2	0.16	5.909	2 10 *
AS	0.26	10	0.03		
B	0.29	9	0.03	0.589	9 45
BS	2.43	45	0.05		
AB	0.27	18	0.02	1.674	18 90
ABS	0.82	90	0.01		
S	5.80	5	1.16		

A   MITTELWERTE

1	0.28	0.31	0.28	0.35	0.21	0.28	0.35	0.19
2	0.29	0.33	0.34	0.42	0.45	0.39	0.37	0.23
3	0.29	0.25	0.33	0.41	0.48	0.37	0.35	

A   STREUUNGEN

1	0.22	0.26	0.24	0.32	0.20	0.19	0.23
2	0.15	0.23	0.19	0.29	0.22	0.20	0.20
3	0.20	0.31	0.17	0.24	0.20	0.23	0.19

Tab. 53: Erläuterungen siehe Schema 4 (Anhang)

VARIANZANALYSE S X A X B. AUTOR: W. KUHMANN

TITEL:
BL - T - TF UEBER S1 - S10, GRUPPE NF, VAR = AUTOKORR ATMUNG (LAG 1)

ABSTUFUNGEN A = 3, B = 10, S = 10

VARIANZANALYSE

QUELLE	SS	DF	MS	F	DF1/DF2
TOTAL	28.03	299	0.09		
A	0.17	2	0.09	0.971	2 18
AS	1.61	18	0.09		
B	0.53	9	0.06	0.776	9 81
BS	6.15	81	0.08		
AB	0.12	18	0.01	0.737	18 162
ABS	1.46	162	0.01		
S	17.97	9	2.00		

A MITTELWERTE

1	0.46	0.46	0.40	0.47	0.42	0.40	0.54	0.49	0.42
2	0.53	0.45	0.43	0.51	0.46	0.44	0.55	0.55	0.57
3	0.49	0.50	0.45	0.53	0.45	0.45	0.57	0.56	0.57

A STREUUNGEN

1	0.24	0.31	0.24	0.19	0.19	0.32	0.42	0.30	0.21
2	0.28	0.30	0.27	0.31	0.26	0.36	0.35	0.36	0.33
3	0.27	0.29	0.29	0.26	0.24	0.36	0.36	0.35	0.35

Tab. 54: Erläuterungen siehe Schema 4 (Anhang)

VARIANZANALYSE S X A X B. AUTOR: W. KUHMANN

TITEL:
BL - T - TF UEBER S1 - S10, GRUPPE NFR, VAR = AUTOKORR ATMUNG (LAG 1)

ABSTUFUNGEN A = 3, B = 10, S = 6

VARIANZANALYSE

QUELLE	SS	DF	MS	F	DF1/DF2
TOTAL	17.86	179	0.10		
A	1.07	2	0.54	7.792	2 10 *
AS	0.69	10	0.07		
B	1.59	9	0.18	3.292	9 45 *
BS	2.42	45	0.05		
AB	0.39	18	0.02	1.683	18 90
ABS	1.15	90	0.01		
S	10.55	5	2.11		

A MITTELWERTE

1	0.79	0.47	0.34	0.35	0.46	0.42	0.37	0.24	0.38
2	0.68	0.61	0.67	0.56	0.66	0.60	0.57	0.47	0.52
3	0.73	0.53	0.60	0.51	0.60	0.54	0.50	0.40	0.47

A STREUUNGEN

1	0.52	0.26	0.29	0.20	0.24	0.27	0.23	0.18	0.17
2	0.39	0.32	0.27	0.22	0.28	0.31	0.22	0.37	0.34
3	0.44	0.27	0.23	0.19	0.22	0.28	0.18	0.33	0.32

Tab. 55: Erläuterungen siehe Schema 4 (Anhang)

VARIANZANALYSE S X A X B.   AUTOR: W. KUHMANN

TITEL:
BL - T UEBER S1 - S10, GRUPPE KFR, VAR = AUTOKORR LAG 1 ATMUNG

ABSTUFUNGEN A = 2, B = 10, S = 6

VARIANZANALYSE

QUELLE	SS	DF	MS	F	DF1/DF2
TOTAL	6.59	119	0.06		
A	0.23	1	0.23	5.147	1 5
AS	0.23	5	0.05		
B	0.12	9	0.01	0.385	9 45
BS	1.51	45	0.03		
AB	0.14	9	0.02	1.231	9 45
ABS	0.55	45	0.01		
S	3.82	5	0.76		

A   MITTELWERTE

| 1 | 0.28 | 0.31 | 0.28 | 0.21 | 0.35 | 0.21 | 0.28 | 0.29 | 0.32 |
| 2 | 0.29 | 0.33 | 0.34 | 0.42 | 0.45 | 0.36 | 0.37 | 0.39 | 0.42 | 0.40 |

A   STREUUNGEN

| 1 | 0.22 | 0.22 | 0.26 | 0.24 | 0.32 | 0.19 | 0.20 | 0.23 | 0.28 |
| 2 | 0.15 | 0.23 | 0.20 | 0.19 | 0.29 | 0.20 | 0.22 | 0.23 | 0.20 | 0.19 |

Tab. 56: Erläuterungen siehe Schema 4 (Anhang)

VARIANZANALYSE S X A X B.   AUTOR: W. KUHMANN

TITEL:
BL - TF UEBER S1 - S10, GRUPPE KFR, VAR = AUTOKORR LAG 1 ATMUNG

ABSTUFUNGEN A = 2, B = 10, S = 6

VARIANZANALYSE

QUELLE	SS	DF	MS	F	DF1/DF2
TOTAL	7.28	119	0.06		
A	0.23	1	0.23	41.957	1 5 *
AS	0.03	5	0.01		
B	0.21	9	0.02	0.618	9 45
BS	1.72	45	0.04		
AB	0.22	9	0.02	2.535	9 45 *
ABS	0.43	45	0.01		
S	4.43	5	0.89		

A   MITTELWERTE

| 1 | 0.28 | 0.31 | 0.28 | 0.35 | 0.21 | 0.28 | 0.21 | 0.35 | 0.19 |
| 2 | 0.29 | 0.25 | 0.33 | 0.41 | 0.48 | 0.37 | 0.35 | 0.39 | 0.29 |

A   STREUUNGEN

| 1 | 0.22 | 0.22 | 0.26 | 0.24 | 0.32 | 0.20 | 0.19 | 0.28 |
| 2 | 0.20 | 0.31 | 0.24 | 0.17 | 0.24 | 0.20 | 0.23 | 0.19 |

Tab. 57: Erläuterungen siehe Schema 4 (Anhang)

Tab. 58

VARIANZANALYSE S X A X B.   AUTOR: W. KUHMANN

TITEL:
T - TF UEBER S1 - S10, GRUPPE KFR, VAR = AUTOKORR LAG 1 ATMUNG

ABSTUFUNGEN A = 2, B = 10, S = 6

VARIANZANALYSE

QUELLE	SS	DF	MS	F	DF1/DF2
TOTAL	6.32	119	0.05		
A	0.00	1	0.00	0.001	1 5
AS	0.14	5	0.03		
B	0.38	9	0.04	0.933	9 45
BS	2.04	45	0.05		
AB	0.05	9	0.01	1.133	9 45
ABS	0.24	45	0.01		
S	3.47	5	0.69		

A   MITTELWERTE

1	0.29	0.33	0.34	0.42	0.45	0.36	0.39	0.37	0.42	0.40
2	0.29	0.25	0.33	0.41	0.48	0.35	0.37	0.39	0.39	0.49

A   STREUUNGEN

1	0.15	0.23	0.20	0.19	0.29	0.20	0.22	0.23	0.20	0.19
2	0.20	0.31	0.24	0.17	0.24	0.23	0.20	0.29	0.19	0.20

Tab. 58: Erläuterungen siehe Schema 4(Anhang)

Tab. 59

VARIANZANALYSE S X A X B.   AUTOR: W. KUHMANN

TITEL:
BL - T UEBER S1 - S10, GRUPPE NFR, VAR = AUTOKORR LAG 1 ATMUNG

ABSTUFUNGEN A = 2, B = 10, S = 6

VARIANZANALYSE

QUELLE	SS	DF	MS	F	DF1/DF2
TOTAL	12.62	119	0.11		
A	1.01	1	1.01	8.220	1 5 *
AS	0.61	5	0.12		
B	1.18	9	0.13	3.634	9 45 *
BS	1.62	45	0.04		
AB	0.35	9	0.04	1.880	9 45
ABS	0.93	45	0.02		
S	6.92	5	1.38		

A   MITTELWERTE

1	0.79	0.47	0.32	0.34	0.35	0.46	0.42	0.37	0.24	0.28
2	0.68	0.61	0.52	0.67	0.56	0.66	0.60	0.57	0.47	0.52

A   STREUUNGEN

1	0.52	0.26	0.17	0.29	0.20	0.24	0.27	0.23	0.18	0.17
2	0.39	0.32	0.29	0.27	0.22	0.28	0.31	0.22	0.37	0.34

Tab. 59: Erläuterungen siehe Schema 4 (Anhang)

VARIANZANALYSE S X A X B. AUTOR: W. KUHMANN

TITEL:
BL - TF UEBER S1 - S10, GRUPPE NFR, VAR = AUTOKORR LAG 1 ATMUNG

ABSTUFUNGEN A = 2, B = 10, S = 6

VARIANZANALYSE

QUELLE	SS	DF	MS	F	DF1/DF2
TOTAL	11.40	119	0.10		
A	0.51	1	0.51	6.945	1 5 *
AS	0.37	5	0.07		
B	1.53	9	0.17	3.818	9 45 *
BS	2.00	45	0.04		
AB	0.19	9	0.02	1.430	9 45
ABS	0.67	45	0.01		
S	6.12	5	1.22		

A   MITTELWERTE

1	0.79	0.47	0.32	0.34	0.35	0.46	0.42	0.37	0.24	0.28
2	0.73	0.53	0.47	0.60	0.51	0.60	0.54	0.50	0.40	0.47

A   STREUUNGEN

1	0.52	0.26	0.17	0.29	0.20	0.24	0.27	0.23	0.18	0.17
2	0.44	0.27	0.23	0.23	0.19	0.22	0.28	0.18	0.33	0.32

Tab. 60: Erläuterungen siehe Schema 4 (Anhang)

VARIANZANALYSE S X A X B. AUTOR: W. KUHMANN

TITEL:
T - TF UEBER S1 - S10, GRUPPE NFR, VAR = AUTOKORR LAG 1 ATMUNG

ABSTUFUNGEN A = 2, B = 10, S = 6

VARIANZANALYSE

QUELLE	SS	DF	MS	F	DF1/DF2
TOTAL	11.17	119	0.09		
A	0.08	1	0.08	8.834	1 5 *
AS	0.05	5	0.01		
B	0.67	9	0.07	1.877	9 45
BS	1.79	45	0.04		
AB	0.04	9	0.00	1.573	9 45
ABS	0.13	45	0.00		
S	8.41	5	1.68		

A   MITTELWERTE

1	0.68	0.61	0.52	0.67	0.56	0.66	0.60	0.57	0.47	0.52
2	0.73	0.53	0.47	0.60	0.51	0.60	0.54	0.50	0.40	0.47

A   STREUUNGEN

1	0.39	0.32	0.29	0.27	0.22	0.28	0.31	0.22	0.37	0.34
2	0.44	0.27	0.23	0.23	0.19	0.22	0.28	0.18	0.33	0.32

Tab. 61: Erläuterungen siehe Schema 4 (Anhang)

VARIANZANALYSE S X A X B.   AUTOR: W. KUHMANN

TITEL:
BL - T - TF UEBER S1 - S10, GRUPPE KF, VAR = 1. MIN. KREUZKORR ATM/PULS

ABSTUFUNGEN A = 3, B = 10, S = 10

VARIANZANALYSE

QUELLE	SS	DF	MS	F	DF1/DF2
TOTAL	10.61	299	0.04		
A	0.26	2	0.13	3.747	2 18 *
AS	0.62	18	0.03		
B	0.34	9	0.04	1.029	9 81
BS	2.99	81	0.04		
AB	0.10	18	0.01	0.501	18 162
ABS	1.72	162	0.01		
S	4.58	9	0.51		

A   MITTELWERTE

1	-0.44	-0.38	-0.45	-0.47	-0.41	-0.45	-0.35	-0.35	-0.36	-0.37
2	-0.48	-0.45	-0.49	-0.49	-0.56	-0.50	-0.45	-0.45	-0.44	-0.43
3	-0.44	-0.41	-0.46	-0.45	-0.50	-0.43	-0.41	-0.42	-0.43	-0.39

A   STREUUNGEN

1	0.18	0.18	0.16	0.17	0.10	0.17	0.20	0.19	0.23	0.18
2	0.17	0.20	0.11	0.27	0.22	0.17	0.20	0.18	0.26	0.22
3	0.12	0.16	0.11	0.20	0.17	0.14	0.12	0.15	0.23	0.13

Tab. 62: Erläuterungen siehe Schema 4 (Anhang)

VARIANZANALYSE S X A X B.   AUTOR: W. KUHMANN

TITEL:
BL - T - TF UEBER S1 - S10, GRUPPE KFR, VAR = 1. MIN. KREUZKORR ATM/PULS

ABSTUFUNGEN A = 3, B = 10, S = 6

VARIANZANALYSE

QUELLE	SS	DF	MS	F	DF1/DF2
TOTAL	12.73	179	0.07		
A	0.63	2	0.32	9.021	2 10 *
AS	0.35	10	0.04		
B	0.54	9	0.06	1.689	9 45
BS	1.60	45	0.04		
AB	0.16	18	0.01	0.816	18 90
ABS	0.98	90	0.01		
S	8.46	5	1.69		

A   MITTELWERTE

1	-0.44	-0.59	-0.50	-0.45	-0.48	-0.58	-0.61	-0.52	-0.44	-0.50
2	-0.57	-0.65	-0.54	-0.62	-0.69	-0.70	-0.73	-0.67	-0.71	-0.50
3	-0.47	-0.47	-0.44	-0.50	-0.57	-0.61	-0.64	-0.52	-0.62	-0.52

A   STREUUNGEN

1	0.14	0.17	0.19	0.23	0.17	0.33	-0.61	0.17	0.33	0.24
2	0.23	0.23	0.26	0.21	0.21	0.30	-0.73	0.28	0.30	0.18
3	0.21	0.25	0.27	0.24	0.24	0.27	-0.64	0.30	0.27	0.26

Tab. 63: Erläuterungen siehe Schema 4 (Anhang)

- 37 -

VARIANZANALYSE S X A X B. AUTOR: W. KUHMANN

TITEL:
BL - T - TF UEBER S1 - S10, GRUPPE NF, VAR = 1. MIN. KREUZKORR ATM/PULS

ABSTUFUNGEN A = 3, B = 10, S = 10

VARIANZANALYSE

QUELLE	SS	DF	MS	F	DF1/DF2
TOTAL	16.31	299	0.05		
A	0.81	2	0.40	7.403	2 18 *
AS	0.98	18	0.05		
B	0.40	9	0.04	0.893	9 81
BS	4.05	81	0.05		
AB	0.09	18	0.01	0.563	18 162
ABS	1.51	162	0.01		
S	8.46	9	0.94		

A MITTELWERTE

1	-0.45	-0.42	-0.44	-0.47	-0.44	-0.41	-0.43	-0.44	-0.54
2	-0.52	-0.48	-0.58	-0.60	-0.60	-0.51	-0.61	-0.59	-0.64
3	-0.50	-0.47	-0.51	-0.53	-0.49	-0.56	-0.54	-0.61

A STREUUNGEN

1	0.17	0.23	0.14	0.12	0.18	0.22	0.23	0.14	0.21
2	0.27	0.19	0.22	0.28	0.32	0.26	0.27	0.26	0.25
3	0.23	0.17	0.18	0.22	0.24	0.24	0.16	0.22	0.23	0.20

Tab. 64: Erläuterungen siehe Schema 4 (Anhang)

VARIANZANALYSE S X A X B. AUTOR: W. KUHMANN

TITEL:
BL - T - TF UEBER S1 - S10, GRUPPE NFR, VAR = 1. MIN KREUZKORR ATM/PULS

ABSTUFUNGEN A = 3, B = 10, S = 6

VARIANZANALYSE

QUELLE	SS	DF	MS	F	DF1/DF2
TOTAL	9.66	179	0.05		
A	1.38	2	0.69	8.973	2 10 *
AS	0.77	10	0.08		
B	0.44	9	0.05	1.064	9 45
BS	2.08	45	0.05		
AB	0.25	18	0.01	0.889	18 90
ABS	1.38	90	0.02		
S	3.37	5	0.67		

A MITTELWERTE

1	-0.46	-0.45	-0.48	-0.50	-0.46	-0.44	-0.47	-0.44	-0.52
2	-0.53	-0.67	-0.69	-0.71	-0.73	-0.65	-0.78	-0.59	-0.65
3	-0.51	-0.58	-0.61	-0.60	-0.67	-0.71	-0.77	-0.55	-0.55

A STREUUNGEN

1	0.19	0.06	0.18	0.21	0.10	0.20	0.25	0.23	0.21
2	0.24	0.27	0.21	0.26	0.21	0.17	0.14	0.17	0.23
3	0.20	0.24	0.20	0.25	0.15	0.15	0.24	0.22	0.20

Tab. 65: Erläuterungen siehe Schema 4 (Anhang)

VARIANZANALYSE S X A X B. AUTOR: W. KUHMANN
TITEL:
BL - TF UEBER S1 - S10, GRUPPE KF, VAR = 1. MIN. KREUZKORR ATM/PULS
ABSTUFUNGEN A = 2, B = 10, S = 10

VARIANZANALYSE

QUELLE	SS	DF	MS	F	DF1/DF2
TOTAL	8.02	199	0.04		
A	0.26	1	0.26	4.853	1 9
AS	0.48	9	0.05		
B	0.28	9	0.03	1.098	9 81
BS	2.29	81	0.03		
AB	0.06	9	0.01	0.487	9 81
ABS	1.18	81	0.01		
S	3.47	9	0.39		

A   MITTELWERTE

| 1 | −0.38 | −0.45 | −0.47 | −0.41 | −0.45 | −0.35 | −0.35 | −0.36 | −0.37 |
| 2 | −0.48 | −0.45 | −0.49 | −0.56 | −0.50 | −0.45 | −0.45 | −0.44 | −0.43 |

A   STREUUNGEN

| 1 | 0.18 | 0.16 | 0.17 | 0.10 | 0.17 | 0.20 | 0.19 | 0.18 | 0.23 |
| 2 | 0.17 | 0.11 | 0.27 | 0.22 | 0.17 | 0.20 | 0.18 | 0.26 | 0.22 |

Tab. 66: Erläuterungen siehe Schema 4 (Anhang)

VARIANZANALYSE S X A X B. AUTOR: W. KUHMANN
TITEL:
BL - TF UEBER S1 - S10, GRUPPE KF, VAR = 1. MIN. KREUZKORR ATM/PULS
ABSTUFUNGEN A = 2, B = 10, S = 10

VARIANZANALYSE

QUELLE	SS	DF	MS	F	DF1/DF2
TOTAL	6.04	199	0.03		
A	0.05	1	0.05	1.904	1 9
AS	0.22	9	0.02		
B	0.23	9	0.03	0.977	9 81
BS	2.08	81	0.03		
AB	0.07	9	0.01	0.600	9 81
ABS	1.07	81	0.01		
S	2.33	9	0.26		

A   MITTELWERTE

| 1 | −0.44 | −0.38 | −0.45 | −0.47 | −0.41 | −0.45 | −0.35 | −0.35 | −0.36 | −0.37 |
| 2 | −0.44 | −0.41 | −0.46 | −0.45 | −0.50 | −0.43 | −0.42 | −0.43 | −0.35 |

A   STREUUNGEN

| 1 | 0.18 | 0.18 | 0.16 | 0.17 | 0.17 | 0.10 | 0.17 | 0.20 | 0.19 | 0.18 |
| 2 | 0.12 | 0.16 | 0.11 | 0.20 | 0.17 | 0.14 | 0.12 | 0.15 | 0.23 | 0.13 |

Tab. 67: Erläuterungen siehe Schema 4 (Anhang)

VARIANZANALYSE S X A X B.   AUTOR: W. KUHMANN

TITEL:
F - TF UEBER S1 - S10, GRUPPE KF, VAR = 1. MIN. KREUZKORR ATM/PULS

ABSTUFUNGEN A = 2, B = 10, S = 10

VARIANZANALYSE

QUELLE	SS	DF	MS	F	DF1/DF2
TOTAL	7.03	199	0.04		
A	0.08	1	0.08	3.238	1 9
AS	0.23	9	0.03		
B	0.23	9	0.03	0.824	9 81
BS	2.46	81	0.03		
AB	0.01	9	0.00	0.231	9 81
ABS	0.33	81	0.00		
S	3.69	9	0.41		

A   MITTELWERTE

| 1 | -0.48 | -0.45 | -0.49 | -0.45 | -0.50 | -0.45 | -0.56 | -0.50 | -0.45 | -0.44 |
| 2 | -0.44 | -0.41 | -0.46 | -0.45 | -0.43 | -0.41 | -0.50 | -0.43 | -0.42 | -0.43 | -0.39 |

A   STREUUNGEN

| 1 | 0.17 | 0.20 | 0.11 | 0.27 | 0.17 | 0.20 | 0.22 | 0.17 | 0.18 | 0.26 | 0.22 |
| 2 | 0.12 | 0.16 | 0.11 | 0.20 | 0.17 | 0.14 | 0.12 | 0.15 | 0.23 | 0.13 |

Tab. 68: Erläuterungen siehe Schema 4 (Anhang)

VARIANZANALYSE S X A X B.   AUTOR: W. KUHMANN

TITEL:
BL - T UEBER S1 - S10, GRUPPE KFR, VAR = 1. MIN. KREUZKORR ATM/PULS

ABSTUFUNGEN A = 2, B = 10, S = 6

VARIANZANALYSE

QUELLE	SS	DF	MS	F	DF1/DF2
TOTAL	8.18	119	0.07		
A	0.55	1	0.55	18.043	1 5 *
AS	0.15	5	0.03		
B	0.34	9	0.04	1.410	9 45
BS	1.21	45	0.03		
AB	0.09	9	0.01	0.871	9 45
ABS	0.54	45	0.01		
S	5.28	5	1.06		

A   MITTELWERTE

| 1 | -0.44 | -0.59 | -0.50 | -0.45 | -0.48 | -0.59 | -0.61 | -0.44 | -0.52 | -0.50 |
| 2 | -0.57 | -0.65 | -0.54 | -0.62 | -0.69 | -0.70 | -0.73 | -0.67 | -0.71 | -0.60 |

A   STREUUNGEN

| 1 | 0.14 | 0.19 | 0.17 | 0.23 | 0.33 | 0.24 | 0.17 | 0.53 | 0.24 |
| 2 | 0.23 | 0.26 | 0.21 | 0.30 | 0.27 | 0.28 | 0.30 | 0.28 |

Tab. 69: Erläuterungen siehe Schema 4 (Anhang)

VARIANZANALYSE S X A X B. AUTOR: W. KUHMANN
TITEL:
B - TF UEBER S1 - S10, GRUPPE KFR, VAR = 1. MIN. KREUZKORR ATM/PULS
ABSTUFUNGEN A = 2, B = 10, S = 6

VARIANZANALYSE

QUELLE	SS	DF	MS	F	DF1/DF2
TOTAL	7.88	119	0.07		
A	0.02	1	0.02	0.317	1 5
AS	0.26	5	0.05		
B	0.36	9	0.04	1.445	9 45
BS	1.10	45	0.02		
AB	0.12	9	0.01	0.969	9 45
ABS	0.62	45	0.01		
S	5.41	5	1.08		

A   MITTELWERTE

| 1 | -0.44 | -0.59 | -0.50 | -0.45 | -0.48 | -0.58 | -0.61 | -0.44 | -0.52 | -0.50 |
| 2 | -0.47 | -0.47 | -0.44 | -0.50 | -0.57 | -0.61 | -0.64 | -0.52 | -0.62 | -0.52 |

A   STREUUNGEN

| 1 | 0.14 | 0.17 | 0.19 | 0.23 | 0.17 | 0.33 | 0.24 | 0.17 | 0.30 | 0.24 |
| 2 | 0.21 | 0.25 | 0.27 | 0.24 | 0.24 | 0.27 | 0.32 | 0.30 | 0.27 | 0.26 |

Tab. 70: Erläuterungen siehe Schema 4 (Anhang)

VARIANZANALYSE S X A X B. AUTOR: W. KUHMANN
TITEL:
T - TF UEBER S1 - S10, GRUPPE KFR, VAR = 1. MIN. KREUZKORR ATM/PULS
ABSTUFUNGEN A = 2, B = 10, S = 6

VARIANZANALYSE

QUELLE	SS	DF	MS	F	DF1/DF2
TOTAL	9.08	119	0.08		
A	0.38	1	0.38	16.385	1 5 *
AS	0.12	5	0.02		
B	0.46	9	0.05	1.659	9 45
BS	1.39	45	0.03		
AB	0.02	9	0.00	0.407	9 45
ABS	0.30	45	0.01		
S	6.40	5	1.28		

A   MITTELWERTE

| 1 | -0.57 | -0.65 | -0.54 | -0.62 | -0.69 | -0.70 | -0.73 | -0.67 | -0.71 | -0.63 |
| 2 | -0.47 | -0.47 | -0.44 | -0.50 | -0.57 | -0.61 | -0.64 | -0.52 | -0.62 | -0.52 |

A   STREUUNGEN

| 1 | 0.23 | 0.26 | 0.21 | 0.30 | 0.27 | 0.28 | 0.30 | 0.27 |
| 2 | 0.21 | 0.25 | 0.27 | 0.24 | 0.24 | 0.27 | 0.32 | 0.30 | 0.30 | 0.27 |

Tab. 71: Erläuterungen siehe Schema 4 (Anhang)

VARIANZANALYSE S X A X B. AUTOR: W. KUHMANN

TITEL:
BL - T UEBER S1 - S10, GRUPPE NF, VAR = 1. MIN. KREUZKORR ATM/PULS

ABSTUFUNGEN A = 2, B = 10, S = 10

VARIANZANALYSE

QUELLE	SS	DF	MS	F	DF1/DF2
TOTAL	11.64	199	0.06		
A	0.79	1	0.79	8.044	1 9 *
AS	0.88	9	0.10		
B	0.27	9	0.03	0.802	9 81
BS	2.99	81	0.04		
AB	0.08	9	0.01	0.710	9 81
ABS	1.04	81	0.01		
S	5.60	9	0.62		

A   MITTELWERTE

1	-0.45	-0.42	-0.47	-0.44	-0.41	-0.43	-0.44	-0.41	-0.44	-0.54
2	-0.52	-0.48	-0.58	-0.60	-0.51	-0.56	-0.61	-0.56	-0.59	-0.64

A   STREUUNGEN

1	0.17	0.23	0.14	0.12	0.25	0.18	0.23	0.22	0.14	0.21
2	0.27	0.19	0.22	0.28	0.26	0.32	0.27	0.26	0.26	0.25

Tab. 72: Erläuterungen siehe Schema 4 (Anhang)

VARIANZANALYSE S X A X B. AUTOR: W. KUHMANN

TITEL:
BL - TF UEBER S1 - S10, GRUPPE NF, VAR = 1. MIN. KREUZKORR ATM/PULS

ABSTUFUNGEN A = 2, B = 10, S = 10

VARIANZANALYSE

QUELLE	SS	DF	MS	F	DF1/DF2
TOTAL	8.84	199	0.04		
A	0.32	1	0.32	12.220	1 9 *
AS	0.24	9	0.03		
B	0.24	9	0.03	0.853	9 81
BS	2.58	81	0.03		
AB	0.04	9	0.00	0.401	9 81
ABS	0.86	81	0.01		
S	4.57	9	0.51		

A   MITTELWERTE

1	-0.45	-0.42	-0.47	-0.44	-0.41	-0.43	-0.44	-0.41	-0.44	-0.54
2	-0.50	-0.47	-0.51	-0.53	-0.49	-0.56	-0.54	-0.50	-0.54	-0.61

A   STREUUNGEN

1	0.17	0.23	0.14	0.12	0.25	0.18	0.23	0.22	0.14	0.21
2	0.23	0.17	0.18	0.22	0.24	0.16	0.23	0.22	0.23	0.20

Tab. 73: Erläuterungen siehe Schema 4 (Anhang)

VARIANZANALYSE S X A X B. AUTOR: W. KUHMANN

TITEL:
1 - 1F UEBER S1 - S10, GRUPPE NF, VAR = 1. MIN. KREUZKORR ATM/PULS

ABSTUFUNGEN A = 2, B = 10, S = 10

VARIANZANALYSE

QUELLE	SS	DF	MS	F	DF1/DF2
TOTAL	11.73	199	0.06		
A	0.10	1	0.10	2.603	1 9
AS	0.35	9	0.04		
B	0.34	9	0.04	0.930	9 81
BS	3.29	81	0.04		
AB	0.02	9	0.00	0.528	9 81
ABS	0.37	81	0.00		
S	7.25	9	0.81		

A   MITTELWERTE

1	-0.52	-0.48	-0.58	-0.60	-0.51	-0.60	-0.61	-0.56	-0.59	-0.64
2	-0.50	-0.47	-0.51	-0.53	-0.49	-0.54	-0.56	-0.50	-0.54	-0.61

A   STREUUNGEN

1	0.27	0.19	0.22	0.28	0.26	0.27	0.32	0.26	0.26	0.25
2	0.23	0.17	0.18	0.22	0.24	0.16	0.24	0.22	0.23	0.20

Tab. 74: Erläuterungen siehe Schema 4 (Anhang)

VARIANZANALYSE S X A X B. AUTOR: W. KUHMANN

TITEL:
BL - T UEBER S1 - S10, GRUPPE NFR, VAR = 1. MIN. KREUZKORR ATM/PULS

ABSTUFUNGEN A = 2, B = 10, S = 6

VARIANZANALYSE

QUELLE	SS	DF	MS	F	DF1/DF2
TOTAL	6.46	119	0.05		
A	1.22	1	1.22	8.784	1 5 *
AS	0.69	5	0.14		
B	0.20	9	0.02	0.745	9 45
BS	1.08	45	0.02		
AB	0.13	9	0.01	0.723	9 45
ABS	0.89	45	0.02		
S	2.24	5	0.45		

A   MITTELWERTE

1	-0.46	-0.45	-0.48	-0.50	-0.46	-0.50	-0.44	-0.47	-0.44	-0.52
2	-0.53	-0.67	-0.69	-0.71	-0.73	-0.74	-0.65	-0.78	-0.59	-0.65

A   STREUUNGEN

1	0.19	0.06	0.18	0.21	0.10	0.18	0.20	0.23	0.14	0.21
2	0.24	0.27	0.21	0.26	0.21	0.17	0.14	0.17	0.24	0.03

Tab. 75: Erläuterungen siehe Schema 4 (Anhang)

VARIANZANALYSE S X A X B. AUTOR: W. KUHMANN
TITEL:
BL - TF UEBER S1 - S10, GRUPPE NFR, VAR = 1. MIN. KREUZKORR ATM/PULS
ABSTUFUNGEN A = 2, B = 10, S = 6

VARIANZANALYSE

QUELLE	SS	DF	MS	F	DF1/DF2	
TOTAL	5.96	119	0.05			
A	0.80	1	0.80	10.961	1	5 *
AS	0.37	5	0.07			
B	0.22	9	0.02	0.888	9	45
BS	1.22	45	0.03			
AB	0.17	9	0.02	0.960	9	45
ABS	0.90	45	0.02			
S	2.27	5	0.45			

A MITTELWERTE

1	-0.46	-0.45	-0.48	-0.50	-0.46	-0.50	-0.44	-0.47	-0.44	-0.52
2	-0.51	-0.58	-0.61	-0.60	-0.67	-0.71	-0.67	-0.77	-0.55	-0.65

A STREUUNGEN

1	0.19	0.06	0.18	0.21	0.10	0.20	0.25	0.23	0.14	0.21
2	0.20	0.24	0.20	0.25	0.15	0.15	0.24	0.22	0.20	0.25

Tab. 76: Erläuterungen siehe Schema 4 (Anhang)

VARIANZANALYSE S X A X B. AUTOR: W. KUHMANN
TITEL:
T - TF UEBER S1 - S10, GRUPPE NFR, VAR = 1. MIN. KREUZKORR ATM/PULS
ABSTUFUNGEN A = 2, B = 10, S = 6

VARIANZANALYSE

QUELLE	SS	DF	MS	F	DF1/DF2	
TOTAL	6.22	119	0.05			
A	0.04	1	0.04	2.374	1	5
AS	0.09	5	0.02			
B	0.59	9	0.07	1.151	9	45
BS	2.55	45	0.06			
AB	0.07	9	0.01	1.189	9	45
ABS	0.28	45	0.01			
S	2.60	5	0.52			

A MITTELWERTE

1	-0.53	-0.67	-0.58	-0.69	-0.71	-0.73	-0.74	-0.65	-0.78	-0.85
2	-0.51	-0.58	-0.61	-0.60	-0.67	-0.71	-0.71	-0.77	-0.59	-0.85

A STREUUNGEN

1	0.24	0.27	0.24	0.26	0.21	0.17	0.14	0.17	0.24	0.23
2	0.20	0.24	0.20	0.25	0.15	0.15	0.22	0.20	0.25

Tab. 77: Erläuterungen siehe Schema 4 (Anhang)

VARIANZANALYSE DESIGN S(A x B) x C. AUTOR: W. KUHMANN

TITEL: AUTOKORRELATIONEN LAG 1 (PULS, Z'-WERTE), BASELINES S1 - S10

ABSTUFUNGEN DER FAKTOREN A = 2
                         B = 2
                         C = 10

GESAMTZAHL VPN = 32; PROPORTIONALE GROESSEN UNTER B = 10   6

EINLESEFORMAT: (/10F6.2)

A B   MITTELWERTE

1 1 N= 10   0.93 0.99 0.98 0.95 0.94 1.00 1.04 1.02 1.07 1.08
1 2 N= 6   0.84 0.87 0.72 0.89 0.80 0.82 0.74 1.04 0.75 0.96
2 1 N= 10   1.07 1.05 1.12 1.07 0.92 1.09 1.02 1.07 0.97 1.06
2 2 N= 6   0.83 0.95 0.91 0.90 0.95 1.01 1.01 0.89 0.96 0.87

      STREUUNGEN

1 1 N= 10   0.22 0.17 0.22 0.31 0.29 0.25 0.16 0.33 0.26 0.13
1 2 N= 6   0.27 0.25 0.22 0.46 0.41 0.42 0.35 0.28 0.39 0.43
2 1 N= 10   0.21 0.24 0.28 0.15 0.30 0.21 0.35 0.22 0.33 0.22
2 2 N= 6   0.18 0.32 0.27 0.51 0.12 0.17 0.26 0.23 0.37 0.41

VARIANZANALYSE

QUELLE	SS	DF	MS	F	DF-1/DF-2
TOTAL	28.75	319			
A	0.29	1	0.29	0.64	1 28
B	1.39	1	1.39	3.04	1 28
AB	0.03	1	0.03	0.07	1 28
S	12.78	28	0.46		
C	0.31	9	0.03	0.67	9 252
AC	0.31	9	0.03	0.66	9 252
BC	0.17	9	0.02	0.37	9 252
ABC	0.55	9	0.06	1.20	9 252
CS	12.92	252	0.05		

Tab. 78: Erlaeuterungen siehe Schema 4 (ANHANG)

VARIANZANALYSE DESIGN S(A x B) x C. AUTOR: W. KUHMANN

TITEL: AUTOKORR. LAG 1 (PULS, Z'-TRANS), MITTELWERTE TRAINING (S1 - S10)

ABSTUFUNGEN DER FAKTOREN A = 2
                         B = 2
                         C = 10

GESAMTZAHL VPN = 32; PROPORTIONALE GROESSEN UNTER B = 10   6

EINLESEFORMAT: (/10F6.2)

A B   MITTELWERTE

1 1 N= 10   0.99 0.92 0.87 0.92 0.90 0.94 0.91 0.91 0.93 0.96
1 2 N= 6   0.84 0.80 0.73 0.82 0.83 0.81 0.82 0.83 0.75 0.89
2 1 N= 10   0.98 0.98 0.96 0.96 0.94 0.98 0.87 0.90 0.91 0.99
2 2 N= 6   0.84 0.96 0.84 1.02 0.88 0.96 0.98 0.88 0.86 0.87

      STREUUNGEN

1 1 N= 10   0.21 0.20 0.19 0.24 0.23 0.18 0.17 0.22 0.27 0.18
1 2 N= 6   0.24 0.29 0.24 0.31 0.28 0.35 0.31 0.32 0.32 0.30
2 1 N= 10   0.13 0.18 0.18 0.21 0.20 0.12 0.25 0.28 0.28 0.14
2 2 N= 6   0.12 0.19 0.13 0.24 0.17 0.13 0.16 0.16 0.20 0.19

VARIANZANALYSE

QUELLE	SS	DF	MS	F	DF-1/DF-2
TOTAL	17.28	319			
A	0.21	1	0.05	0.59	1 28
B	0.43	1	0.21	0.59	1 28
AB	0.11	1	0.43	1.18	1 28
S	10.12	28	0.36	0.29	1 28
C	0.21	9	0.02	1.03	9 252
AC	0.12	9	0.00	0.56	9 252
BC	0.15	9	0.02	0.73	9 252
ABC	0.11	9	0.01	0.52	9 252
CS	5.81	252	0.02		

Tab. 79: Erlaeuterungen siehe Schema 4 (ANHANG)

VARIANZANALYSE DESIGN S(A x B) x C. AUTOR: W. KUHMANN
==
TITEL: AUTOKORR. LAG 1 (PULS, Z'-TRANSF.), MITTELWERTE TRANSFER (S1 - S10)
=====

ABSTUFUNGEN DER FAKTOREN   A = 2
                           B = 2
                           C = 10

GESAMTZAHL VPN = 32; PROPORTIONALE GROESSEN UNTER B = 10   6

EINLESEFORMAT: (/10F6.2/)

A B   MITTELWERTE

1 1 N= 10   1.03 0.95 0.91 0.98 0.96 1.05 1.00 1.00 1.01 0.99
1 2 N= 6   0.96 0.93 0.89 0.88 0.89 0.89 0.90 0.97 0.81 0.96
2 1 N= 10   1.00 1.00 1.03 1.00 1.03 1.01 0.92 1.01 1.01 1.02
2 2 N= 6   0.92 1.01 0.91 1.03 0.89 0.95 0.96 0.82 0.87 0.84

        STREUUNGEN

1 1 N= 10   0.25 0.18 0.19 0.26 0.24 0.19 0.14 0.20 0.26 0.13
1 2 N= 6   0.29 0.39 0.38 0.31 0.27 0.40 0.41 0.35 0.29 0.41
2 1 N= 10   0.11 0.15 0.18 0.14 0.17 0.18 0.30 0.31 0.30 0.16
2 2 N= 6   0.22 0.25 0.20 0.24 0.17 0.18 0.24 0.16 0.24 0.24

VARIANZANALYSE

QUELLE	SS	DF	MS	F	DF-1/DF-2	
TOTAL	20.47	319				
A	0.02	1	0.06	0.04	1	28
B	0.50	1	0.02	1.13	1	28
AB	0.00	1	0.50	0.00	1	28
S	12.28	28	0.00			
			0.44			
C	0.08	9	0.01	0.30	9	252
AC	0.16	9	0.02	0.64	9	252
BC	0.16	9	0.02	0.62	9	252
ABC	0.21	9	0.02	0.82	9	252
CS	7.07	252	0.03			

Tab. 80: Erlaeuterungen siehe Schema 4 (ANHANG)

VARIANZANALYSE DESIGN S(A x B) x C. AUTOR: W. KUHMANN
==
TITEL: AUTOKORRELATIONEN LAG 1 (ATMUNG, Z'-WERTE), BASELINES 1 S1 - S10
=====

ABSTUFUNGEN DER FAKTOREN   A = 2
                           B = 2
                           C = 10

GESAMTZAHL VPN = 32; PROPORTIONALE GROESSEN UNTER B = 10   6

EINLESEFORMAT: (10F6.2/)

A B   MITTELWERTE

1 1 N= 10   0.43 0.49 0.40 0.47 0.39 0.48 0.31 0.51 0.45
1 2 N= 6   0.28 0.31 0.28 0.35 0.21 0.21 0.35 0.29 0.32
2 1 N= 10   0.48 0.43 0.46 0.40 0.47 0.40 0.40 0.54 0.49 0.42
2 2 N= 6   0.79 0.47 0.32 0.34 0.35 0.42 0.37 0.24 0.28

        STREUUNGEN

1 1 N= 10   0.23 0.17 0.19 0.29 0.32 0.33 0.26 0.46 0.33
1 2 N= 6   0.22 0.22 0.26 0.24 0.32 0.19 0.19 0.23 0.28
2 1 N= 10   0.24 0.31 0.24 0.24 0.19 0.32 0.42 0.30 0.21
2 2 N= 6   0.52 0.26 0.17 0.29 0.20 0.24 0.27 0.23 0.18 0.17

VARIANZANALYSE

QUELLE	SS	DF	MS	F	DF-1/DF-2	
TOTAL	28.36	319				
A	0.18	1	0.09	0.34	1	28
B	0.76	1	0.18	1.42	1	28
AB	0.22	1	0.76	1.41	1	28
S	14.93	28	0.22			
			0.53			
C	0.30	9	0.03	0.80	9	252
AC	0.55	9	0.06	1.50	9	252
BC	0.43	9	0.05	1.17	9	252
ABC	0.63	9	0.07	1.71	9	252
CS	10.35	252	0.04			

Tab. 81: Erlaeuterungen siehe Schema 4 (ANHANG)

- 46 -

VARIANZANALYSE DESIGN S(A x B) x C. AUTOR: W. KUHMANN

TITEL: AUTOKORR. LAG 1 (ATMUNG, Z'-TRANS), MITTELWERTE TRAINING (S1 - S10)

ABSTUFUNGEN DER FAKTOREN A = 2
                         B = 2
                         C = 10

GESAMTZAHL VPN = 32; PROPORTIONALE GROESSEN UNTER B = 6

EINLESEFORMAT: (10F6.2/)

A B MITTELWERTE

A	B												
1	1	N=10	0.52	0.38	0.57	0.50	0.57	0.47	0.35	0.52	0.47
1	2	N= 6	0.29	0.34	0.42	0.45	0.39	0.36	0.37	0.42	0.40
2	1	N=10	0.53	0.45	0.43	0.51	0.46	0.44	0.55	0.55	0.57
2	2	N= 6	0.68	0.61	0.52	0.67	0.56	0.66	0.60	0.57	0.47	0.52

STREUUNGEN

1	1	N=10	0.26	0.22	0.29	0.29	0.36	0.30	0.28	0.50	0.42
1	2	N= 6	0.15	0.23	0.19	0.29	0.22	0.20	0.23	0.20	0.19
2	1	N=10	0.28	0.30	0.34	0.27	0.31	0.26	0.36	0.35	0.36	0.33
2	2	N= 6	0.39	0.32	0.29	0.27	0.27	0.28	0.31	0.22	0.37	0.34

VARIANZANALYSE

QUELLE	SS	DF	MS	F	DF-1/DF-2
TOTAL	31.71	319			
A	0.57	1	0.57	0.82	1 28
B	0.01	1	0.01	0.01	1 28
AB	0.76	1	0.76	1.09	1 28
S	19.51	28	0.70		
C	0.28	9	0.03	0.80	9 252
AC	0.25	9	0.03	0.73	9 252
BC	0.12	9	0.01	0.36	9 252
ABC	0.46	9	0.05	1.32	9 252
CS	9.74	252	0.04		

Tab. B2: Erlaeuterungen siehe Schema 4 (ANHANG)

VARIANZANALYSE DESIGN S(A x B) x C. AUTOR: W. KUHMANN

TITEL: AUTOKORR. LAG 1 (ATMUNG, Z'-TRANSF.), MITTELWERTE TRANSFER (S1 - S10)

ABSTUFUNGEN DER FAKTOREN A = 2
                         B = 2
                         C = 10

GESAMTZAHL VPN = 32; PROPORTIONALE GROESSEN UNTER B = 6

EINLESEFORMAT: (10F6.2/)

A B MITTELWERTE

1	1	N=10	0.53	0.48	0.34	0.61	0.45	0.50	0.44	0.35	0.46	0.37
1	2	N= 6	0.29	0.25	0.33	0.41	0.48	0.37	0.35	0.39	0.39	0.49
2	1	N=10	0.49	0.46	0.50	0.45	0.53	0.45	0.45	0.57	0.56	0.57
2	2	N= 6	0.73	0.53	0.47	0.60	0.51	0.60	0.54	0.50	0.40	0.47

STREUUNGEN

1	1	N=10	0.30	0.20	0.18	0.34	0.23	0.24	0.26	0.25	0.48	0.32
1	2	N= 6	0.20	0.31	0.24	0.17	0.24	0.20	0.23	0.29	0.19	0.20
2	1	N=10	0.27	0.29	0.25	0.29	0.26	0.24	0.36	0.36	0.35	0.35
2	2	N= 6	0.44	0.27	0.23	0.23	0.19	0.22	0.28	0.18	0.33	0.32

VARIANZANALYSE

QUELLE	SS	DF	MS	F	DF-1/DF-2
TOTAL	20.47	319			
A	0.66	1	0.09	1.06	1 28
B	0.04	1	0.64	0.07	1 28
AB	0.22	1	0.04	0.35	1 28
S	17.41	28	0.62		
C	0.32	9	0.04	1.05	9 252
AC	0.25	9	0.03	0.81	9 252
BC	0.12	9	0.01	0.39	9 252
ABC	0.96	9	0.11	3.17 *	9 252
CS	8.50	252	0.03		

Tab. B3: Erlaeuterungen siehe Schema 4 (ANHANG)

- 47 -

```
VARIANZANALYSE   DESIGN S(A x B) x C.   AUTOR: W. KUHMANN
TITEL: CROSSKORR. ATMUNG - PULS BEIM 1. MINIMUM. BASELINES S1 - S10

ABSTUFUNGEN DER FAKTOREN  A = 2
                          B = 2
                          C = 10

GESAMTZAHL VPN = 32;  PROPORTIONALE GRUPPENGROESSEN UNTER B = 10    6
EINLESEFORMAT: (10F6.2/)

A B      MITTELWERTE

1 1 N= 10  -0.44  -0.38  -0.45  -0.47  -0.41  -0.45  -0.35  -0.35  -0.36  -0.37
1 2 N=  6  -0.44  -0.59  -0.50  -0.45  -0.48  -0.58  -0.61  -0.44  -0.52  -0.50
2 1 N= 10  -0.45  -0.42  -0.47  -0.44  -0.41  -0.43  -0.44  -0.41  -0.44  -0.54
2 2 N=  6  -0.46  -0.45  -0.48  -0.50  -0.46  -0.50  -0.44  -0.47  -0.44  -0.52

         STREUUNGEN

1 1 N= 10   0.18   0.18   0.16   0.17   0.10   0.17   0.20   0.19   0.23   0.18
1 2 N=  6   0.14   0.17   0.19   0.23   0.17   0.33   0.24   0.17   0.33   0.24
2 1 N= 10   0.17   0.23   0.14   0.12   0.25   0.18   0.23   0.22   0.14   0.21
2 2 N=  6   0.19   0.06   0.18   0.21   0.10   0.20   0.25   0.23   0.14   0.21

VARIANZANALYSE
QUELLE   SS     DF    MS     F       DF-1/DF-2

TOTAL   13.27  319
A        0.01    1   0.04   0.04    1   28
B        0.35    1   0.35   1.43    1   28
AB       0.12    1   0.12   0.50    1   28
S        6.86   28   0.24

C        0.14    9   0.02   0.74    9  252
AC       0.14    9   0.02   0.74    9  252
BC       0.14    9   0.02   0.73    9  252
ABC      0.17    9   0.02   0.88    9  252
CS       5.34  252   0.02

Tab. 84: Erlaeuterungen siehe Schema 4 (ANHANG)
```

```
VARIANZANALYSE   DESIGN S(A x B) x C.   AUTOR: W. KUHMANN
TITEL: CROSSKORR. ATMUNG - PULS BEIM 1. MINIMUM. TRAININGSPHASEN S1 - S10

ABSTUFUNGEN DER FAKTOREN  A = 2
                          B = 2
                          C = 10

GESAMTZAHL VPN = 32;  PROPORTIONALE GRUPPENGROESSEN UNTER B = 10    6
EINLESEFORMAT: (10F6.2/)

A B      MITTELWERTE

1 1 N= 10  -0.48  -0.45  -0.49  -0.56  -0.50  -0.45  -0.45  -0.44  -0.43
1 2 N=  6  -0.57  -0.65  -0.54  -0.62  -0.69  -0.70  -0.73  -0.67  -0.71  -0.60
2 1 N= 10  -0.52  -0.48  -0.58  -0.60  -0.51  -0.61  -0.60  -0.56  -0.59  -0.64
2 2 N=  6  -0.53  -0.67  -0.69  -0.71  -0.73  -0.74  -0.65  -0.78  -0.59  -0.60

         STREUUNGEN

1 1 N= 10   0.17   0.20   0.11   0.27   0.17   0.20   0.18   0.26   0.25
1 2 N=  6   0.23   0.23   0.26   0.21   0.30   0.27   0.28   0.30   0.28
2 1 N= 10   0.27   0.19   0.22   0.28   0.32   0.27   0.26   0.26   0.25
2 2 N=  6   0.24   0.27   0.21   0.26   0.21   0.17   0.17   0.24   0.23

VARIANZANALYSE
QUELLE   SS     DF    MS     F       DF-1/DF-2

TOTAL   20.61  319
A        0.39    1   0.06   0.90    1   28
B        1.44    1   0.39   3.38    1   28
AB       1.09    1   1.44   0.21    1   28
S       11.93   28   0.43

C        0.24    9   0.03   1.15    9  252
AC       0.19    9   0.02   0.91    9  252
BC       0.20    9   0.02   0.94    9  252
ABC      0.24    9   0.03   1.16    9  252
CS       5.88  252   0.02

Tab. 85: Erlaeuterungen siehe Schema 4 (ANHANG)
```

- 48 -

```
VARIANZANALYSE  DESIGN S(A x B) x C,  AUTOR: W. KUHMANN
================================================================
TITEL: AUTOKORR. LAG 1 PULS (Z'), DIFF. BL - T FUER S1 - S10

ABSTUFUNGEN DER FAKTOREN  A = 2
                          B = 2
                          C = 10

GESAMTZAHL VPN = 32;  PROPORTIONALE GRUPPENGROESSEN UNTER B = 10    6
EINLESEFORMAT: (/10F6.2)

A B    MITTELWERTE

1 1 N= 10  -0.06   0.08   0.12   0.03   0.04   0.06   0.13   0.11   0.14   0.12
1 2 N=  6   0.00   0.07  -0.00   0.07  -0.03   0.01  -0.08   0.22   0.00   0.07
2 1 N= 10   0.09   0.08   0.16   0.11  -0.02   0.11   0.15   0.17   0.06   0.07
2 2 N=  6  -0.01  -0.01   0.07  -0.12   0.07   0.06   0.03   0.01   0.10   0.00

              STREUUNGEN

1 1 N= 10   0.19   0.08   0.08   0.16   0.19   0.15   0.11   0.34   0.25   0.19
1 2 N=  6   0.17   0.14   0.07   0.31   0.16   0.19   0.11   0.23   0.22   0.14
2 1 N= 10   0.20   0.19   0.22   0.20   0.27   0.24   0.22   0.17   0.27   0.14
2 2 N=  6   0.10   0.18   0.25   0.55   0.06   0.21   0.17   0.17   0.29   0.29

VARIANZANALYSE

QUELLE   SS      DF    MS     F      DF-1/DF-2

TOTAL   15.90   319   0.05
A        0.01     1   0.01    0.05    1    28
B        0.28     1   0.28    2.32    1    28
AB       0.02     1   0.02    0.19    1    28
S        3.32    28   0.12

C        0.43     9   0.05    1.05    9   252
AC       0.18     9   0.02    0.44    9   252
BC       0.17     9   0.02    0.44    9   252
ABC      0.43     9   0.05    1.08    9   252
CS      11.09   252   0.04

Tab. B7: Erlaeuterungen siehe Schema 4 (ANHANG)
```

```
VARIANZANALYSE  DESIGN S(A x B) x C,  AUTOR: W. KUHMANN
================================================================
TITEL: CROSSKORR. ATMUNG - PULS BEIM 1. MINIMUM. TRANSFERPHASEN S1 - S10

ABSTUFUNGEN DER FAKTOREN  A = 2
                          B = 2
                          C = 10

GESAMTZAHL VPN = 32;  PROPORTIONALE GRUPPENGROESSEN UNTER B = 10    6
EINLESEFORMAT: (10F6.2/)

A B    MITTELWERTE

1 1 N= 10  -0.44  -0.41  -0.46  -0.45  -0.50  -0.41  -0.43  -0.42  -0.43  -0.39
1 2 N=  6  -0.47  -0.47  -0.44  -0.50  -0.57  -0.64  -0.61  -0.52  -0.62  -0.52
2 1 N= 10  -0.50  -0.47  -0.51  -0.53  -0.49  -0.54  -0.56  -0.50  -0.54  -0.61
2 2 N=  6  -0.51  -0.58  -0.61  -0.60  -0.67  -0.71  -0.71  -0.77  -0.55  -0.65

              STREUUNGEN

1 1 N= 10   0.12   0.16   0.11   0.20   0.17   0.12   0.14   0.15   0.23   0.13
1 2 N=  6   0.21   0.25   0.27   0.24   0.24   0.32   0.27   0.30   0.27   0.26
2 1 N= 10   0.23   0.17   0.18   0.22   0.15   0.16   0.24   0.22   0.23   0.20
2 2 N=  6   0.20   0.24   0.20   0.25   0.24   0.24   0.15   0.22   0.20   0.25

VARIANZANALYSE

QUELLE   SS      DF    MS     F      DF-1/DF-2

TOTAL   16.33   319   0.05
A        0.72     1   0.72    2.29    1    28
B        0.85     1   0.85    2.71    1    28
AB       0.00     1   0.00    0.01    1    28
S        8.81    28   0.31

C        0.24     9   0.03    1.31    9   252
AC       0.17     9   0.02    0.92    9   252
BC       0.26     9   0.03    1.41    9   252
ABC      0.20     9   0.02    1.11    9   252
CS       5.09   252   0.02

Tab. B6: Erlaeuterungen siehe Schema 4 (ANHANG)
```

```
VARIANZANALYSE  DESIGN S(A X B) X C.   AUTOR: W. KUHMANN
=========================================================
TITEL: AUTOKORR. LAG 1 PULS (Z), DIFF. BL - TF FUER S1    S10
======
ABSTUFUNGEN DER FAKTOREN   A = 2
                           B = 2
                           C = 10

GESAMTZAHL VPN = 32;  PROPORTIONALE GROESSEN UNTER B = 10    6

EINLESEFORMAT: (/10F6.2)

   A  B         MITTELWERTE

   1  1 N= 10   -0.10   0.04   0.07  -0.03  -0.02  -0.06   0.04   0.02   0.06   0.09

   1  2 N=  6   -0.12  -0.06  -0.17   0.00  -0.10  -0.07  -0.17   0.07  -0.06   0.00

   2  1 N= 10    0.07   0.05   0.10   0.08  -0.11   0.08   0.10   0.06  -0.05   0.03

   2  2 N=  6   -0.09  -0.06  -0.00  -0.13   0.06   0.06   0.06   0.07   0.09   0.04

                STREUUNGEN

   1  1 N= 10    0.22   0.12   0.17   0.18   0.20   0.17   0.12   0.35   0.25   0.16

   1  2 N=  6    0.07   0.21   0.22   0.26   0.15   0.05   0.18   0.28   0.29   0.06

   2  1 N= 10    0.13   0.21   0.17   0.17   0.26   0.27   0.18   0.18   0.22   0.18

   2  2 N=  6    0.27   0.20   0.12   0.57   0.09   0.21   0.10   0.20   0.21   0.30


   VARIANZANALYSE
      QUELLE       SS      DF      MS        F      DF-1/DF-2
      TOTAL      16.46   319     0.05
        A         0.17     1     0.17      2.15     1    28
        B         0.23     1     0.23      2.82     1    28
        AB        0.04     1     0.04      0.47     1    28
        S         2.24    28     0.08

        C         0.33     9     0.04      0.74     9   252
        AC        0.25     9     0.03      0.57     9   252
        BC        0.33     9     0.04      0.75     9   252
        ABC       0.46     9     0.05      1.05     9   252
        CS       12.41   252     0.05
```

Tab. 88: Erläuterungen siehe Schema 4 (Anhang)

```
VARIANZANALYSE  DESIGN S(A X B) X C.   AUTOR: W. KUHMANN
=========================================================
TITEL: AUTOKORR. LAG 1 (Z) ATMUNG, DIFF. BL-T FUER S1 - S10
======
ABSTUFUNGEN DER FAKTOREN   A = 2
                           B = 2
                           C = 10

GESAMTZAHL VPN = 32;  PROPORTIONALE GROESSEN UNTER B = 10    6

EINLESEFORMAT: (10F6.2/)

   A  B         MITTELWERTE

   1  1 N= 10   -0.10  -0.03   0.02  -0.10  -0.12  -0.07   0.01  -0.04  -0.01  -0.01

   1  2 N=  6   -0.01  -0.01  -0.06  -0.06  -0.24  -0.12  -0.15  -0.02  -0.13  -0.08

   2  1 N= 10   -0.05  -0.05   0.01  -0.02  -0.04  -0.04  -0.04  -0.01  -0.06  -0.15

   2  2 N=  6    0.11  -0.15  -0.20  -0.33  -0.22  -0.20  -0.18  -0.20  -0.23  -0.24

                STREUUNGEN

   1  1 N= 10    0.21   0.20   0.17   0.17   0.11   0.16   0.18   0.10   0.19   0.19

   1  2 N=  6    0.12   0.18   0.15   0.16   0.17   0.18   0.16   0.09   0.13   0.23

   2  1 N= 10    0.13   0.23   0.17   0.17   0.23   0.23   0.22   0.22   0.21   0.28

   2  2 N=  6    0.36   0.21   0.19   0.26   0.18   0.13   0.15   0.25   0.24   0.21


   VARIANZANALYSE
      QUELLE       SS      DF      MS        F      DF-1/DF-2
      TOTAL      14.32   319     0.04
        A         0.11     1     0.11      0.65     1    28
        B         0.60     1     0.60      3.59     1    28
        AB        0.16     1     0.16      0.96     1    28
        S         4.71    28     0.17

        C         0.35     9     0.04      1.34     9   252
        AC        0.29     9     0.03      1.08     9   252
        BC        0.48     9     0.05      1.82     9   252
        ABC       0.23     9     0.03      0.88     9   252
        CS        7.38   252     0.03
```

Tab. 89: Erläuterungen siehe Schema 4 (Anhang)

VARIANZANALYSE DESIGN S(A X B) X C.   AUTOR: W. KUHMANN
==

TITEL: AUTOKORR. LAG 1 ATMUNG (Z), DIFF. BL - TF FUER S1 - S10
======

ABSTUFUNGEN DER FAKTOREN A = 2
                          B = 2
                          C = 10

GESAMTZAHL VPN = 32; PROPORTIONALE GROESSEN UNTER B = 10 6

EINLESEFORMAT: (10F6.2/)

A B   MITTELWERTE

A	B										
1	1	N=10	-0.11	0.01	0.06	-0.14	-0.06	0.00	0.04	-0.04	0.05	0.09
1	2	N= 6	-0.02	0.06	-0.05	-0.06	-0.27	-0.09	-0.14	-0.05	-0.10	-0.17
2	1	N=10	-0.01	-0.03	-0.04	-0.05	-0.07	-0.04	-0.06	-0.04	-0.07	-0.15
2	2	N= 6	0.06	-0.07	-0.14	-0.26	-0.16	-0.15	-0.12	-0.12	-0.16	-0.19

STREUUNGEN

A	B										
1	1	N=10	0.21	0.10	0.16	0.16	0.11	0.27	0.17	0.07	0.16	0.17
1	2	N= 6	0.11	0.13	0.13	0.09	0.13	0.11	0.15	0.13	0.12	0.13
2	1	N=10	0.09	0.14	0.12	0.13	0.15	0.17	0.19	0.19	0.18	0.28
2	2	N= 6	0.30	0.17	0.13	0.23	0.16	0.09	0.09	0.22	0.18	0.19

VARIANZANALYSE

QUELLE	SS	DF	MS	F	DF-1/DF-2
TOTAL	10.75	319	0.03		
A	0.15	1	0.15	1.69	1 28
B	0.44	1	0.44	5.00 *	1 28
AB	0.00	1	0.00	0.00	1 28
S	2.46	28	0.09		
C	0.42	9	0.05	1.88 *	9 252
AC	0.35	9	0.04	1.57	9 252
BC	0.37	9	0.04	1.64	9 252
ABC	0.33	9	0.04	1.48	9 252
CS	6.24	252	0.02		

Tab. 90: Erläuterungen siehe Schema 4 (Anhang)

VARIANZANALYSE DESIGN S(A X B) X C.   AUTOR: W. KUHMANN
==

TITEL: CROSSKORR. ATMUNG - PULS BEIM 1. MIN., DIFF. BL - T FUER S1 - S10
======

ABSTUFUNGEN DER FAKTOREN A = 2
                          B = 2
                          C = 10

GESAMTZAHL VPN = 32; PROPORTIONALE GROESSEN UNTER B = 10 6

EINLESEFORMAT: (10F6.2/)

A B   MITTELWERTE

A	B										
1	1	N=10	0.04	0.07	0.04	0.02	0.15	0.05	0.10	0.10	0.08	0.06
1	2	N= 6	0.13	0.06	0.05	0.17	0.20	0.12	0.12	0.22	0.19	0.11
2	1	N=10	0.07	0.07	0.10	0.16	0.10	0.18	0.17	0.16	0.15	0.10
2	2	N= 6	0.08	0.21	0.20	0.21	0.27	0.25	0.21	0.31	0.14	0.14

STREUUNGEN

A	B										
1	1	N=10	0.21	0.14	0.10	0.26	0.18	0.19	0.27	0.11	0.13	0.17
1	2	N= 6	0.11	0.10	0.11	0.09	0.10	0.22	0.13	0.29	0.12	0.13
2	1	N=10	0.14	0.20	0.18	0.24	0.18	0.16	0.20	0.13	0.26	0.23
2	2	N= 6	0.32	0.26	0.16	0.22	0.22	0.18	0.19	0.29	0.20	0.22

VARIANZANALYSE

QUELLE	SS	DF	MS	F	DF-1/DF-2
TOTAL	13.08	319	0.04		
A	0.27	1	0.27	1.72	1 28
B	0.37	1	0.37	2.35	1 28
AB	0.00	1	0.00	0.02	1 28
S	4.40	28	0.16		
C	0.36	9	0.04	1.38	9 252
AC	0.16	9	0.02	0.60	9 252
BC	0.08	9	0.01	0.31	9 252
ABC	0.14	9	0.02	0.54	9 252
CS	7.30	252	0.03		

Tab. 91: Erläuterungen siehe Schema 4 (Anhang)

```
VARIANZANALYSE   DESIGN S(A X B) X C.    AUTOR: W. KUHMANN
==========================================================
TITEL: CROSSKORR. ATMUNG - PULS BEIM 1. MIN., DIFF. BL - TF FUER S1 - S10
======
ABSTUFUNGEN DER FAKTOREN   A =  2
                           B =  2
                           C = 10

GESAMTZAHL VPN =  32;  PROPORTIONALE GROESSEN UNTER B =  10   6

EINLESEFORMAT: (10F6.2/)

     A  B         MITTELWERTE

     1  1 N= 10   -0.00    0.04    0.01   -0.02    0.09   -0.02    0.06    0.07    0.07    0.02

     1  2 N=  6    0.03   -0.12   -0.06    0.05    0.09    0.03    0.03    0.07    0.10    0.02

     2  1 N= 10    0.04    0.05    0.04    0.09    0.08    0.13    0.10    0.09    0.10    0.07

     2  2 N=  6    0.06    0.13    0.12    0.10    0.22    0.21    0.27    0.30    0.10    0.13

                   STREUUNGEN

     1  1 N= 10    0.17    0.12    0.12    0.23    0.13    0.17    0.19    0.13    0.16    0.15

     1  2 N=  6    0.11    0.12    0.14    0.07    0.15    0.15    0.21    0.35    0.10    0.14

     2  1 N= 10    0.11    0.16    0.13    0.17    0.12    0.09    0.13    0.10    0.22    0.18

     2  2 N=  6    0.28    0.23    0.13    0.20    0.16    0.17    0.12    0.33    0.14    0.20


     VARIANZANALYSE

     QUELLE        SS       DF      MS        F       DF-1/DF-2

     TOTAL       10.69    319     0.03
     A            0.56      1     0.56      7.23 *    1    28
     B            0.11      1     0.11      1.41      1    28
     AB           0.15      1     0.15      2.00      1    28
     S            2.16     28     0.08

     C            0.37      9     0.04      1.51      9   252
     AC           0.12      9     0.01      0.50      9   252
     BC           0.11      9     0.01      0.44      9   252
     ABC          0.20      9     0.02      0.83      9   252
     CS           6.90    252     0.03
```

Tab. 92: Erläuterungen siehe Schema 4 (Anhang)

```
VARIANZANALYSE   DESIGN S(A X B) X C.    AUTOR: W. KUHMANN
==========================================================
TITEL: AUTOKORR. LAG 1 (Z) PULS , DIFF. BL - T FUER T1 - T6
======
ABSTUFUNGEN DER FAKTOREN   A =  2
                           B =  2
                           C =  6

GESAMTZAHL VPN =  32;  PROPORTIONALE GROESSEN UNTER B =  10   6

EINLESEFORMAT: (/6F6.2)

     A  B         MITTELWERTE

     1  1 N= 10    0.06    0.07    0.10    0.05    0.09    0.08

     1  2 N=  6    0.02    0.02   -0.01    0.06    0.06    0.05

     2  1 N= 10    0.06    0.11    0.12    0.11    0.08    0.10

     2  2 N=  6   -0.04    0.03    0.04    0.04    0.01    0.03

                   STREUUNGEN

     1  1 N= 10    0.12    0.11    0.08    0.13    0.07    0.12

     1  2 N=  6    0.10    0.07    0.06    0.15    0.08    0.11

     2  1 N= 10    0.09    0.13    0.08    0.13    0.13    0.10

     2  2 N=  6    0.20    0.15    0.16    0.11    0.15    0.15


     VARIANZANALYSE

     QUELLE        SS       DF      MS        F       DF-1/DF-2

     TOTAL        2.93    191     0.02
     A            0.01      1     0.01      0.07      1    28
     B            0.16      1     0.16      2.22      1    28
     AB           0.01      1     0.01      0.21      1    28
     S            2.02     28     0.07

     C            0.03      5     0.01      1.52      5   140
     AC           0.02      5     0.00      1.07      5   140
     BC           0.02      5     0.00      0.80      5   140
     ABC          0.01      5     0.00      0.60      5   140
     CS           0.64    140     0.00
```

Tab. 93: Erläuterungen siehe Schema 4 (Anhang)

```
VARIANZANALYSE DESIGN S(A X B) X C.   AUTOR: W. KUHMANN
========================================================
TITEL: AUTOKORR. LAG 1 (Z) PULS, DIFF. BL - TF FUER TF1 - TF6
======

ABSTUFUNGEN DER FAKTOREN  A = 2
                          B = 2
                          C = 6

GESAMTZAHL VPN = 32;  PROPORTIONALE GROESSEN UNTER B = 10    6
EINLESEFORMAT: (/6F6.2)

A   B        MITTELWERTE
1   1 N= 10    0.03   0.03    0.01   -0.02   -0.03    0.04
1   2 N=  6   -0.09  -0.08   -0.03   -0.05   -0.05   -0.08
2   1 N= 10    0.04   0.03    0.06    0.05    0.04    0.03
2   2 N=  6   -0.02   0.04    0.04    0.00   -0.05    0.03
             STREUUNGEN
1   1 N= 10    0.11   0.15    0.12    0.13    0.12    0.10
1   2 N=  6    0.10   0.07    0.11    0.06    0.12    0.11
2   1 N= 10    0.06   0.07    0.08    0.06    0.08    0.09
2   2 N=  6    0.16   0.14    0.07    0.13    0.07    0.07
```

```
VARIANZANALYSE
QUELLE    SS     DF      MS      F       DF-1/DF-2
TOTAL    2.37   191
A        0.11    1      0.11    2.20     1   28
B        0.13    1      0.13    2.64     1   28
AB       0.02    1      0.02    0.37     1   28
S        1.37   28      0.05
C        0.03    5      0.01    1.45     5  140
AC       0.01    5      0.00    0.25     5  140
BC       0.02    5      0.00    0.70     5  140
ABC      0.05    5      0.01    2.30 *   5  140
CS       0.64  140      0.00
```

```
VARIANZANALYSE DESIGN S(A X B) X C.   AUTOR: W. KUHMANN
========================================================
TITEL: AUTOKORR. LAG 1 (Z) ATMUNG, DIFF. BL - T FUER T1 - T6
======

ABSTUFUNGEN DER FAKTOREN  A = 2
                          B = 2
                          C = 6

GESAMTZAHL VPN = 32;  PROPORTIONALE GROESSEN UNTER B = 10    6
EINLESEFORMAT: (6F6.2/)

A   B        MITTELWERTE
1   1 N= 10   -0.05   -0.03   -0.04   -0.06   -0.06   -0.04
1   2 N=  6   -0.08   -0.13   -0.09   -0.08   -0.07   -0.08
2   1 N= 10   -0.09   -0.06   -0.04   -0.04   -0.03   -0.03
2   2 N=  6   -0.20   -0.19   -0.20   -0.18   -0.18   -0.16
             STREUUNGEN
1   1 N= 10    0.08    0.07    0.06    0.08    0.11    0.08
1   2 N=  6    0.06    0.10    0.09    0.11    0.10    0.09
2   1 N= 10    0.15    0.18    0.17    0.16    0.18    0.16
2   2 N=  6    0.16    0.15    0.16    0.15    0.13    0.13
```

```
VARIANZANALYSE
QUELLE    SS     DF      MS      F       DF-1/DF-2
TOTAL    3.75   191
A        0.07    1      0.07    0.64     1   28
B        0.35    1      0.35    3.45     1   28
AB       0.10    1      0.10    0.98     1   28
S        2.84   28      0.10
C        0.02    5      0.00    1.39     5  140
AC       0.01    5      0.00    1.15     5  140
BC       0.01    5      0.00    0.94     5  140
ABC      0.01    5      0.00    1.12     5  140
CS       0.33  140      0.00
```

Tab. 95: Erläuterungen siehe Schema 4 (Anhang)

VARIANZANALYSE DESIGN S(A X B) X C.   AUTOR: W. KUHMANN

TITEL: AUTOKORR. LAG 1 (Z) ATMUNG, DIFF. BL - TF FUER TF1 - TF6

ABSTUFUNGEN DER FAKTOREN A = 2
                          B = 2
                          C = 6

GESAMTZAHL VPN = 32; PROPORTIONALE GROESSEN UNTER B = 10   6
EINLESEFORMAT: (6F6.2/)

A	B		MITTELWERTE					
1	1	N= 10	-0.03	-0.01	0.00	-0.01	0.00	-0.02
1	2	N= 6	-0.09	-0.09	-0.10	-0.09	-0.07	-0.09
2	1	N= 10	-0.09	-0.07	-0.03	-0.05	-0.04	-0.04
2	2	N= 6	-0.17	-0.14	-0.14	-0.11	-0.12	-0.10

			STREUUNGEN					
1	1	N= 10	0.06	0.06	0.10	0.08	0.07	0.08
1	2	N= 6	0.03	0.06	0.09	0.05	0.05	0.04
2	1	N= 10	0.10	0.12	0.11	0.13	0.14	0.13
2	2	N= 6	0.15	0.12	0.13	0.11	0.09	0.11

VARIANZANALYSE

QUELLE	SS	DF	MS	F	DF-1/DF-2
TOTAL	2.25	191			
A	0.09	1	0.09	1.67	1 28
B	0.26	1	0.26	4.75 *	1 28
AB	0.00	1	0.00	0.00	1 28
S	1.51	28	0.05		
C	0.03	5	0.01	2.30 *	5 140
AC	0.01	5	0.00	1.10	5 140
BC	0.01	5	0.00	0.93	5 140
ABC	0.00	5	0.00	0.18	5 140
CS	0.35	140	0.00		

Tab. 96: Erläuterungen siehe Schema 4 (Anhang)

VARIANZANALYSE DESIGN S(A X B) X C.   AUTOR: W. KUHMANN

TITEL: CROSSKORR. ATMUNG - PULS, 1. MIN. (Z), DIFF. BL - T FUER T1 - T6

ABSTUFUNGEN DER FAKTOREN A = 2
                          B = 2
                          C = 6

GESAMTZAHL VPN = 32; PROPORTIONALE GROESSEN UNTER B = 10   6
EINLESEFORMAT: (6F6.2/)

A	B		MITTELWERTE					
1	1	N= 10	0.12	0.08	0.08	0.07	0.03	0.04
1	2	N= 6	0.14	0.14	0.12	0.14	0.12	0.16
2	1	N= 10	0.19	0.14	0.12	0.10	0.10	0.10
2	2	N= 6	0.20	0.20	0.24	0.20	0.18	0.18

			STREUUNGEN					
1	1	N= 10	0.09	0.12	0.11	0.12	0.09	0.12
1	2	N= 6	0.12	0.06	0.08	0.08	0.07	0.11
2	1	N= 10	0.18	0.16	0.12	0.11	0.16	0.15
2	2	N= 6	0.16	0.17	0.17	0.13	0.17	0.15

VARIANZANALYSE

QUELLE	SS	DF	MS	F	DF-1/DF-2
TOTAL	3.70	191			
A	0.17	1	0.17	1.73	1 28
B	0.23	1	0.23	2.37	1 28
AB	0.00	1	0.00	0.02	1 28
S	2.66	28	0.10		
C	0.08	5	0.02	4.48 *	5 140
AC	0.00	5	0.00	0.25	5 140
BC	0.03	5	0.01	1.77	5 140
ABC	0.02	5	0.00	0.91	5 140
CS	0.50	140	0.00		

Tab. 97: Erläuterungen siehe Schema 4 (Anhang)

```
VARIANZANALYSE  DESIGN S(A X B) X C.    AUTOR: W. KUHMANN
============================================================
TITEL: CROSSKORR. ATMUNG - PULS, 1. MIN (Z), DIFF. BL - TF FUER TF1 - TF6
======

ABSTUFUNGEN DER FAKTOREN   A = 2
                           B = 2
                           C = 6

GESAMTZAHL VPN = 32;  PROPORTIONALE GROESSEN UNTER B = 10   6

EINLESEFORMAT: (6F6.2/)

  A  B        MITTELWERTE

  1  1 N= 10    0.06    0.05    0.04    0.02    0.00    0.01

  1  2 N=  6    0.06    0.04   -0.01    0.02   -0.00    0.04

  2  1 N= 10    0.12    0.08    0.06    0.04    0.09    0.09

  2  2 N=  6    0.19    0.20    0.19    0.13    0.15    0.12

              STREUUNGEN

  1  1 N= 10    0.06    0.09    0.08    0.07    0.07    0.12

  1  2 N=  6    0.10    0.08    0.09    0.09    0.13    0.12

  2  1 N= 10    0.08    0.06    0.08    0.07    0.09    0.10

  2  2 N=  6    0.15    0.14    0.12    0.09    0.10    0.10

VARIANZANALYSE

  QUELLE          SS      DF       MS          F        DF-1/DF-2

  TOTAL         2.34     191      0.01
  A             0.33       1      0.33       7.15 *    1    28
  B             0.07       1      0.07       1.51      1    28
  AB            0.09       1      0.09       1.96      1    28
  S             1.30      28      0.05

  C             0.07       5      0.01       4.46 *    5   140
  AC            0.02       5      0.00       1.07      5   140
  BC            0.00       5      0.00       0.23      5   140
  ABC           0.03       5      0.01       2.11      5   140
  CS            0.42     140      0.00
```

Tab. 98: Erläuterungen siehe Schema 4 (Anhang)

GRUPPE	\multicolumn{10}{c}{MITTLERE EFFEKTIVITAETSSCHAETZWERTE PRO VERSUCHSPERSON IN DEN SITZUNGEN}	VP
	S1	S2	S3	S4	S5	S6	S7	S8	S9	S10	
KF	4.0	7.0	7.0	7.0	7.0	7.0	7.0	7.0	7.0	7.0	A0
	5.0	6.0	5.0	5.0	6.0	5.0	5.0	5.0	5.0	7.0	A1
	4.7	4.0	5.0	4.7	5.7	4.5	4.3	5.5	5.5	5.7	A2
	5.3	5.0	2.0	3.5	3.0	5.0	5.0	2.0	5.0	5.0	A3
	5.0	5.0	4.0	4.0	6.0	7.0	5.0	6.0	6.0	5.0	A4
	5.0	5.7	6.0	6.0	5.8	5.5	5.8	5.2	5.5	5.5	A5
	5.5	5.0	5.0	6.0	5.0	4.5	4.0	5.0	5.0	4.5	A7
	4.0	6.0	5.0	3.0	6.0	5.5	6.0	6.0	3.5	6.0	A9
	6.0	6.0	6.0	6.0	6.0	6.0	6.0	6.0	6.0	6.0	AA
	4.0	1.0	5.0	5.5	5.0	5.5	5.3	6.0	5.5	5.5	AB
KFR	2.0	4.0	3.7	4.5	6.5	5.0	5.0	4.5	3.0	6.0	B7
	4.5	5.0	2.5	4.0	3.0	5.5	4.0	5.5	4.5	6.0	B8
	4.4	4.1	2.0	6.0	4.5	4.3	5.0	5.5	2.5	6.0	B9
	4.3	6.0	6.0	6.0	5.0	5.5	4.0	6.0	4.0	5.0	BD
	4.0	2.0	5.0	4.7	5.0	4.7	4.0	5.3	4.0	5.7	BE
	4.6	4.7	4.3	5.5	5.0	5.0	5.0	5.0	6.5	5.7	BF
NF	4.0	4.0	4.0	5.5	6.0	6.0	6.0	6.0	6.0	5.5	C1
	4.5	4.5	4.0	5.3	6.0	5.0	4.0	4.0	6.0	7.0	C2
	3.8	3.5	2.7	4.7	5.0	6.0	4.5	5.0	6.0	6.0	C3
	4.7	5.8	5.0	5.3	5.7	5.5	4.7	5.7	5.3	5.7	C4
	6.0	3.8	4.0	4.3	5.3	3.3	3.3	4.0	5.0	5.0	C6
	6.0	6.0	6.0	6.0	6.0	5.0	5.0	5.0	5.0	5.5	C8
	2.9	4.4	5.5	5.3	6.0	6.0	2.0	5.0	5.5	6.0	C9
	1.8	3.0	1.0	5.3	4.0	2.3	1.0	5.3	6.0	7.0	CA
	6.0	4.5	5.2	4.0	6.0	5.2	3.5	6.0	5.5	6.0	M1
	5.5	5.0	4.5	5.3	4.7	4.0	5.0	4.7	4.7	6.0	M2
NFR	6.0	5.5	4.7	5.7	5.3	6.0	4.7	6.0	7.0	7.0	D1
	3.5	4.0	2.3	6.0	6.0	6.0	3.0	6.0	7.0	6.0	D2
	5.5	4.7	4.5	6.5	5.3	6.0	3.5	6.0	7.0	7.0	D3
	5.0	4.8	3.8	4.8	5.0	5.0	3.5	4.5	6.0	6.0	D4
	5.0	5.0	4.0	6.0	6.0	6.0	6.0	5.5	6.0	6.0	D5
	2.7	4.1	2.7	4.5	4.0	4.3	2.0	4.3	4.3	4.5	DC

Tab. 99: Mittlere Effektivitätsschätzwerte pro Versuchsperson und Gruppe in den zehn Trainingssitzungen. Die Werte wurden über alle Angaben einer Person pro Sitzung gemittelt.

    KF = Kontingentes kontinuierliches Feedback
    KFR = Kontingentes nicht-kontinuierliches Feedback
    NF = Nicht-kontingentes kontinuierliches Feedback
    NFR = Nicht-kontingentes nicht-kontinuierliches Feedback
    Polung: 1 = überhaupt nicht wirksam
            7 = sehr wirksam

```
VARIANZANALYSE  DESIGN S(A x B) x C.   AUTOR: W. KUHMANN

TITEL: MITTLERE EFFEKTIVITAETEN DER STRATEGIEN PRO SITZUNG AUS EINZELSTRAT.

ABSTUFUNGEN DER FAKTOREN  A =  2
                          B =  2
                          C = 10

GESAMTZAHL VPN = 32;  PROPORTIONALE GRUPPENGROESSEN UNTER B =  10   6

EINLESEFORMAT: (10F4.1)

A B     MITTELWERTE

1 1 N= 10   4.85   5.07   5.00   5.07   5.55   5.55   5.34   5.37   5.40   5.72

1 2 N=  6   3.97   4.30   3.92   5.12   4.83   5.00   4.30   5.30   4.08   5.73

2 1 N= 10   4.52   4.45   4.19   5.10   5.47   4.83   3.90   5.07   5.50   5.97

2 2 N=  6   4.62   4.68   3.67   5.42   5.27   5.38   3.78   5.38   6.22   6.08

        STREUUNGEN

1 1 N= 10   0.65   1.56   1.26   1.21   1.01   0.85   0.84   1.26   0.86   0.78

1 2 N=  6   0.90   1.22   1.38   0.76   1.03   0.42   0.50   0.47   1.27   0.35

2 1 N= 10   1.36   0.90   1.39   0.56   0.67   1.19   1.43   0.68   0.47   0.60

2 2 N=  6   1.15   0.51   0.88   0.71   0.68   0.66   1.27   0.72   0.97   0.84

        VARIANZANALYSE

QUELLE    SS      DF      MS       F     DF-1/DF-2

TOTAL   427.24   319    1.34
  A       0.87     1    0.87     0.23    1    28
  B       4.08     1    4.08     1.07    1    28
  AB     11.04     1   11.04     2.89    1    28
  S     106.95    28    3.82

  C      72.12     9    8.01    10.15 *  9   252
  AC     21.23     9    2.36     2.99 *  9   252
  BC      6.82     9    0.76     0.96    9   252
  ABC     5.18     9    0.58     0.73    9   252
  CS    198.96   252    0.79
```

Tab. 100: Erlaeuterungen siehe Schema 4 (ANHANG)

VARIANZANALYSE DESIGN S(A X B) X C.   AUTOR: W. KUHMANN

TITEL: MITTLERE EFFEKTIVITAETSSCHAETZUNGEN IN S3 UND S7

ABSTUFUNGEN DER FAKTOREN A = 2
                          B = 2
                          C = 2

GESAMTZAHL VPN = 32; PROPORTIONALE GROESSEN UNTER B = 10   6
EINLESEFORMAT: (8X,F4.1,12X,F4.1)

A	B		N	MITTELWERTE
1	1		10	5.00 5.34
1	2		6	3.92 4.50
2	1		10	4.19 3.90
2	2		6	3.67 3.78

			STREUUNGEN	
1	1	N= 10	1.26	0.84
1	2	N= 6	1.38	0.50
2	1	N= 10	1.39	1.43
2	2	N= 6	0.88	1.27

VARIANZANALYSE

QUELLE	SS	DF	MS	F	DF-1/DF-2
TOTAL	112.28	63			
A	12.51	1	12.51	5.71 *	1 28
B	6.16	1	6.16	2.81	1 28
AB	1.54	1	1.54	0.70	1 28
S	61.40	28	2.19		
C	0.35	1	0.35	0.34	1 28
AC	1.29	1	1.29	1.27	1 28
BC	0.40	1	0.40	0.39	1 28
ABC	0.03	1	0.03	0.02	1 28
CS	28.60	28	1.02		

Tab. 101: Erläuterungen siehe Schema 4 (Anhang)

VARIANZANALYSE S X A X B. AUTOR: W. KUHMANN

TITEL:
BEFINDEN VORHER - NACHHER, CLU 1 (VERSPANNUNG), GRUPPE NF

ABSTUFUNGEN A = 2, B = 10, S = 10

VARIANZANALYSE

QUELLE	SS	DF	MS	F	DF1/DF2
TOTAL	302.96	199	1.52		
A	74.30	1	74.30	42.232	1 9 *
AS	15.83	9	1.76		
B	15.53	9	1.73	1.423	9 81
BS	98.24	81	1.21		
AB	2.34	9	0.26	0.371	9 81
ABS	56.79	81	0.70		
S	39.92	9	4.44		

A	MITTELWERTE									
1	4.85	4.40	3.90	3.90	3.95	4.00	3.55	3.70	3.85
2	3.15	2.90	2.70	2.68	2.95	2.70	2.40	2.63	2.60

A	STREUUNGEN									
1	0.87	0.89	0.99	1.26	0.93	1.00	1.06	1.10	1.21
2	1.16	0.62	0.75	0.89	1.13	0.95	1.11	1.29	0.92

Tab. 102: Erläuterungen siehe Schema 4 (Anhang)

VARIANZANALYSE S X A X B, AUTOR: W. KUHMANN

TITEL:
BEFINDEN VORHER - NACHHER, CLU 1 (VERSPANNUNG), GRUPPE KFR

ABSTUFUNGEN A = 2, B = 10, S = 6

VARIANZANALYSE

QUELLE	SS	DF	MS	F	DF1/DF2
TOTAL	151.75	119	1.28		
A	9.92	1	9.92	1.890	1 5
AS	26.24	5	5.25		
B	2.89	9	0.32	0.490	9 45
BS	29.52	45	0.66		
AB	1.23	9	0.14	0.311	9 45
ABS	19.74	45	0.44		
S	62.21	5	12.44		

A MITTELWERTE

1	3.67	3.42	3.67	4.00	4.00	3.58	3.83	4.00	3.75
2	3.17	2.92	3.33	3.33	3.33	3.25	3.25	3.42	3.25

A STREUUNGEN

1	0.90	0.45	1.11	0.82	0.82	0.79	1.46	1.19	1.22
2	1.18	1.30	1.14	0.75	1.14	0.99	1.35	0.67	1.41

Tab. 103: Erläuterungen siehe Schema 4 (Anhang)

VARIANZANALYSE S X A X B, AUTOR: W. KUHMANN

TITEL:
BEFINDEN VORHER - NACHHER, CLU 1 (VERSPANNUNG), GRUPPE NF

ABSTUFUNGEN A = 2, B = 10, S = 10

VARIANZANALYSE

QUELLE	SS	DF	MS	F	DF1/DF2
TOTAL	354.82	199	1.78		
A	21.26	1	21.26	2.923	1 9
AS	65.44	9	7.27		
B	11.07	9	1.23	0.873	9 81
BS	114.11	81	1.41		
AB	12.14	9	1.35	1.421	9 81
ABS	76.91	81	0.95		
S	53.89	9	5.99		

A MITTELWERTE

1	4.30	4.15	3.40	3.70	4.05	3.00	3.55	4.05	3.92	3.35
2	3.10	3.25	2.96	2.85	2.60	2.90	3.65	2.97	2.83	3.10

A STREUUNGEN

1	0.90	1.14	1.22	1.49	1.25	0.84	1.23	1.33	1.20	1.54
2	1.02	1.38	0.80	1.34	1.11	1.20	1.14	1.22	0.90	1.66

Tab. 104: Erläuterungen siehe Schema 4 (Anhang)

VARIANZANALYSE S X A X B. AUTOR: W. KUHMANN

TITEL:
BEFINDEN VORHER - NACHHER, CLU 1 (VERSPANNUNG), GRUPPE NFR

ABSTUFUNGEN A = 2, B = 10, S = 6

VARIANZANALYSE

QUELLE	SS	DF	MS	F	DF1/DF2
TOTAL	188.25	119	1.58		
A	62.35	1	62.35	16.685	1 5 *
AS	18.69	5	3.74		
B	22.14	9	2.46	3.128	9 45 *
BS	35.39	45	0.79		
AB	8.54	9	0.95	1.387	9 45
ABS	30.79	45	0.68		
S	10.34	5	2.07		

A   MITTELWERTE

1	5.17	4.83	3.92	4.17	4.00	3.92	4.08	4.00	4.00	4.17
2	3.42	3.33	3.42	2.58	2.25	2.25	3.75	2.50	2.17	2.17

A   STREUUNGEN

1	0.94	0.85	1.17	1.14	0.65	0.67	0.93	0.71	0.87	1.07
2	0.73	1.03	0.84	0.79	0.69	0.69	1.31	0.82	0.85	0.69

Tab. 105: Erläuterungen siehe Schema 4 (Anhang)

VARIANZANALYSE S X A X B. AUTOR: W. KUHMANN

TITEL:
BEFINDEN VORHER - NACHHER, CLU 6 (AENGSTLICHKEIT), GRUPPE NF

ABSTUFUNGEN A = 2, B = 10, S = 10

VARIANZANALYSE

QUELLE	SS	DF	MS	F	DF1/DF2
TOTAL	290.75	199	1.46		
A	4.68	1	4.68	6.655	1 9 *
AS	6.32	9	0.70		
B	33.33	9	3.70	2.343	9 81 *
BS	128.02	81	1.58		
AB	3.23	9	0.36	1.060	9 81
ABS	27.45	81	0.34		
S	87.72	9	9.75		

A   MITTELWERTE

1	4.35	3.95	2.90	3.15	2.95	3.40	2.70	2.95	2.35	3.20
2	3.80	3.15	2.75	2.85	2.65	3.10	2.85	2.50	2.84	2.95

A   STREUUNGEN

1	1.38	0.99	0.92	1.16	0.88	1.46	1.03	0.88	1.16	1.45
2	1.05	0.87	0.93	0.92	1.05	1.24	1.03	1.10	1.22	1.30

Tab. 106: Erläuterungen siehe Schema 4 (Anhang)

VARIANZANALYSE S X A X B. AUTOR: W. KUHMANN
TITEL:
BEFINDEN VORHER - NACHHER, CLU 6 (AENGSTLICHKEIT), GRUPPE KFR
ABSTUFUNGEN A = 2, B = 10, S = 6

VARIANZANALYSE

QUELLE	SS	DF	MS	F	DF1/DF2	
TOTAL	103.17	119	0.87			
A	0.41	1	0.41	1.324	1	5
AS	1.54	5	0.31			
B	7.46	9	0.83	1.142	9	45
BS	32.64	45	0.73			
AB	2.80	9	0.31	1.302	9	45
ABS	10.75	45	0.24			
S	47.57	5	9.51			

A   MITTELWERTE

A										
1	3.25	3.08	3.00	3.92	3.83	3.42	3.42	3.83	2.92	3.25
2	3.42	2.83	3.25	3.42	3.50	3.17	2.92	3.58	3.33	3.33

A   STREUUNGEN

A										
1	0.63	0.53	0.87	0.79	0.62	0.79	0.84	1.43	0.79	0.63
2	1.13	1.11	0.85	0.67	0.50	1.34	0.53	0.84	1.14	0.75

Tab. 107: Erläuterungen siehe Schema 4 (Anhang)

VARIANZANALYSE S X A X B. AUTOR: W. KUHMANN
TITEL:
BEFINDEN VORHER - NACHHER, CLU 6 (AENGSTLICHKEIT), GRUPPE HF
ABSTUFUNGEN A = 2, B = 10, S = 10

VARIANZANALYSE

QUELLE	SS	DF	MS	F	DF1/DF2	
TOTAL	262.56	199	1.32			
A	0.52	1	0.52	0.141	1	9
AS	33.11	9	3.68			
B	3.62	9	0.40	0.412	9	81
BS	79.03	81	0.98			
AB	7.42	9	0.82	1.185	9	81
ABS	56.35	81	0.70			
S	82.51	9	9.17			

A   MITTELWERTE

A										
1	3.45	3.35	3.20	3.55	3.30	3.30	2.90	3.00	3.10	3.00
2	3.05	3.25	3.06	2.70	3.30	3.05	3.50	3.45	2.67	3.00

A   STREUUNGEN

A										
1	1.59	1.03	1.29	1.35	1.17	0.94	0.74	1.55	1.14	1.60
2	0.76	0.78	0.79	0.81	1.19	0.79	0.95	0.99	0.76	1.43

Tab. 108: Erläuterungen siehe Schema 4 (Anhang)

VARIANZANALYSE S X A X B. AUTOR: W. KUHMANN
TITEL:
BEFINDEN VORHER - NACHHER, CLU 6 (AENGSTLICHKEIT), GRUPPE NFR
ABSTUFUNGEN A = 2, B = 10, S = 6

VARIANZANALYSE

QUELLE	SS	DF	MS	F	DF1/DF2		
TOTAL	137.30	119	1.15				
A	21.68	1	21.68	17.913	1	5	*
AS	6.05	5	1.21				
B	28.13	9	3.13	4.425	9	45	*
BS	31.79	45	0.71				
AB	5.82	9	0.65	2.016	9	45	
ABS	14.45	45	0.32				
S	29.38	5	5.88				

A   MITTELWERTE

	1	2	3	4	5	6	7	8	9	10
1	5.17	3.83	3.33	3.92	3.75	3.08	3.58	3.67	4.17	3.25
2	3.92	3.08	3.25	2.92	2.75	2.17	3.50	2.75	2.58	2.33

A   STREUUNGEN

	1	2	3	4	5	6	7	8	9	10
1	0.47	0.85	0.75	1.10	0.75	0.93	0.61	0.80	0.69	0.69
2	0.67	0.89	0.63	0.93	0.63	0.99	1.08	0.95	0.79	0.99

Tab. 109: Erläuterungen siehe Schema 4 (Anhang)

VARIANZANALYSE S X A X B. AUTOR: W. KUHMANN
TITEL:
BEFINDEN VORHER - NACHHER, CLU 7 (NERVOSITAET), GRUPPE KF
ABSTUFUNGEN A = 2, B = 10, S = 10

VARIANZANALYSE

QUELLE	SS	DF	MS	F	DF1/DF2		
TOTAL	347.55	199	1.75				
A	28.35	1	28.35	10.621	1	9	*
AS	24.02	9	2.67				
B	32.77	9	3.64	1.974	9	81	
BS	149.43	81	1.84				
AB	6.09	9	0.68	1.121	9	81	
ABS	48.93	81	0.60				
S	57.95	9	6.44				

A   MITTELWERTE

	1	2	3	4	5	6	7	8	9	10
1	4.76	4.45	3.81	3.59	3.33	3.49	3.13	3.16	3.09	3.43
2	3.72	3.14	2.97	2.86	2.52	3.10	2.68	2.63	2.81	2.78

A   STREUUNGEN

	1	2	3	4	5	6	7	8	9	10
1	0.94	1.20	0.96	0.91	1.11	1.39	1.09	1.01	1.23	1.50
2	1.38	1.42	0.97	0.88	1.06	1.21	1.20	1.30	1.36	1.11

Tab. 110: Erläuterungen siehe Schema 4 (Anhang)

VARIANZANALYSE S X A X B, AUTOR: W. KUHMANN

TITEL:
BEFINDEN VORHER - NACHHER, CLU 7 (NERVOSITAET), GRUPPE KFR

ABSTUFUNGEN A = 2, B = 10, S = 6

VARIANZANALYSE

QUELLE	SS	DF	MS	F	DF1/DF2
TOTAL	145.06	119	1.22		
A	5.63	1	5.63	2.085	1 5
AS	13.51	5	2.70		
B	6.15	9	0.68	1.299	9 45
BS	23.67	45	0.53		
AB	4.08	9	0.45	0.865	9 45
ABS	23.61	45	0.52		
S	68.41	5	13.68		

A   MITTELWERTE

| 1 | 3.58 | 3.47 | 3.58 | 4.33 | 3.77 | 3.77 | 4.23 | 3.45 | 3.67 |
| 2 | 3.87 | 3.20 | 3.10 | 3.57 | 3.38 | 2.92 | 3.62 | 3.60 | 3.05 |

A   STREUUNGEN

| 1 | 1.14 | 0.87 | 1.11 | 0.56 | 1.44 | 1.15 | 1.10 | 1.10 | 0.84 | 1.16 |
| 2 | 1.19 | 1.07 | 1.26 | 0.86 | 0.87 | 0.81 | 0.96 | 0.60 | 1.37 | 0.76 |

Tab. 111: Erläuterungen siehe Schema 4 (Anhang)

VARIANZANALYSE S X A X B, AUTOR: W. KUHMANN

TITEL:
BEFINDEN VORHER - NACHHER, CLU 7 (NERVOSITAET), GRUPPE NF

ABSTUFUNGEN A = 2, B = 10, S = 10

VARIANZANALYSE

QUELLE	SS	DF	MS	F	DF1/DF2
TOTAL	282.46	199	1.42		
A	14.26	1	14.26	3.711	1 9
AS	34.58	9	3.84		
B	5.73	9	0.64	0.517	9 81
BS	99.75	81	1.23		
AB	7.54	9	0.84	1.001	9 81
ABS	67.81	81	0.84		
S	52.78	9	5.86		

A   MITTELWERTE

| 1 | 3.87 | 4.00 | 3.55 | 3.66 | 3.87 | 2.83 | 3.44 | 3.47 | 3.72 | 3.30 |
| 2 | 3.01 | 2.99 | 2.93 | 2.97 | 2.80 | 2.87 | 3.24 | 3.37 | 2.99 | 3.10 |

A   STREUUNGEN

| 1 | 1.44 | 1.06 | 1.02 | 1.36 | 1.28 | 1.05 | 1.13 | 1.13 | 1.49 | 1.06 |
| 2 | 0.99 | 0.68 | 0.64 | 1.39 | 1.01 | 0.78 | 1.01 | 0.99 | 0.73 | 1.03 |

Tab. 112: Erläuterungen siehe Schema 4 (Anhang)

VARIANZANALYSE S X A X B. AUTOR: W. KUHMANN

TITEL:
BEFINDEN VORHER - NACHHER, CLU 7 (NERVOSITAET), GRUPPE NFR

ABSTUFUNGEN A = 2, B = 10, S = 6

VARIANZANALYSE

QUELLE	SS	DF	MS	F	DF1/DF2		
TOTAL	163.54	119	1.37				
A	44.90	1	44.90	18.535	1	5	*
AS	12.11	5	2.42				
B	18.54	9	2.06	1.989	9	45	
BS	46.62	45	1.04				
AB	3.32	9	0.37	0.609	9	45	
ABS	27.21	45	0.60				
S	10.84	5	2.17				

MITTELWERTE

A									
1	4.93	4.15	3.98	4.05	4.30	3.78	3.92	3.67	3.87
2	3.58	2.92	2.97	2.62	2.72	2.43	3.58	2.38	2.40

STREUUNGEN

A									
1	0.81	1.08	1.20	1.10	1.18	0.98	0.58	1.04	0.64
2	0.93	0.85	0.43	0.98	0.45	0.66	1.46	0.82	0.61

Tab. 113: Erläuterungen siehe Schema 4 (Anhang)

VARIANZANALYSE S X A X B. AUTOR: W. KUHMANN

TITEL:
BEFINDEN VORHER - NACHHER, CLU 2 (ENERGIELOSIGKEIT), GRUPPE KF

ABSTUFUNGEN A = 2, B = 10, S = 10

VARIANZANALYSE

QUELLE	SS	DF	MS	F	DF1/DF2		
TOTAL	299.72	199	1.51				
A	0.29	1	0.29	0.101	1	9	
AS	25.78	9	2.86				
B	16.25	9	1.81	1.530	9	81	
BS	95.57	81	1.18				
AB	3.36	9	0.37	0.713	9	81	
ABS	42.40	81	0.52				
S	116.07	9	12.90				

MITTELWERTE

A									
1	4.24	3.67	2.93	3.36	3.46	3.52	3.12	3.16	3.31	3.45
2	4.15	3.51	3.47	3.07	3.18	3.22	3.26	3.10	3.36	3.44

STREUUNGEN

A									
1	1.29	1.24	0.64	1.09	0.99	1.05	1.28	1.24	1.32	1.46
2	1.22	1.12	1.31	0.82	1.13	0.99	1.25	1.42	1.26	1.21

Tab. 114: Erläuterungen siehe Schema 4 (Anhang)

VARIANZANALYSE S X A X B, AUTOR: W. KUHMANN

TITEL:
BEFINDEN VORHER - NACHHER, CLU 2 (ENERGIELOSIGKEIT), GRUPPE KFR

ABSTUFUNGEN A = 2, B = 10, S = 6

VARIANZANALYSE

QUELLE	SS	DF	MS	F	DF1/DF2
TOTAL	113.58	119	0.95		
A	0.00	1	0.00	0.002	1 5
AS	4.54	5	0.91		
B	12.08	9	1.34	1.866	9 45
BS	32.37	45	0.72		
AB	2.23	9	0.25	0.760	9 45
ABS	14.64	45	0.33		
S	47.73	5	9.55		

A   MITTELWERTE

| 1 | 3.42 | 3.73 | 3.12 | 4.35 | 4.40 | 3.68 | 3.63 | 3.75 | 3.28 |
| 2 | 3.60 | 3.58 | 3.57 | 4.12 | 4.20 | 3.35 | 3.73 | 3.43 | 3.65 |

A   STREUUNGEN

| 1 | 0.62 | 0.60 | 0.90 | 1.18 | 0.82 | 0.93 | 0.91 | 1.15 | 0.49 |
| 2 | 0.99 | 0.98 | 0.92 | 1.11 | 0.73 | 0.92 | 1.05 | 1.08 | 1.07 | 0.80 |

Tab. 115: Erläuterungen siehe Schema 4 (Anhang)

VARIANZANALYSE S X A X B, AUTOR: W. KUHMANN

TITEL:
BEFINDEN VORHER - NACHHER, CLU 2 (ENERGIELOSIGKEIT), GRUPPE NF

ABSTUFUNGEN A = 2, B = 10, S = 10

VARIANZANALYSE

QUELLE	SS	DF	MS	F	DF1/DF2
TOTAL	275.43	199	1.38		
A	1.36	1	1.36	0.356	1 9
AS	34.42	9	3.82		
B	11.90	9	1.32	0.813	9 81
BS	131.77	81	1.63		
AB	4.86	9	0.54	1.049	9 81
ABS	41.68	81	0.51		
S	49.44	9	5.49		

A   MITTELWERTE

| 1 | 3.32 | 4.25 | 3.53 | 3.38 | 3.83 | 3.14 | 3.64 | 3.52 | 3.88 | 3.03 |
| 2 | 3.75 | 4.04 | 3.29 | 3.80 | 3.65 | 3.77 | 3.98 | 3.77 | 3.71 | 3.41 |

A   STREUUNGEN

| 1 | 0.83 | 0.92 | 1.45 | 1.08 | 1.17 | 1.08 | 1.09 | 1.53 | 1.36 | 1.42 |
| 2 | 0.72 | 0.81 | 1.28 | 0.82 | 1.03 | 1.06 | 0.87 | 1.20 | 1.27 | 1.22 |

Tab. 116: Erläuterungen siehe Schema 4 (Anhang)

VARIANZANALYSE S X A X B. AUTOR: W. KUHMANN

TITEL:
BEFINDEN VORHER - NACHHER, CLU 2 (ENERGIELOSIGKEIT), GRUPPE NFR

ABSTUFUNGEN A = 2, B = 10, S = 6

VARIANZANALYSE

QUELLE	SS	DF	MS	F	DF1/DF2
TOTAL	111.19	119	0.93		
A	10.15	1	10.15	2.021	1 5
AS	25.12	5	5.02		
B	10.93	9	1.21	1.844	9 45
BS	29.63	45	0.66		
AB	7.65	9	0.85	2.136	9 45 *
ABS	17.91	45	0.40		
S	9.81	5	1.96		

A   MITTELWERTE

| 1 | 4.55 | 3.97 | 4.10 | 4.45 | 3.43 | 3.72 | 4.35 | 3.87 | 4.37 | 4.13 |
| 2 | 4.02 | 3.18 | 4.43 | 3.53 | 3.43 | 3.60 | 3.77 | 3.12 | 2.88 | 3.15 |

A   STREUUNGEN

| 1 | 0.58 | 1.17 | 0.36 | 0.69 | 0.77 | 0.96 | 0.87 | 0.79 | 0.70 | 1.07 |
| 2 | 0.51 | 0.83 | 0.43 | 0.91 | 0.83 | 0.93 | 1.10 | 0.84 | 0.92 | 0.78 |

Tab. 117: Erläuterungen siehe Schema 4 (Anhang)

VARIANZANALYSE S X A X B. AUTOR: W. KUHMANN

TITEL:
BEFINDEN VORHER - NACHHER, CLU 4 (KONZENTRATIONSLOSIGKEIT), GRUPPE N

ABSTUFUNGEN A = 2, B = 10, S = 10

VARIANZANALYSE

QUELLE	SS	DF	MS	F	DF1/DF2
TOTAL	319.71	199	1.61		
A	0.26	1	0.26	0.372	1 9
AS	6.26	9	0.70		
B	15.56	9	1.73	0.923	9 81
BS	151.75	81	1.87		
AB	3.90	9	0.43	1.007	9 81
ABS	34.84	81	0.43		
S	107.14	9	11.90		

A   MITTELWERTE

| 1 | 3.80 | 3.30 | 2.45 | 2.70 | 2.80 | 2.90 | 2.70 | 3.00 | 2.90 | 3.10 |
| 2 | 3.55 | 2.75 | 2.95 | 2.50 | 2.94 | 2.90 | 2.85 | 3.00 | 2.69 | 2.30 |

A   STREUUNGEN

| 1 | 1.52 | 1.49 | 0.42 | 1.08 | 0.98 | 1.11 | 1.17 | 1.34 | 1.32 | 1.11 |
| 2 | 1.63 | 0.84 | 1.08 | 1.05 | 1.46 | 1.02 | 0.92 | 1.50 | 1.27 | 1.22 |

Tab. 118: Erläuterungen siehe Schema 4 (Anhang)

VARIANZANALYSE S X A X B. AUTOR: W. KUHMANN
TITEL:
BEFINDEN VORHER - NACHHER, CLU 4 (KONZENTRATIONSLOSIGKEIT), GRUPPE KFR
ABSTUFUNGEN A = 2, B = 10, S = 6

VARIANZANALYSE

QUELLE	SS	DF	MS	F	DF1/DF2
TOTAL	89.70	119	0.75		
A	0.02	1	0.02	0.042	1 5
AS	2.24	5	0.45		
B	12.14	9	1.35	2.055	9 45
BS	29.53	45	0.66		
AB	2.25	9	0.25	0.567	9 45
ABS	19.86	45	0.44		
S	23.66	5	4.73		

MITTELWERTE

A										
1	3.00	2.83	2.58	3.92	3.67	3.00	3.33	3.67	3.25	2.83
2	3.25	3.00	3.00	3.50	3.67	2.58	3.08	3.33	3.25	2.83

STREUUNGEN

A										
1	0.50	0.62	0.73	0.84	0.75	0.76	1.04	1.18	0.56	0.90
2	0.85	0.91	0.91	0.91	0.24	0.53	0.99	0.73	0.90	0.24

Tab. 119: Erläuterungen siehe Schema 4 (Anhang)

VARIANZANALYSE S X A X B. AUTOR: W. KUHMANN
TITEL:
BEFINDEN VORHER - NACHHER, CLU 4 (KONZENTRATIONSLOSIGKEIT), GRUPPE MF
ABSTUFUNGEN A = 2, B = 10, S = 10

VARIANZANALYSE

QUELLE	SS	DF	MS	F	DF1/DF2
TOTAL	309.31	199	1.55		
A	0.21	1	0.21	0.087	1 9
AS	21.75	9	2.42		
B	8.23	9	0.91	0.869	9 81
BS	85.22	81	1.05		
AB	3.49	9	0.39	0.622	9 81
ABS	50.53	81	0.62		
S	139.87	9	15.54		

MITTELWERTE

A										
1	2.60	3.30	2.95	3.05	3.50	2.75	3.05	3.20	3.10	2.70
2	2.95	3.50	3.09	2.90	3.25	3.05	3.35	3.10	2.96	3.00

STREUUNGEN

A										
1	1.07	1.19	1.27	1.40	1.57	1.15	1.13	1.63	1.14	1.45
2	0.88	1.02	0.69	1.20	1.44	1.06	1.21	1.04	1.02	1.41

Tab. 120: Erläuterungen siehe Schema 4 (Anhang)

VARIANZANALYSE S X A X B. AUTOR: W. KUHMANN

TITEL:
BEFINDEN VORHER - NACHHER, CLU 4 (KONZENTRATIONSLOSIGKEIT), GRUPPE NFR

ABSTUFUNGEN A = 2, B = 10, S = 6

VARIANZANALYSE

QUELLE	SS	DF	MS	F	DF1/DF2
TOTAL	142.37	119	1.20		
A	9.63	1	9.63	5.432	1 5
AS	8.87	5	1.77		
B	7.83	9	0.87	1.297	9 45
BS	30.17	45	0.67		
AB	6.49	9	0.72	1.908	9 45
ABS	17.01	45	0.38		
S	62.37	5	12.47		

MITTELWERTE

A									
1	4.08	3.75	3.08	3.17	3.50	3.33	3.17	3.33	3.33
2	3.17	2.50	3.33	2.50	2.83	2.33	2.92	2.50	3.58

STREUUNGEN

A									
1	0.79	0.99	1.31	0.67	0.82	0.99	1.18	1.31	1.31
2	0.80	1.15	0.90	1.00	1.03	0.75	0.89	1.03	1.46

Tab. 121: Erläuterungen siehe Schema 4 (Anhang)

VARIANZANALYSE S X A X B. AUTOR: W. KUHMANN

TITEL:
BEFINDEN VORHER - NACHHER, CLU 8 (FEHLEN VON DYNAMIK), GRUPPE NFR

ABSTUFUNGEN A = 2, B = 10, S = 10

VARIANZANALYSE

QUELLE	SS	DF	MS	F	DF1/DF2
TOTAL	413.34	199	2.08		
A	1.60	1	1.60	0.367	1 9
AS	39.32	9	4.37		
B	14.13	9	1.57	1.327	9 81
BS	95.83	81	1.18		
AB	2.77	9	0.31	0.462	9 81
ABS	54.01	81	0.67		
S	205.68	9	22.85		

MITTELWERTE

A									
1	4.15	3.80	3.20	3.65	3.40	3.15	3.45	3.55	3.15
2	4.15	3.95	3.55	3.64	3.35	3.80	3.60	3.70	3.80

STREUUNGEN

A									
1	1.48	1.52	0.98	1.35	1.14	1.22	1.15	1.31	1.15
2	1.29	1.51	1.33	1.32	1.34	1.42	1.73	1.48	1.62

Tab. 122: Erläuterungen siehe Schema 4 (Anhang)

VARIANZANALYSE S X A X B, AUTOR: W. KUHMANN

TITEL:
BEFINDEN VORHER - NACHHER, CLU 8 (FEHLEN VON DYNAMIK), GRUPPE KFR

ABSTUFUNGEN A = 2, B = 10, S = 6

VARIANZANALYSE

QUELLE	SS	DF	MS	F	DF1/DF2
TOTAL	105.50	119	0.89		
A	0.41	1	0.41	0.493	1 5
AS	4.14	5	0.83		
B	9.13	9	1.01	1.284	9 45
BS	35.53	45	0.79		
AB	2.22	9	0.25	0.672	9 45
ABS	16.48	45	0.37		
S	37.60	5	7.52		

A MITTELWERTE

1	3.50	3.83	3.50	4.42	4.33	3.67	3.50	3.42	3.42	3.33
2	3.83	3.75	3.75	4.17	4.08	3.92	3.42	3.42	3.92	3.83

A STREUUNGEN

| 1 | 0.76 | 0.55 | 1.22 | 1.06 | 0.69 | 0.90 | 0.91 | 0.93 | 0.34 | 0.55 |
| 2 | 1.03 | 1.07 | 1.11 | 0.99 | 0.73 | 0.93 | 1.10 | 0.84 | 0.89 | 0.47 |

Tab. 123: Erläuterungen siehe Schema 4 (Anhang)

VARIANZANALYSE S X A X B, AUTOR: W. KUHMANN

TITEL:
BEFINDEN VORHER - NACHHER, CLU 8 (FEHLEN VON DYNAMIK), GRUPPE NF

ABSTUFUNGEN A = 2, B = 10, S = 10

VARIANZANALYSE

QUELLE	SS	DF	MS	F	DF1/DF2
TOTAL	333.29	199	1.67		
A	8.32	1	8.32	1.797	1 9
AS	41.68	9	4.63		
B	11.20	9	1.24	0.949	9 81
BS	106.23	81	1.31		
AB	6.46	9	0.72	1.225	9 81
ABS	47.49	81	0.59		
S	111.91	9	12.43		

A MITTELWERTE

| 1 | 2.80 | 4.15 | 3.65 | 3.50 | 3.35 | 3.10 | 3.45 | 3.60 | 3.65 | 3.90 |
| 2 | 3.95 | 4.00 | 4.14 | 3.60 | 3.75 | 4.00 | 3.90 | 3.79 | 3.40 |

A STREUUNGEN

| 1 | 1.08 | 1.05 | 0.95 | 1.30 | 1.10 | 1.14 | 1.29 | 1.58 | 1.34 | 1.38 |
| 2 | 1.40 | 1.12 | 0.99 | 1.28 | 1.19 | 1.26 | 1.23 | 1.36 | 1.36 | 1.27 |

Tab. 124: Erläuterungen siehe Schema 4 (Anhang)

VARIANZANALYSE S X A X B, AUTOR: W. KUHMANN

TITEL:
BEFINDEN VORHER - NACHHER, CLU 8 (FEHLEN VON DYNAMIK), GRUPPE NFR

ABSTUFUNGEN A = 2, B = 10, S = 6

VARIANZANALYSE

QUELLE	SS	DF	MS	F	DF1/DF2
TOTAL	122.49	119	1.03		
A	6.53	1	6.53	0.752	1 5
AS	43.47	5	8.69		
B	10.24	9	1.14	1.921	9 45
BS	26.66	45	0.59		
AB	5.38	9	0.60	1.596	9 45
ABS	16.87	45	0.37		
S	13.34	5	2.67		

A   MITTELWERTE

1	4.42	3.83	3.92	4.25	3.58	3.75	4.75	4.00	4.08	4.17
2	4.17	3.25	4.17	3.58	3.67	3.67	4.00	3.25	2.92	3.42

A   STREUUNGEN

1	0.53	1.07	0.53	0.85	0.79	0.99	0.85	0.96	0.73	1.14
2	0.69	0.75	0.94	0.93	0.99	1.08	0.99	1.07	0.79	1.10

Tab. 125: Erläuterungen siehe Schema 4 (Anhang)

VARIANZANALYSE S X A X B, AUTOR: W. KUHMANN

TITEL:
BEFINDEN VORHER - NACHHER, CLU 5 (UNZUFRIEDENHEIT), GRUPPE NF

ABSTUFUNGEN A = 2, B = 10, S = 10

VARIANZANALYSE

QUELLE	SS	DF	MS	F	DF1/DF2
TOTAL	305.99	199	1.54		
A	8.36	1	8.36	6.886	1 9 *
AS	10.93	9	1.21		
B	8.68	9	0.96	0.737	9 81
BS	106.02	81	1.31		
AB	3.54	9	0.39	0.729	9 81
ABS	43.73	81	0.54		
S	124.71	9	13.86		

A   MITTELWERTE

1	3.80	3.25	2.85	3.15	3.40	3.55	3.10	2.80	3.05	2.95
2	3.15	2.65	2.95	2.75	2.58	2.90	2.65	2.55	2.88	2.7?

A   STREUUNGEN

1	1.45	0.90	0.92	1.30	1.11	1.33	1.37	1.12	1.54	1.??
2	1.00	1.03	1.06	1.12	1.19	1.20	1.03	1.15	1.51	1.??

Tab. 126: Erläuterungen siehe Schema 4 (Anhang)

VARIANZANALYSE S X A X B. AUTOR: W. KUHMANN

TITEL:
BEFINDEN VORHER - NACHHER, CLU 5 (UNZUFRIEDENHEIT), GRUPPE KFR

ABSTUFUNGEN A = 2, B = 10, S = 6

VARIANZANALYSE

QUELLE	SS	DF	MS	F	DF1/DF2
TOTAL	112.50	119	0.95		
A	4.60	1	4.60	3.429	1 5
AS	6.71	5	1.34		
B	7.23	9	0.80	1.030	9 45
BS	35.09	45	0.78		
AB	6.63	9	0.74	1.528	9 45
ABS	21.69	45	0.48		
S	30.56	5	6.11		

A   MITTELWERTE

| 1 | 2.92 | 3.42 | 4.17 | 4.00 | 3.50 | 3.42 | 3.75 | 3.17 | 2.83 |
| 2 | 3.33 | 3.00 | 3.33 | 2.92 | 2.75 | 2.58 | 3.33 | 3.25 | 3.00 |

A   STREUUNGEN

| 1 | 0.67 | 0.79 | 0.90 | 0.65 | 1.00 | 1.30 | 1.11 | 0.69 | 0.85 |
| 2 | 0.90 | 1.12 | 1.47 | 0.69 | 0.53 | 0.69 | 0.55 | 0.99 | 0.58 |

Tab. 127: Erläuterungen siehe Schema 4 (Anhang)

VARIANZANALYSE S X A X B. AUTOR: W. KUHMANN

TITEL:
BEFINDEN VORHER - NACHHER, CLU 5 (UNZUFRIEDENHEIT), GRUPPE NF

ABSTUFUNGEN A = 2, B = 10, S = 10

VARIANZANALYSE

QUELLE	SS	DF	MS	F	DF1/DF2
TOTAL	291.97	199	1.47		
A	7.18	1	7.18	1.239	1 9
AS	52.19	9	5.80		
B	4.24	9	0.47	0.330	9 81
BS	115.35	81	1.42		
AB	4.81	9	0.53	0.678	9 81
ABS	63.75	81	0.79		
S	44.46	9	4.94		

A   MITTELWERTE

| 1 | 3.25 | 3.70 | 3.45 | 3.45 | 3.25 | 3.10 | 3.35 | 3.40 | 3.75 | 3.05 |
| 2 | 2.95 | 2.95 | 3.07 | 2.85 | 2.80 | 3.25 | 3.40 | 3.15 | 2.84 | 2.75 |

A   STREUUNGEN

| 1 | 1.10 | 1.21 | 1.27 | 1.44 | 1.17 | 1.09 | 0.84 | 1.48 | 1.45 | 1.50 |
| 2 | 0.61 | 0.72 | 1.05 | 1.38 | 0.71 | 1.03 | 1.32 | 1.10 | 0.90 | 1.56 |

Tab. 128: Erläuterungen siehe Schema 4 (Anhang)

VARIANZANALYSE S X A X B. AUTOR: W. KUHMANN

TITEL:
BEFINDEN VORHER - NACHHER, CLU 5 (UNZUFRIEDENHEIT), GRUPPE NFR

ABSTUFUNGEN A = 2, B = 10, S = 6

VARIANZANALYSE

QUELLE	SS	DF	MS	F	DF1/DF2
TOTAL	142.33	119	1.20		
A	16.50	1	16.50	22.388	1 5 *
AS	3.69	5	0.74		
B	19.81	9	2.20	3.045	9 45 *
BS	32.53	45	0.72		
AB	7.39	9	0.82	1.844	9 45
ABS	20.04	45	0.45		
S	42.37	5	8.47		

A   MITTELWERTE

	1	2	3	4	5	6	7	8	9	10
1	4.17	3.67	3.25	4.08	3.42	3.00	3.42	3.00	3.42	3.17
2	3.50	2.58	3.17	2.75	2.58	2.42	3.75	2.17	2.25	2.00

A   STREUUNGEN

	1	2	3	4	5	6	7	8	9	10
1	0.94	0.99	1.03	0.45	0.98	0.65	0.84	1.19	1.20	0.47
2	0.76	0.67	0.75	0.99	0.89	0.84	1.35	0.85	0.95	0.82

Tab. 129: Erläuterungen siehe Schema 4 (Anhang)